Fundamentos de enfermagem
DeSMiSTiFiCaDoS

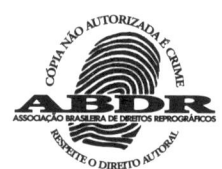

V364f   Vaughans, Bennita W.
          Fundamentos de enfermagem desmistificados : um guia de aprendizado /
      Bennita W. Vaughans ; tradução: Denise Costa Rodrigues ; revisão técnica: Maria
      Augusta M. Soares. – Porto Alegre : AMGH, 2012.
      372 p. ; 25 cm.

      ISBN 978-85-8055-069-6

      1. Enfermagem. I. Título.

                                                                                             CDU 616-083(036)

Catalogação na publicação: Ana Paula M. Magnus – CRB 10/2052

Fundamentos de enfermagem DeSMiSTiFiCaDoS

UM GUIA DE APRENDIZADO

Bennita W. Vaughans

Gerente de Segurança do Paciente
Central Alabama Veterans Health Care System
Montgomery, Alabama

Ex-instrutora de Enfermagem e Coordenadora do Allied Health Program
H. Councill Trenholm State Technical College
Montgomery, Alabama

Tradução:
Denise Costa Rodrigues

Consultoria, supervisão e revisão técnica desta edição:
Maria Augusta M. Soares
Mestre em Enfermagem pela Universidade Federal do Rio Grande do Sul (UFRGS).
Enfermeira do Hospital de Pronto Socorro de Porto Alegre (HPS).

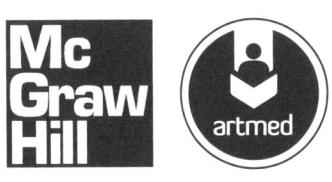

AMGH Editora Ltda.
2012

Obra originalmente publicada sob o título Nursing Fundamentals DeMYSTiFieD:
A Self-Teaching Guide, 1st Edition.

ISBN 0071495703 / 9780071495707

Original edition copyright © 2011, The McGraw-Hill Companies, Inc., New York, New York
10020. All rights reserved.

Portuguese language translation copyright © 2012, AMGH Editora Ltda.
All rights reserved.

Arte sobre capa original
VS Digital

Preparação do original
Ivaniza O. de Souza

Leitura final
Ana Luisa G. Battaglin

Editora Sênior – Biociências
Cláudia Bittencourt

Editora responsável por esta obra
Dieimi Deitos

Projeto e editoração
Armazém Digital® Editoração Eletrônica – Roberto Carlos Moreira Vieira

Reservados todos os direitos de publicação, em língua portuguesa, à
AMGH EDITORA LTDA., uma parceria entre
GRUPO A EDUCAÇÃO S.A. e MCGRAW-HILL EDUCATION
Av. Jerônimo de Ornelas, 670 – Santana
90040-340 Porto Alegre RS
Fone: (51) 3027-7000 Fax: (51) 3027-7070

É proibida a duplicação ou reprodução deste volume, no todo ou em parte,
sob quaisquer formas ou por quaisquer meios (eletrônico, mecânico, gravação,
fotocópia, distribuição na Web e outros), sem permissão expressa da Editora.

SÃO PAULO
Av. Embaixador Macedo Soares, 10.735 – Pavilhão 5
Cond. Espace Center – Vila Anastácio
05095-035 – São Paulo – SP
Fone: (11) 3665-1100 Fax: (11) 3667-1333
SAC 0800 703-3444 – www.grupoa.com.br

IMPRESSO NO BRASIL
PRINTED IN BRAZIL

Colaboradores

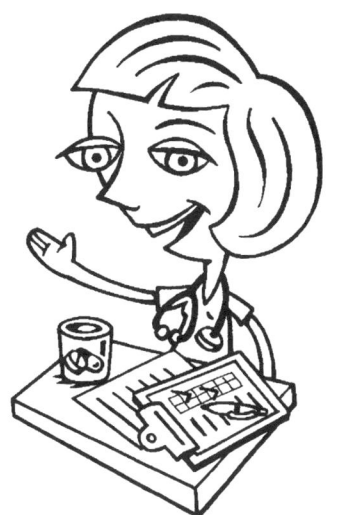

Peggy Hall, MSN, CRNP
Women Veteran Program Coordinator
Central Alabama Veterans Health Care System
Montgomery, Alabama

Joyce Y. Johnson, PhD, RN, CCRN
Dean and Professor, Department of Nursing
College of Sciences and Health Professions
Albany State University
Albany, Georgia

Agradecimentos

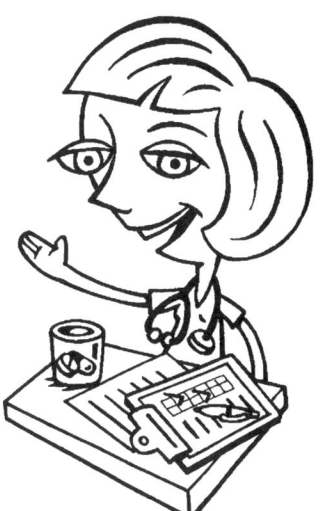

Obrigada a Joseph Morita pelo apoio durante esta jornada e por sua paciência e compreensão.

Obrigada a Robert Pancotti pela orientação e assistência na preparação deste livro.

Obrigada a Peggy Hall e Dra. Joyce Johnson por suas contribuições à obra.

Obrigada a Tania Andrabi por sua ajuda na preparação técnica deste texto.

Prefácio

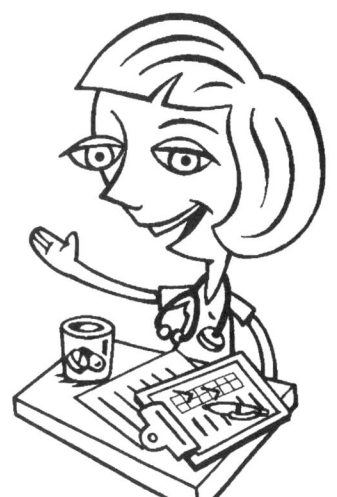

Os estudantes geralmente têm sua primeira introdução formal aos conceitos de enfermagem nas disciplinas de fundamentos de enfermagem. O propósito dessas disciplinas é oferecer informações básicas que serão utilizadas durante todo o curso de enfermagem. Assimilar os conteúdos apresentados no curso pode ser uma tarefa bastante opressiva. Os estudantes são desafiados não só a aprender um novo conjunto de conhecimentos, mas também a começar a analisar, sintetizar e aplicar esses conhecimentos em situações clínicas.

A intenção de *Fundamentos de enfermagem desmistificados* é facilitar a compreensão dos conteúdos, assim como enfatizar conceitos importantes. Este livro pode ser usado como recurso complementar tanto por estudantes como por enfermeiros que necessitam de uma referência rápida e simples.

As principais características de *Fundamentos de enfermagem desmistificados* incluem:

- Objetivos de aprendizagem no início de cada capítulo, com identificadores de localização de conteúdo no texto, que auxiliam o leitor a encontrar facilmente as respostas para cada objetivo
- Palavras-chave com definições de acompanhamento incorporadas ao corpo do texto para facilitar a compreensão imediata
- Tabelas e informações em quadros que resumem conceitos fundamentais e servem como ferramentas fáceis de estudo
- Alertas de enfermagem, que destacam informações essenciais sobre segurança
- Planos de cuidados de enfermagem, que auxiliam na identificação de dados de avaliação importantes, diagnósticos de enfermagem e intervenções
- Dicas selecionadas de procedimentos para ajudar na aplicação clínica do conteúdo
- Perguntas para "Verificação de rotina" em vários pontos ao longo de cada capítulo, possibilitando ao leitor avaliar sua aprendizagem individual

◐ Questões ao final de cada capítulo, que podem ser usadas para avaliar a compreensão geral do conteúdo apresentado

O livro está dividido em três partes. Parte I: Introdução à Profissão de Enfermagem inclui dois capítulos. O Capítulo 1 apresenta uma discussão sobre os principais conceitos que definem a profissão de enfermagem, incluindo a história de enfermagem, fundamentos teóricos, perspectivas legais e éticas, perspectivas culturais, situações práticas e o futuro da enfermagem. O Capítulo 2 é dedicado a uma discussão aprofundada do processo de enfermagem. Cada fase do processo de enfermagem é discutida em detalhes. O papel que o pensamento crítico desempenha na implementação do processo de enfermagem também é explorado.

Parte II: Princípios Fundamentais dos Cuidados de Enfermagem está dividida em cinco capítulos. No Capítulo 3, os princípios básicos de comunicação e métodos de documentação e relatórios são apresentados. As avaliações dos sinais vitais e a avaliação de saúde são abordadas nos Capítulos 4 e 5, respectivamente. Esta parte termina com uma discussão sobre os princípios da administração de medicação e de segurança.

Os outros 10 capítulos do livro são dedicados a temas que dizem respeito ao atendimento das necessidades humanas básicas, como o título da parte indica: Parte III: Atendimento das Necessidades Humanas Básicas. Cada capítulo desta seção começa com uma visão geral e inclui uma descrição da fisiologia subjacente à necessidade, fatores de influência, efeitos da deficiência ou de não se satisfazer essas necessidades e aplicação do processo de enfermagem. As necessidades específicas discutidas são:

◐ Capítulo 8: Integridade da pele
◐ Capítulo 9: Atividade e mobilidade
◐ Capítulo 10: Sensorial e cognitivo
◐ Capítulo 11: Sono e conforto
◐ Capítulo 12: Oxigenação
◐ Capítulo 13: Nutrição
◐ Capítulo 14: Equilíbrio hídrico, eletrolítico e acidobásico
◐ Capítulo 15: Eliminação urinária
◐ Capítulo 16: Eliminação intestinal
◐ Capítulo 17: Necessidades psicossociais

Sumário

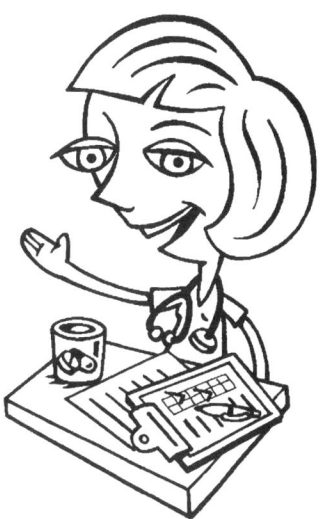

PARTE I
Introdução à profissão de enfermagem

1 Enfermagem – uma profissão em evolução 21
Visão geral 22
História 22
Fundamentação teórica 23
Papéis de enfermagem e educação 24
Perspectivas legais 25
Perspectivas éticas 26
Perspectivas culturais 27
O futuro da enfermagem 27
Referências 29
Websites 29

2 O processo de enfermagem 31
Visão geral 32
Investigação 33
   Tipos de investigação 33
   Coleta de dados 34
Diagnóstico 36
   Definição 37
   Processo diagnóstico 37
   Taxonomia de diagnósticos de enfermagem da NANDA 38
Planejamento 40
   Priorização de diagnósticos 40
   Resultados esperados e critérios de resultados 40

Intervenções de enfermagem 41
Planos de cuidados de enfermagem 43
Implementação 44
Avaliação 44
Avaliação individual do paciente 44
Avaliação em nível organizacional 46
Conclusão 46
Referências 48
Websites 49

PARTE II
Princípios fundamentais dos cuidados de enfermagem

3 Comunicação e documentação 53
Visão geral 54
Comunicação 54
Princípios básicos 54
Enfermagem e processo de comunicação 56
Documentação 59
Objetivo da documentação 59
Princípios da documentação 60
Métodos de documentação 62
Relatório 64
Conclusão 65
Referências 67

4 Avaliação dos sinais vitais 69
Visão geral 70
Temperatura 72
Termorregulação 72
Variações de temperatura 73
Dicas de procedimentos 73
Pulso 75
Características do pulso 75
Dicas de procedimentos 77
Respirações 78
Características respiratórias 78
Dicas de procedimentos 79
Pressão arterial 81
Variações de pressão arterial 81
Dicas de procedimentos 81
Documentação de sinais vitais 82
Conclusão 84
Referências 86
Websites 86

5 Avaliação da saúde 87
Visão geral 88
História de enfermagem 88
   Componentes da história 89
Exame físico 91
   Técnicas gerais 91
   Preparação para o exame 94
   Realização do exame 98
Conclusão 103
Referências 105

6 Administração de medicação 107
Visão Geral 108
Princípios farmacológicos básicos 108
   Farmacocinética 108
   Farmacodinâmica 111
Diretrizes legais para administração de medicação 112
Princípios de administração de medicação 112
   Paciente certo 114
   Medicamento certo 116
   Dose certa 117
   Via certa 117
   Horário certo 119
   Documentação certa 119
Processo de enfermagem e administração de medicação 120
   Investigação 121
   Diagnóstico de enfermagem 121
   Planejamento 121
   Implementação 122
   Avaliação 123
Conclusão 123
Referências 126
Websites 126

7 Segurança 127
Visão Geral 128
Controle de infecção 128
   Ciclo de infecção 128
   Estratégias de controle de infecção 131
   Assepsia 131
   Promoção da saúde 136
Prevenção de lesões e segurança 138
   Prevenção de lesões: orientações gerais 138
   Prevenção de lesões no ambiente de cuidados de saúde 140
Conclusão 140
Referências 143
Websites 143

PARTE III
Atendimento das necessidades humanas básicas

8 Integridade da pele 147
Visão geral 148
Estrutura e fisiologia da pele 148
Fatores que influenciam a função da pele 149
    Idade 149
    Nutrição e hidratação 150
    Higiene 150
    Ambiente 151
    Desvios de saúde 151
Processo de enfermagem e integridade da pele 153
    Investigação 153
    Diagnóstico de enfermagem 154
    Planejamento e implementação 154
    Promoção da saúde 155
    Prevenção de comprometimento da pele dos pacientes em risco 155
    Intervenções para integridade da pele prejudicada 157
    Avaliação 157
Conclusão 157
Referências 159
Websites 159

9 Atividade e mobilidade 161
Visão geral 162
Fisiologia da mobilidade 162
Fatores que influenciam a mobilidade 163
Efeitos da imobilidade 163
O processo de enfermagem e a mobilidade 165
    Investigação 165
    Diagnósticos de enfermagem 166
    Planejamento 166
    Implementação 166
    Promoção da saúde 167
    Intervenções restaurativas 168
    Avaliação 169
Conclusão 170
Referências 171
Websites 171

10 Sensorial e cognitivo 173
Visão geral 174
Fisiologia da função sensorial e cognitiva 174
    Recepção sensorial 175
    Processamento cognitivo dos estímulos 175
    Componentes cognitivos 175
Fatores que influenciam a função sensorial e cognitiva 178
    Idade 178

Ambiente 178
Estilo de vida e experiências anteriores 178
Cultura, valores e crenças 179
Desvios de saúde 180
Medicamentos 180
Alteração da função sensorial e cognitiva 180
Alterações sensoriais 181
Alterações cognitivas 182
Processo de enfermagem e função sensorial e cognitiva 184
Investigação 185
Diagnóstico de enfermagem 185
Planejamento e implementação 187
Intervenções para deficiência cognitiva 190
Conclusão 191
Referências 194
Websites 194

11 Sono e conforto 197
Visão geral 198
Sono e repouso 198
Fisiologia do sono 198
Fatores que influenciam o sono e o repouso 199
Efeitos dos distúrbios do sono 202
O processo de enfermagem e distúrbios do sono/repouso 204
Dor e conforto 208
Fisiologia da dor 208
Tipos de dor 210
Fatores que influenciam o conforto e a dor 212
O processo de enfermagem e a dor 214
Conclusão 219
Referências 222
Websites 222

12 Oxigenação 225
Visão geral 226
Fisiologia da oxigenação 226
Fatores que influenciam a oxigenação 227
Fatores fisiológicos 227
Idade e estágio do desenvolvimento 227
Fatores ambientais 228
Dieta 228
Estilo de vida 228
Alterações de saúde 229
Alterações na oxigenação 230
Processo de enfermagem e oxigenação 231
Investigação 231
Diagnósticos de enfermagem 231
Planejamento 232
Implementação 233
Avaliação 234

Conclusão 236
Referências 238
Websites 238

13 Nutrição...239
Visão geral 240
Fisiologia da nutrição 240
    Nutrientes 240
    Processo digestório 243
Fatores que influenciam a nutrição 244
    Idade e estágio do desenvolvimento 244
    Estilo de vida e cultura 246
    Alterações de saúde e intervenções terapêuticas 246
Processo de enfermagem e nutrição 247
    Investigação 247
    Diagnósticos de enfermagem 248
    Planejamento e implementação 249
    Avaliação 254
Conclusão 256
Referências 259
Websites 259

14 Equilíbrio hídrico, eletrolítico e acidobásico..261
Visão geral 262
Fisiologia da regulação hídrica, eletrolítica e acidobásica 262
    Líquidos 263
    Eletrólitos 264
    Equilíbrio acidobásico 267
Fatores que influenciam o equilíbrio hidreletrolítico e acidobásico 270
    Ingestão de alimentos e líquidos 270
    Fármacos 271
    Alterações na saúde 271
    Idade 271
Alterações no equilíbrio hidreletrolítico e acidobásico 272
    Desequilíbrios hídricos 272
    Desequilíbrios eletrolíticos e acidobásicos 273
Processo de enfermagem e o equilíbrio hídrico, eletrolítico e acidobásico 282
    Investigação 283
    Diagnóstico de enfermagem 283
    Planejamento 284
    Intervenções de enfermagem 284
    Avaliação 285
Conclusão 287
Referências 290
Websites 291

15 Eliminação urinária 293
Visão geral 294
Fatores que influenciam a eliminação urinária 294
    Idade e estágio do desenvolvimento 294

Dieta e ingestão de líquidos 295
    Fatores psicossociais 295
    Alterações de saúde...295
    Intervenções clínicas e cirúrgicas...296
  Alterações na eliminação urinária 297
    Retenção urinária 297
    Incontinência urinária..298
    Infecções do trato urinário..298
    Desvios urinários 300
  Processo de enfermagem e eliminação urinária......................................300
    Intervenções de enfermagem..301
  Conclusão 304
  Referências 306
  Websites 306

16 Eliminação intestinal..309
  Visão Geral 310
  Fatores que influenciam a eliminação intestinal 310
    Idade e estágio do desenvolvimento..311
    Dieta e ingestão de líquidos 311
    Atividade e exercícios..311
    Fatores psicossociais 312
    Intervenções clínicas e cirúrgicas...312
  Alterações na eliminação intestinal 314
    Constipação..314
    Impactação 315
    Diarreia 315
    Incontinência fecal 315
    Flatulência 316
    Desvios intestinais..316
  Processo de enfermagem e eliminação intestinal...................................318
    Investigação 318
    Diagnósticos de enfermagem..319
    Planejamento..320
    Implementação 320
  Conclusão 322
  Referências 324
  Websites 324

17 Necessidades psicossociais...327
  Visão geral 328
  Autoconceito 328
    Componentes do autoconceito...328
    Fatores de influência 329
    Alterações no autoconceito 330
  Famílias, papéis e relacionamentos...330
    Fatores de influência 330
    Alterações nos papéis e relações 332
  Sexualidade humana 334
    Conceitos básicos..334

Fatores de influência 335
Alterações na sexualidade 337
Espiritualidade 338
Fatores de influência 339
Estresse, perda, luto e enfrentamento 340
Estresse e enfrentamento 340
Perda e luto 342
Processo de enfermagem e o atendimento das necessidades psicossociais 343
Investigação 343
Diagnósticos de enfermagem 343
Planejamento 344
Implementação 344
Conclusão 345
Referências 348
Websites 348

Exame final 351
Índice 361

PARTE I
Introdução à profissão de enfermagem

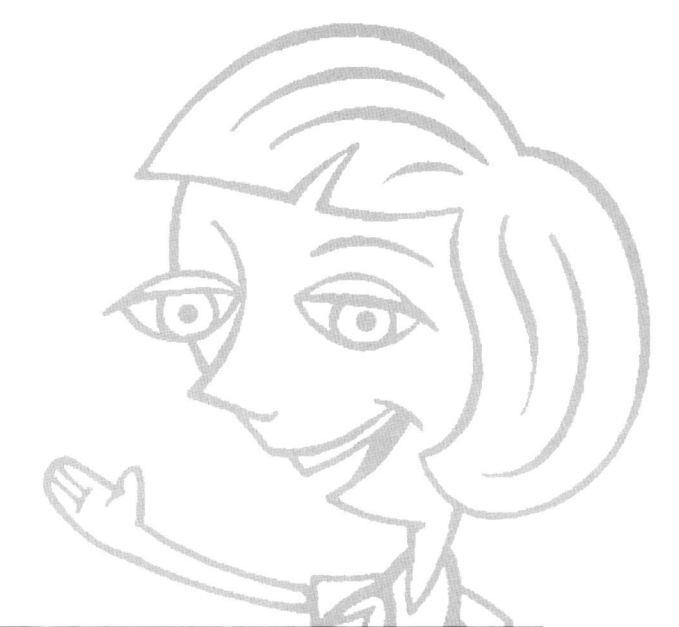

capítulo 1

Enfermagem – uma profissão em evolução

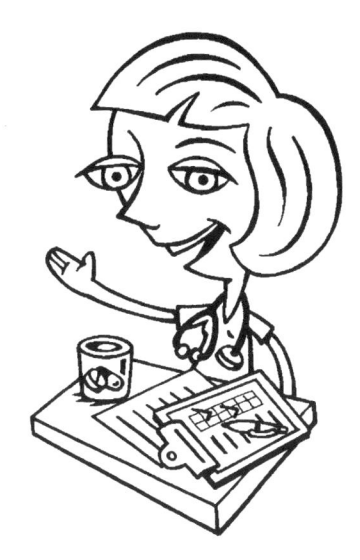

Objetivos da aprendizagem
Ao final do capítulo, o leitor será capaz de:

1. Discutir as contribuições individuais feitas ao desenvolvimento da história da profissão de enfermagem.
2. Discutir os eventos principais que influenciaram o desenvolvimento da história da profissão de enfermagem.
3. Discutir a relação entre arte e ciência da enfermagem.
4. Identificar os quatro conceitos centrais para a fundamentação teórica da enfermagem.
5. Diferenciar as grandes teorias de enfermagem das teorias médias.
6. Dar exemplos de funções que os enfermeiros assumem atualmente nos cuidados de saúde.
7. Discutir como os limites legais são estabelecidos para a prática de enfermagem.
8. Discutir o papel dos enfermeiros na promoção de tomadas de decisão eticamente corretas em saúde.
9. Discutir o impacto da cultura na prestação de cuidados de saúde.
10. Descrever desafios atuais que podem exercer impacto no futuro da profissão de enfermagem.

PALAVRAS-CHAVE

Cultura
Prática de enfermagem baseada
em evidências

Teoria grande
Teoria média

VISÃO GERAL

A enfermagem em sua forma mais básica existe desde o início dos tempos. Ela evoluiu de um ato informal de cuidar e nutrir os outros para uma profissão mais complexa, de base científica. Os princípios básicos da profissão têm se mantido constantes. Desde seus primórdios, o foco da enfermagem tem sido a assistência e o atendimento das necessidades humanas básicas. Com o tempo, ocorreram mudanças significativas para atender às necessidades de uma sociedade em constante movimento. Alterações na constituição da população, exigências dos consumidores, tecnologia e economia são alguns dos principais fatores que influenciaram a maneira como a enfermagem tem evoluído. O ensino de enfermagem, os cenários da prática e os papéis da enfermagem mudaram de maneira significativa. Embora a enfermagem tenha percorrido um longo caminho desde a época em que prestava apenas cuidados à beira do leito, ainda está longe de sua maturidade plena. Na verdade, a enfermagem continuará a mudar e evoluir, assim como o mundo.

HISTÓRIA

A fundadora da enfermagem moderna é Florence Nightingale. Ela desenvolveu o primeiro programa formal de treinamento para enfermeiros. Concentrou-se no papel do enfermeiro na prevenção e na cura de doenças por meio de técnicas sanitaristas. Nightingale foi responsável por uma grande reforma nas práticas de higiene e sanitárias. Já no início da profissão Florence usou princípios baseados em evidências para orientar suas práticas. Assim como Florence Nightingale, muitos outros indivíduos exerceram sua influência no curso da profissão. ❶

A evolução da enfermagem nos Estados Unidos ocorreu no contexto de guerra, igualmente a época de Nightingale. A Dorothea Dix, que não era enfermeira, foi atribuído o desenvolvimento do Corpo de Enfermeiros do Exército dos Estados Unidos. Clara Barton fundou a Cruz Vermelha Americana, que desempenhou papel fundamental no atendimento das necessidades de assistência de saúde dos soldados durante a Guerra Civil. Linda Richards foi a primeira enfermeira nos Estados Unidos com treinamento formal e Mary Mahoney foi a primeira enfermeira afro-americana treinada formalmente. ❶

Muitos outros eventos contribuíram de alguma maneira para a evolução da profissão de enfermagem. Dois deles foram a formação da American

Society of Training Schools for Nurses nos Estados Unidos, a precursora da atual National League of Nursing e o Nurses' Associated Alumnae, que viria a ser a American Nurses Association (ANA). A National League for Nursing desempenha um papel fundamental na promoção da qualidade da enfermagem com uso da acreditação para o credenciamento de programas de educação de enfermagem pela National League for Nursing Accrediting Commission (NLNAC). A ANA é considerada a instituição que proporciona o progresso da profissão de enfermagem pela promoção dos direitos dos enfermeiros e o estabelecimento de normas de conduta que promovam uma prática de enfermagem de alta qualidade. ❷

FUNDAMENTAÇÃO TEÓRICA

A enfermagem é uma arte e uma ciência. As duas formam uma relação sinérgica, cuja soma é muito maior do que cada entidade individualmente. A arte que é manifestada na prestação cuidadosa e compassiva de cuidados não pode ficar sem a base de conhecimento científico que valida as ações de enfermagem e vice-versa. ❸

Para desenvolver uma base de conhecimentos científicos, a enfermagem teve de definir seus limites. Para isso, foram identificados quatro conceitos como centrais à profissão de enfermagem: pessoa, saúde, ambiente e enfermagem. ❹ Várias teorias têm sido utilizadas para descrever a relação entre um ou mais desses quatro conceitos. Algumas delas foram emprestadas de outras disciplinas (p. ex., da psicologia, desenvolvimento humano), e outras, desenvolvidas por enfermeiros. As teorias de enfermagem têm múltiplos propósitos. As **grandes teorias de enfermagem** são de objetivos mais amplos e mais difíceis de aplicar em situações práticas. Em contrapartida, as **teorias de enfermagem de média abrangência** podem ser testadas em situações práticas, mas não são tão restritas em seus objetivos a ponto de somente poderem ser aplicadas em uma determinada situação. ❺ Um exemplo simplificado é o seguinte:

- **Teoria grande**: Determinados alimentos são prejudiciais. (Esta declaração tem amplo objetivo e requer maior especificidade para que possa ser testada.) ❺
- **Teoria de média abrangência:** A gordura trans aumenta o colesterol de baixa densidade e reduz o colesterol de alta densidade. (Esta afirmação pode ser testada embora seja ampla o suficiente para ser aplicada a vários pacientes.) ❺
- **Teoria de abrangência restrita**: Cindy é alérgica a óleo de amendoim. (Esta declaração pode ser testada, mas é restrita a esse paciente específico.)

Outra atividade relacionada que ajuda a definir os fundamentos teóricos de enfermagem é a pesquisa. Após as teorias serem desenvolvidas, elas devem ser testadas por meio de pesquisa para que se confirme sua validade e confiabilidade. Em última análise, os resultados da pesquisa contribuem para a **prática de enfermagem baseada em evidência** (i.e., a prática de enfermagem baseada em resultado comprovado *versus* a intuição ou tentativa e erro não planejado) (Fig. 1.1).

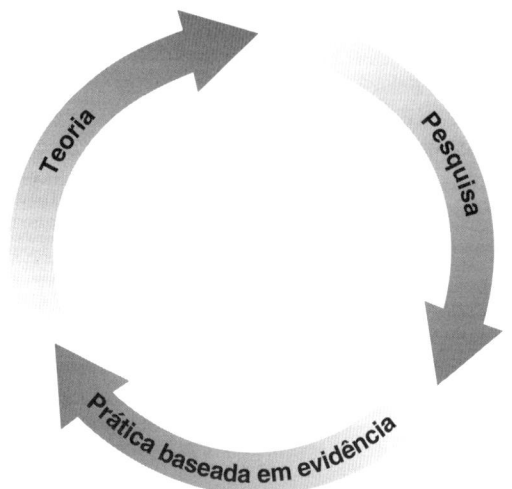

FIGURA 1.1 Relação entre teoria, pesquisa e prática baseada em evidência.

PAPÉIS DE ENFERMAGEM E EDUCAÇÃO

Os enfermeiros que prestam cuidados diretos à beira do leito ainda constituem uma grande parte da força de trabalho da profissão. No entanto, como mencionado anteriormente, as definições da prática e os papéis de enfermagem têm se expandido para acompanhar as exigências sociais. A gravidade dos pacientes internados levou a uma necessidade de enfermeiros mais especializados. Em consequência, esses profissionais não apenas possuem a graduação, mas passam a ser especialistas em áreas como enfermagem gerontológica, enfermagem cardiovascular e obstetrícia para nomear alguns. Com a crescente mudança em direção ao cuidado preventivo e centrado no paciente, os enfermeiros estão sendo empregados cada vez mais na área de saúde da comunidade. Os profissionais de enfermagem estão trabalhando de maneira colaborativa com os médicos para atender às necessidades de saúde dos pacientes tanto em níveis de internação como ambulatoriais.

A enfermagem também estabeleceu seu lugar na tomada de decisão das organizações de saúde, assumindo papéis em áreas como administração e gerenciamento. Apesar de não ser considerado um componente da enfermagem profissional,* auxiliares de enfermagem licenciados (*licensed vocational/ practical nurse* nos EUA) também continuam a representar um grande setor da força de trabalho de enfermagem. Eles prestam cuidados de enfermagem

---

* N. de R.T.: No Brasil, o auxiliar de enfermagem, assim como o técnico, é considerado legalmente profissional da equipe de enfermagem, tendo funções definidas pelos Conselhos de Enfermagem.

técnicos em geral sob a orientação de enfermeiros. A força de trabalho do auxiliar de enfermagem também serve como uma importante fonte para futuros profissionais de enfermagem. A discussão dos vários papéis de enfermagem nos cuidados de saúde é, sem dúvida, exaustiva.

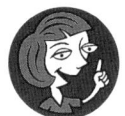

ALERTA DE ENFERMAGEM • Delegação de responsabilidades

Um profissional Enfermeiro Registrado (RN nos EUA) pode delegar determinadas atividades ao pessoal de apoio; no entanto, ele é, em última instância, responsável pela avaliação do paciente e tomada de decisão relacionada com o cuidado de enfermagem.

O ensino de enfermagem* também sofreu uma metamorfose para qualificar os enfermeiros a assumirem as mudanças de papéis na área de cuidados de saúde. Ao longo do tempo, a educação em enfermagem passou de um modelo de aprendizagem de base hospitalar (um curso técnico, os programas de diploma nos EUA) para modelos baseados em faculdades (programas de graduação de 2 e 4 anos, *associate's degree* e *bachelor's degree*). Além dos programas de enfermagem de nível inicial, há os que oferecem mestrado em enfermagem, assim como doutorado (PhD e DNP, *Doctor of Nursing Practice*, nos EUA).

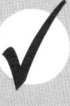

Verificação de rotina

1. A fundadora da enfermagem moderna é _____.

Resposta: _____

2. A maior parte da força de trabalho em enfermagem continua a prestar cuidados diretos à beira do leito. Verdadeiro/Falso.

Resposta: _____

PERSPECTIVAS LEGAIS

A Nurse Practice Act** (Lei norte-americana de prática de enfermagem) fornece orientações sobre os limites legais da prática profissional de enfermagem. Cada estado determina as suas diretrizes reguladoras específicas para a prática de enfermagem, como o objetivo da prática, o método de administração e os critérios de formação do enfermeiro.

---

* N. de R.T.: No Brasil, o ensino de enfermagem pode acontecer tanto no ensino médio, formando técnicos de enfermagem, como na graduação, formando enfermeiros. Além disso, há os programas de pós-graduação, como mestrado e doutorado.
** N. de R.T.: No Brasil, as práticas de enfermagem são regulamentadas pelos Conselhos Regionais e Conselho Federal de Enfermagem.

Em todos os estados, nos Estados Unidos, é exigida licença para a prática de enfermagem. Os graduados em enfermagem, sem exceções, são obrigados a fazer o exame de licenciamento NCLEX-RN para o licenciamento inicial. Contudo, os requisitos para o licenciamento contínuo variam de estado para estado. Por exemplo, alguns estados exigem a conclusão de programas de educação continuada para licenciamento contínuo, mas outros não. O número de unidades de educação continuada também varia de estado para estado conforme a necessidade.

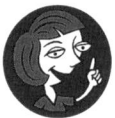

ALERTA DE ENFERMAGEM • Licenciamento
É ilegal a prática de enfermagem sem a licença ativa!

Dentro de um contexto mais amplo da lei, a prática de enfermagem é medida por padrões de cuidados estabelecidos por vários órgãos (p. ex., a ANA e a Joint Commission). O enfermeiro pode incorrer em consequências jurídicas quando for determinado que ele não desempenhou sua função no âmbito da lei de prática de enfermagem ou segundo os padrões de cuidados. Possíveis acusações incluem:

- Ataque e agressão
- Calúnia ou difamação
- Fraude
- Invasão de privacidade
- Cárcere privado
- Negligência
- Imperícia

As consequências variam de multas a prisão e podem também resultar na revogação do licenciamento. Outras áreas legalmente sensíveis que envolvem enfermeiros incluem o consentimento informado e as diretivas avançadas. Os enfermeiros devem conhecer as responsabilidades relacionadas com o que foi mencionado anteriormente e com a prática.

PERSPECTIVAS ÉTICAS

É muito mais fácil delinear a prestação de cuidados de enfermagem que se enquadram nos limites legais prescritos do que identificar o cuidado que é adequado sob o ponto de vista ético. Por quê? Porque o que é moralmente certo ou errado varia para cada indivíduo e é influenciado por crenças religiosas, culturais e familiares de uma pessoa, dentre outros. Por exemplo, o que um enfermeiro deve fazer se um paciente pediátrico que tem uma doença terminal pergunta se está morrendo? Não existe resposta-padrão para tal questionamento. Diversas variáveis devem ser consideradas (p. ex., os desejos dos pais, crenças religiosas, os valores e crenças do enfermeiro, o nível de maturidade da criança, o estágio da doença). Códigos de ética profissional, em certa medida, fornecem uma estrutura para auxiliar os enfermeiros na determinação do que é eticamente aceitável. No entanto, eles podem equipar-se melhor para gerir de maneira eficaz os dilemas éticos por intermédio do desenvolvimento de competências de pensamento crítico.

Os enfermeiros também têm a responsabilidade profissional de demonstrar um comportamento adequado do ponto de vista ético que ultrapassa os limites de situações de cuidados do paciente individualmente. Os avanços na tecnologia, espiralização dos custos de saúde e a carência de pessoal têm o potencial de desencadear dilemas éticos. Surgem perguntas sobre quem recebe qual cuidado e quando (p. ex., o cuidado de saúde deve estar disponível com base na capacidade de pagamento ou na necessidade?). Enfermeiros podem influenciar o resultado dessas questões sendo um participante ativo no processo de tomada de decisão no nível administrativo das respectivas organizações, pela adesão e participação ativa em associações estaduais de enfermeiros, fazendo *lobbies* nas legislaturas locais e exercendo o seu direito individual de voto.

PERSPECTIVAS CULTURAIS 9

Existem várias definições da palavra **cultura**. O *Merriam-Webster's Dictionary* define *cultura* como "as crenças habituais, as formas sociais e os traços materiais de um grupo racial, religioso ou social". Como referido aqui, é óbvio que a cultura influencia as percepções de uma pessoa, assim como as decisões que esta toma. As percepções e decisões nos cuidados de saúde não são excluídas. Todos os participantes do processo de saúde (i.e., pacientes, familiares, pessoas significativas, enfermeiros e outros membros da equipe de profissionais da saúde) trazem crenças culturais para cada interação de cuidados de saúde. Recentemente, tem havido um aumento da valorização desse fato. Enfermeiros e outros indivíduos que interagem em varias áreas da saúde devem aceitar e respeitar a diversidade cultural de todas as partes envolvidas. Ao se fazer isso, promove-se a adesão do paciente, a satisfação com os serviços de saúde e a satisfação no trabalho.

O FUTURO DA ENFERMAGEM

A enfermagem, junto com o panorama dos cuidados de saúde, tem mudado bastante ao longo dos anos. Muitos resultados positivos foram alcançados. Os usuários de cuidados de saúde estão mais informados e mais ativamente envolvidos na tomada de decisões relacionadas à saúde. Os papéis da enfermagem se estenderam além dos cuidados diretos ao paciente. Os enfermeiros são respeitados como membros profissionais autônomos da equipe de saúde. Os avanços tecnológicos melhoraram de forma significativa os desfechos do paciente. No entanto, ao mesmo tempo, surgiram muitos desafios. Os custos de saúde estão fora de controle. 10 Há desigualdade no acesso à saúde. 10 A escassez de pessoal ameaça a capacidade de prestar cuidados de saúde de alta qualidade e, em algumas situações, a assistência segura ao paciente. 10 A força de trabalho da enfermagem está cada vez mais velha. 10 Esta situação é agravada pela capacidade limitada das escolas de enfermagem de aceitar candidatos qualificados para programas de enfermagem devido à escassez de docentes. **10** Embora a profissão de enfermagem enfrente muitos desafios, ela vai prevalecer. Os papéis de enfermagem vão continuar a evoluir para atender as necessidades da população. Os enfermeiros continuarão a desempenhar papel ativo na modelagem do panorama da assistência em saúde como solucionadores de problemas, resolvendo também as questões relativas à escassez na profissão.

QUESTÕES DE REVISÃO

1. **Qual das seguintes pessoas é considerada a primeira enfermeira afro-americana formada?**
   a. Clara Barton
   b. Dorothea Dix
   c. Mary Mahoney
   d. Linda Richards

2. **Qual das seguintes organizações funciona atualmente como órgão que supervisiona a acreditação dos cursos de enfermagem nos Estados Unidos?**
   a. American Associated Alumnae
   b. American Nurses Association
   c. American Society of Superintendents of Training Schools
   d. National League of Nursing
   e. b e d

3. **Qual dos seguintes itens pode ser testado em situações práticas de maneira que seja possível fazer uma generalização para mais do que apenas uma situação de um paciente?**
   a. Modelos conceituais
   b. Grandes teorias
   c. Teorias de média abrangência
   d. Teorias de abrangência restrita

4. **Qual das seguintes ajuda MAIS os enfermeiros a tomarem decisões éticas corretas?**
   a. Curso de enfermagem (bacharelado)
   b. Desenvolvimento de boas habilidades de pensamento crítico
   c. Certificação como Técnico em Enfermagem
   d. Educação continuada relacionada aos princípios éticos

5. **Qual das seguintes acusações pode ser feita contra um enfermeiro por não exercer a profissão dentro do âmbito legal de enfermagem ou de acordo com padrões estabelecidos de prática?**
   a. Agressão
   b. Cárcere privado
   c. Negligência
   d. Todas as alternativas anteriores

QUESTÕES DE REVISÃO

6. Todos os itens a seguir são considerados desafios para a profissão de enfermagem EXCETO:
   a. Grande número contínuo de enfermeiros que prestam cuidados diretos ao paciente
   b. Número limitado de docentes de enfermagem
   c. Envelhecimento da população de enfermagem
   d. Aumento do custo de saúde

RESPOSTAS

Verificação de rotina
1. Florence Nightingale.
2. Verdadeiro

Questões de revisão
1. c   2. d   3. c   4. b   5. d   6. a

REFERÊNCIAS

Berman AJ, Smith S, Kozier BJ, Erb G: *Kozier & Erb's Fundamental of Nursing: Concepts, Process, & Practice*, 8th ed. New Jersey: Prentice-Hall, 2008.

Craven RF, Hirnle CJ: *Fundamentals of Nursing: Human Health and Function*, 5th ed. Philadelphia: Lippincott, 2006.

Daniels R: *Nursing Fundamentals: Caring & Clinical Decision Making*. New York: Delmar Thompson Learning, 2004.

Nettina SM (ed): *Lippincott Manual of Nursing Practice*, 8th ed. Philadelphia: Lippincott, Williams, & Wilkins, 2006.

Potter PA, Perry AG: *Fundamentals of Nursing*, 6th ed. St. Louis: Mosby, Elsevier, 2005.

WEBSITES

American Association of Colleges of Nursing: *Enrollment Growth Slows at U.S. Nursing Colleges and Universities in 2007 Despite Calls for More Registered Nurses*. Disponível em http://www.aacn.nche.edu/Media/NewsReleases/2007/enrl.htm.

American Nurses Credentialing Center: *ANCC Nurse Certification*. Disponível em http://www.nursecredentialing.org/certification.aspx.

Culture. In *Merriam-Webster Dictionary*. Disponível em http://www.merriam-webster.com/dictionary/culture.

McKenna HP: Midrange theory. In *Nursing Models and Theories*. London: Routledge; 1997:144–146. Disponível em http://www.sandiego.edu/ACADEMICS/nursing/theory/midrange/mckenna.htm.

Nursing World: Code of Ethics for Nurses with Interpretive Statements. Disponível em http://nursingworld.org/ethics/code/protected_nwcoe813.htm.

Sisk B: *Evidence-Based Medicine*. Disponível em http://www.enursescribe.com/ebmart.htm.

capítulo 2

O processo de enfermagem

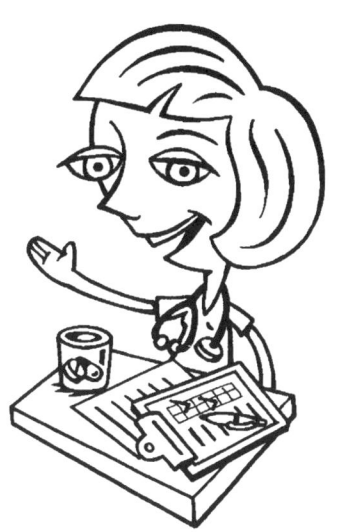

Objetivos da aprendizagem
Ao final do capítulo, o leitor será capaz de:

1. Descrever o papel que o pensamento crítico desempenha no processo de enfermagem.

2. Discutir os principais componentes da fase de avaliação do processo de enfermagem.

3. Comparar e contrastar um diagnóstico médico com um diagnóstico de enfermagem.

4. Descrever o processo de desenvolvimento de diagnósticos de enfermagem.

5. Descrever os componentes da taxonomia de enfermagem da North American Nursing Diagnosis Association.

6. Descrever os principais componentes da fase de planejamento do processo de enfermagem.

7. Determinar os componentes necessários dos resultados esperados, dos critérios de resultado e das intervenções de enfermagem.

8. Discutir o que ocorre durante a fase de implementação do processo de enfermagem.

9. Determinar o objetivo da fase de avaliação do processo de enfermagem.

10. Comparar e contrastar a avaliação no nível do paciente individualmente até a avaliação no nível organizacional.

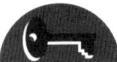

PALAVRAS-CHAVE

- Agrupamento de dados
- Avaliação
- Avaliação específica
- Avaliação formativa
- Avaliação global
- Avaliação somativa
- Caminhos críticos
- Critérios de resultados
- Dados objetivos
- Dados subjetivos
- Diagnóstico
- Diagnóstico de bem-estar
- Diagnóstico de enfermagem
- Diagnóstico de enfermagem de risco
- Diagnóstico de enfermagem real
- Diagnóstico médico
- Implementação
- Intervenções de enfermagem
- Intervenções de enfermagem dependentes
- Intervenções de enfermagem independentes
- Intervenções de enfermagem interdependentes
- Pensamento crítico
- Plano de cuidados de enfermagem
- Processo de enfermagem
- Resultados esperados
- Taxonomia
- Validação de dados

VISÃO GERAL

O **processo de enfermagem** é "a estrutura sistemática para prestação de cuidados de enfermagem profissionais e de qualidade" (Daniels, 2004). É um processo de cinco fases, que inclui investigação, diagnóstico, planejamento, implementação e avaliação. Tal processo ajuda a definir a contribuição singular da enfermagem aos cuidados de saúde e esclarecer seus limites. É um processo dinâmico, adaptável, e não um processo sequencial, estático. Ocorre um intercâmbio constante em todas as direções entre as cinco fases (Fig. 2.1).

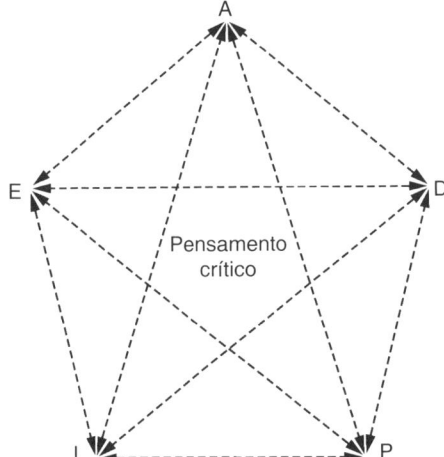

FIGURA 2.1 Processo de enfermagem dinâmico.

A = Investigação
D = Diagnóstico
P = Planejamento
I = Implementação
E = Avaliação (E, do inglês evaluation)

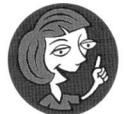

ALERTA DE ENFERMAGEM • Cuidado centralizado no paciente
Quando possível, o paciente deve ter um papel ativo no desenvolvimento do plano de cuidados, incluindo a determinação das necessidades, definição de objetivos, seleção das intervenções e avaliação sobre se o plano foi eficaz ou não.

O **pensamento crítico**, "pensamento intencional, fundamentado e dirigido a uma meta" (Halpern, 1989), é usado para garantir que o processo de enfermagem continue sendo adaptado para atender às necessidades individuais do paciente. Ele incentiva o enfermeiro a analisar as informações de maneira abrangente, considerar várias opções e fazer modificações conforme apropriado, estimulando, assim, a tomada de decisão segura.

INVESTIGAÇÃO

A **investigação** é o ato de coletar informações sobre o paciente, organizando-as e determinando o seu significado. É a primeira fase do processo de enfermagem, mas na verdade continua durante todas as fases do processo. A execução eficaz da investigação depende muito da presença de uma ampla base de conhecimentos e habilidades de pensamento crítico boas.

Tipos de investigação

O tipo de investigação realizado no paciente é ditado pelo seu estado de saúde atual. Uma **investigação geral** é realizada quando o paciente apresenta-se estável e sem eventos imediatos ameaçadores da vida. O objetivo dessa investigação é obter informações suficientes para desenvolver uma lista completa dos diagnósticos de enfermagem. A lista pode ser priorizada e pode-se fazer a determinação de quais diagnósticos de enfermagem serão abordados inicialmente. Se o paciente mostra-se instável ou está enfrentando um evento com risco de morte iminente, uma **investigação focalizada**, que tenha o objetivo de obter apenas informações suficientes para atender às necessidades imediatas de saúde do paciente, deve ser realizada. Independentemente do tipo realizado, é mais importante lembrar que a avaliação inexata ou incompleta irá resultar em um plano de cuidados ruim para o paciente e pode mesmo causar resultados adversos.

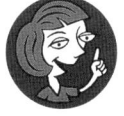

ALERTA DE ENFERMAGEM • Nível de investigação
Uma investigação focalizada que pode ser concluída em um curto período de tempo é adequada quando o paciente apresenta uma condição ameaçadora à vida.

Coleta de dados

Tipos de dados

Os dois tipos de dados são subjetivos e objetivos. Os **dados subjetivos** incluem o relato do paciente sobre os sintomas e como ele vê sua saúde. Por exemplo, um paciente relata que tem febre há dois dias. Ele é a fonte predominante ou primária de informações subjetivas; geralmente sabe melhor do que ninguém qual é o seu estado de saúde. Os familiares e outras pessoas importantes somente são considerados uma fonte primária de informação quando o paciente for menor de idade, mentalmente incapaz de tomar decisões independentes ou incapaz de responder por que se encontra em condição crítica ou inconsciente. Em todos os outros casos, familiares e pessoas significativas são considerados fontes secundárias de informação. Os **dados objetivos** são observáveis ou mensuráveis. Um exemplo de dados objetivos é a observação de um enfermeiro de que a temperatura de um paciente é de 38,3 °C. Os dados objetivos são obtidos a partir de fontes secundárias como prontuários médicos, outros membros da equipe de saúde, base de conhecimento do próprio enfermeiro e revisões da literatura.

Métodos de coleta de dados

História de saúde

O enfermeiro entrevista o paciente para obter a história de saúde e identificar as suas necessidades. Os seguintes tipos de informações são obtidos durante a história:

- Dados demográficos (p. ex., nome, data de nascimento, empregador, informações de seguro)
- Motivo da consulta (nas palavras do próprio paciente)
- Doença atual (informações mais detalhadas sobre a preocupação de saúde atual ou a doença)
- Doenças anteriores, internações, cirurgias
- História familiar
- História social
- Revisão dos sistemas (coleta de informações sobre todos os sistemas do corpo)

Exame físico

O exame físico é uma importante fonte de informação objetiva. O enfermeiro utiliza inspeção, ausculta, palpação e percussão para obter informações sobre o estado de saúde do paciente. Esse exame também é o início da validação de dados. O exemplo anterior de um paciente que afirma que teve uma febre por dois dias e a observação do enfermeiro de que a temperatura atual do paciente é de 38,3 °C demonstra como o enfermeiro foi capaz de validar que a percepção do paciente sobre seu estado de saúde provavelmente estava correta.

Validação dos dados

A **validação dos dados** é o processo pelo qual um enfermeiro filtra os fatos a partir de dados subjetivos e objetivos que foram coletados. Uma maneira de fazer isso é cruzar os dados relatados com as observações realizadas. Também é necessário verificar os dados objetivos que, à primeira vista, parecem ser factuais. Por exemplo, um enfermeiro obtém o nível de glicemia do paciente com um glicosímetro na unidade de enfermagem. O nível de glicose está alto. Ao analisar o prontuário, ele percebe que tal valor está alterado em relação aos níveis de glicose anteriores registrados no prontuário do paciente. O enfermeiro também verifica um diário de registros para determinar quando o glicosímetro foi calibrado pela última vez e descobre que está na época de calibrá-lo. Após calibrar o glicosímetro, o enfermeiro verifica novamente o nível de glicose do paciente. O resultado da glicemia está dentro da faixa normal e é compatível com leituras anteriores. Nem toda a validação de dados gira em torno de dados objetivos mensuráveis; também é importante o enfermeiro estar ciente de que o seu próprio sistema de valores pode influenciar a maneira como os dados são interpretados.

Interpretação dos dados

A apreciação é mais do que a mera coleta de dados. Ela exige que o enfermeiro seja capaz de determinar o significado das informações que estão sendo coletadas. Para fazer isso, o enfermeiro deve agrupar os dados de maneira adequada e fazer inferências a partir dos dados (i.e., o passo inicial da fase dois do processo de enfermagem, diagnóstico de enfermagem). A competência do enfermeiro na interpretação dos dados aumenta na proporção que sua base de conhecimento expande-se e ele adquire mais experiência prática.

O **agrupamento de dados** consiste em reunir dados para ajudar o enfermeiro a formar uma imagem clara dos padrões de saúde do paciente. Existem inúmeras maneiras de agrupá-los, incluindo os sistemas do corpo, as teorias de enfermagem, teorias não de enfermagem e outras. Cada um desses métodos pode ser adequado em função de uma situação em particular. De um ponto de vista mais formal, uma escola de enfermagem, o hospital ou outros tipos de organização de saúde, pode adotar um determinado modelo de organização de acordo com sua estrutura organizacional. Em tais casos, formulários, sistemas de gráficos e outros seriam formatados para refletir aquele modelo específico. No entanto, em um nível mais fundamental, o enfermeiro também pode usar outros métodos isoladamente para agrupar e tornar significativos os dados que foram coletados. Por exemplo, o formulário adotado pela organização para a apreciação pode ser definido pelo sistema do corpo. Esse *layout* ajuda a identificar problemas e diagnósticos de enfermagem em potencial para um determinado sistema do corpo. Ao mesmo tempo, o enfermeiro pode utilizar a hierarquia de Maslow das necessidades humanas para determinar qual sistema do corpo deve ser avaliado primeiro, ou mesmo que dados dentro de um sistema são mais significativos em um determinado momento. É importante compreender que o agrupamento de dados não é uma atividade de apenas um momento. Os dados podem ter que ser reagrupados conforme novas informações são coletadas, ou quando a situação muda, e o método de agrupamento dos dados também pode ter que ser modificado. Um exemplo que pode ajudar a esclarecer isso é a situação em que as crianças têm de sentar em locais determinados na sala de aula. Inicialmente, o professor pode atribuir os assentos pela ordem alfabética. Mais tarde, pode descobrir que esse arranjo não satisfaz as necessidades de aprendizagem dos alunos, de modo que a classe pode ser rearranjada utilizando-se outra estratégia. Um fator determinante nesse exemplo é encontrar as "necessidades de aprendizagem" dos alunos. No processo de enfermagem, o fator decisivo é encontrar as "necessidades de cuidados de saúde" do paciente.

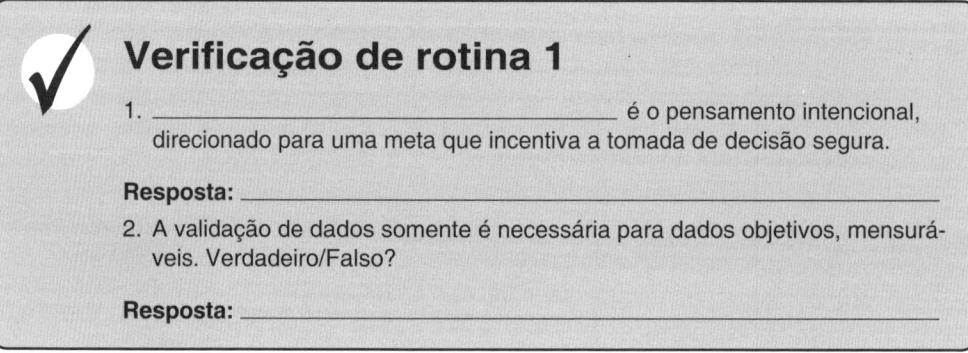

Verificação de rotina 1

1. _____ é o pensamento intencional, direcionado para uma meta que incentiva a tomada de decisão segura.

Resposta: _____

2. A validação de dados somente é necessária para dados objetivos, mensuráveis. Verdadeiro/Falso?

Resposta: _____

DIAGNÓSTICO

O *Dicionário Merriam-Webster* define **diagnosticar** como "saber". Para chegar ao ponto de saber, deve-se fazer uma análise da situação. Diagnosticar faz parte de diferentes profissões – mecânicos diagnosticam o que está errado com um carro; meteorologistas preveem o tempo. Da mesma maneira, médicos diagnosticam doenças e algumas condições – o **diagnóstico médico** – relacionado com a saúde de um indivíduo. Em cada uma dessas situações, os diagnósticos orientam o plano para corrigir os problemas e impedir ou limitar resultados adversos. Cada uma das profissões anteriores tem limites estabelecidos. Os mecânicos não estão legalmente autorizados a prever o tempo ou diagnosticar uma doença. O mesmo é verdadeiro para os enfermeiros, que são legalmente autorizados a fazer diagnósticos de enfermagem.

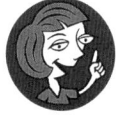

ALERTA DE ENFERMAGEM • Diagnósticos em enfermagem

O profissional de enfermagem NÃO PODE, em nenhuma circunstância, fazer um diagnóstico médico.

TABELA 2.1
Diagnóstico médico *versus* diagnóstico de enfermagem ❸

Característica	Diagnóstico médico	Diagnóstico de enfermagem
Preocupação com o estado de saúde do paciente	Sim	Sim
Concentração voltada para a resolução da doença e da patologia subjacente	Sim	Não
Concentração nas respostas do paciente a doenças e processos vitais	Não	Sim
Inclui diagnóstico de bem-estar concentrado no aumento da função para um nível mais elevado	Não	Sim

Definição

Um **diagnóstico de enfermagem** é "um julgamento clínico sobre *respostas* do indivíduo, da família ou da comunidade aos problemas de saúde reais e potenciais ou processos de vida" (North American Nursing Diagnosis Association [NANDA], 2008). O diagnóstico de enfermagem esclarece o âmbito da prática de enfermagem e possibilita ao enfermeiro ter uma linguagem comum para a comunicação das necessidades dos pacientes (Tab. 2.1).

Processo diagnóstico

O processo diagnóstico começa durante a investigação com o agrupamento de dados subjetivos e objetivos. O processo de diagnóstico continua com a identificação dos padrões formados a partir do processo de agrupamento e culmina com a validação dos padrões. ❹

Identificação do padrão

A identificação do padrão envolve o agrupamento correto de dados para determinar a resposta do paciente a um problema de saúde real ou potencial ou processos vitais. É um processo de síntese dos dados. A identificação de padrões pode ser comparada com fazer um bolo. Quando você faz um bolo, pode usar farinha, açúcar, ovos, aromatizantes, leite e assim por diante. Quando o bolo estiver pronto, você já não tem os ingredientes isolados; em vez disso, tem um determinado tipo de bolo. Além disso, embora diferentes tipos de bolos possam utilizar ingredientes semelhantes, a maneira como os ingredientes são combinados, a quantidade de cada ingrediente e a adição ou a subtração de um determinado ingrediente muda o tipo de bolo que sai do forno. O mesmo é verdadeiro para o diagnóstico de enfermagem. Vários diagnósticos de enfermagem podem partilhar os mesmos ingredientes ou características definidoras, mas a omissão ou adição de uma determinada característica definidora muda o diagnóstico de enfermagem.

Validação do padrão

A determinação de que os diagnósticos de enfermagem estão corretos ou incorretos ocorre durante a validação do padrão. O enfermeiro utiliza habilidades de pensamento crítico para tomar essa decisão, o que implica levar em consideração experiências clínicas pregressas, a base de conhecimentos atual, normas e padrões e os dados da pesquisa. A **taxonomia** (sistema de classificação) do diagnóstico de enfermagem desenvolvido pela NANDA serve como referência para a validação do padrão também; esse sistema identifica evidências de apoio que orientam os enfermeiros na seleção de diagnósticos corretos.

A validação dos diagnósticos de enfermagem com o paciente é da mesma maneira importante. Há maior probabilidade de não adesão ao plano de cuidados caso o paciente não concorde com o diagnóstico de enfermagem (i.e., a base para o plano de cuidados). Isso não significa que os diagnósticos de enfermagem não existam ou que não devam ser documentados e sim que o enfermeiro deve considerar a percepção do paciente ao priorizar os diagnósticos de enfermagem e formular o plano de cuidados.

Declaração de diagnóstico

O produto final do processo de diagnóstico é a declaração real do diagnóstico de enfermagem. A declaração de diagnóstico em geral é constituída de duas partes que incluem o rótulo de diagnóstico e os fatores relacionados. Como afirmado anteriormente, a taxonomia de diagnósticos de enfermagem da NANDA serve como um recurso importante para a seleção do diagnóstico de enfermagem.

Taxonomia de diagnósticos de enfermagem da NANDA

A taxonomia de enfermagem da NANDA é um sistema de classificação que inclui uma lista abrangente de diagnósticos de enfermagem padronizados. Cada diagnóstico listado inclui o rótulo diagnóstico, a definição, as características definidoras, os fatores de risco e os fatores relacionados.

Rótulo diagnóstico

O rótulo diagnóstico é o nome aprovado para o diagnóstico de enfermagem pela NANDA, existindo três tipos. Um **diagnóstico de enfermagem real** descreve a resposta atual para um problema de saúde ou processo vital existente. Um **diagnóstico de enfermagem de risco** descreve a resposta potencial a um problema de saúde ou processo vital. Um **diagnóstico de enfermagem de bem-estar** descreve a resposta aos níveis de bem-estar que têm potencial de aumento para um nível mais elevado.

Definição

Uma definição é atribuída a cada diagnóstico de enfermagem aprovado pela NANDA. A definição descreve a característica da resposta humana identificada no rótulo diagnóstico.

Características definidoras

As características definidoras são os sinais e sintomas (dados objetivos e subjetivos) que são observados e a partir dos quais são feitas inferências. As características definidoras somente são listadas para os diagnósticos de enfermagem reais e de bem-estar.

Fatores de risco

Os fatores de risco são citados para o diagnóstico de enfermagem de risco e descrevem os achados clínicos que tornam a família ou comunidade, isoladamente, mais vulnerável a desenvolver uma resposta concreta a determinado problema de saúde ou processo vital.

Fatores relacionados

Os fatores relacionados são variáveis que contribuem para ou causam a resposta humana identificada no rótulo diagnóstico. A segunda parte da declaração de diagnóstico dividida em duas partes é derivada de fatores relacionados. Estes são importantes porque formam a base para as intervenções que serão utilizadas para resolver a resposta. A falha em citar fatores relacionados resultará no tratamento dos sintomas, em vez de eliminar a sua causa. Na maioria dos casos, os sintomas reaparecem se a causa subjacente não é eliminada. Por exemplo, se você fizer uma pintura sobre o mofo, ele desaparece, mas como a umidade que o provoca não é eliminada, o mofo irá ressurgir mais tarde.

A formulação dos diagnósticos de enfermagem é um passo fundamental no processo de enfermagem, pois as intervenções e os resultados esperados serão obtidos a partir desses diagnósticos. É fundamental que o enfermeiro faça julgamentos seguros e válidos com a contribuição do paciente. A falha em fazer isso pode ser comparada à construção de um processo judicial com base em provas equivocadas que levam a condenação e execução de um inocente.

> **Verificação de rotina 2**
>
> 1. Um diagnóstico de enfermagem é um julgamento clínico sobre as _____ _____ do indivíduo, da família ou da comunidade a problemas de saúde reais ou potenciais ou processos vitais.
>
> **Resposta:** _____
>
> 2. _____ são importantes porque formam a base para as intervenções.
>
> **Resposta:** _____

PLANEJAMENTO

A terceira fase do processo de enfermagem é o planejamento. Durante essa etapa, os diagnósticos são priorizados, os objetivos e critérios de resultados são estabelecidos, as intervenções são identificadas e um plano escrito de cuidados é desenvolvido. A fase de planejamento do processo de enfermagem tem a mesma finalidade de começar tomando alguns minutos no início do dia para refletir sobre o que precisa ser feito e traçar uma estratégia para realizar as futuras tarefas. Obviamente, conforme o dia prossegue, pode haver a necessidade de alterar as prioridades e fazer ajustes. O mesmo é verdadeiro para as fases de planejamento do processo de enfermagem.

Priorização de diagnósticos

A priorização dos diagnósticos de enfermagem é um processo de tomada de decisão. O tipo de diagnóstico (real, risco ou bem-estar) e se ele é uma ameaça à vida ou não, o cenário para os cuidados de saúde e os recursos disponíveis são algumas variáveis que podem impactar a prioridade dos diagnósticos de enfermagem. Situações de risco de morte e coisas que o paciente considera muito importantes são classificados como de alta prioridade. O estabelecimento de prioridades não é uma atividade estática; os ajustes são feitos conforme ocorrem mudanças na situação do paciente.

Resultados esperados e critérios de resultados

A meta ou resultado esperado (i.e., o fim para o qual as intervenções são dirigidas) é desenvolvido para se identificar com clareza que comportamento indica uma resolução realista dos diagnósticos de enfermagem para cada paciente de forma individual. Deve estar diretamente relacionado com o diagnóstico de enfermagem. A meta pode ser de curto prazo, ocorrendo em questão de horas ou dias, ou de longo prazo, ocorrendo durante um período de semanas ou meses. O resultado esperado deve incluir quem (em geral o paciente), o quê e quando. Em alguns casos, é igualmente oportuno incluir como (sob que condições) ele irá ocorrer.

Os **critérios de resultados** são indicadores mensuráveis específicos do progresso em direção ao alcance dos resultados esperados. ❻ Eles também incluem quem, o quê, quando e como (se adequado).

Os resultados esperados e os critérios de resultados devem concentrar-se no paciente. Um erro comum cometido pelos profissionais novatos no processo de enfermagem é confundir declarações de resultados com intervenções. O equívoco mais comum é identificar que ações o enfermeiro ou a equipe de apoio irá executar. Por exemplo, a afirmação: "O enfermeiro irá verificar a frequência respiratória do paciente a cada quatro horas" é diferente de "O paciente vai manter uma frequência respiratória entre 16 e 20 respirações/min durante a internação." Lembre-se de que, como regra geral, o paciente sempre será "quem" na declaração do resultado esperado.

A meta e os critérios de resultados de acompanhamento devem ser observáveis e mensuráveis. No exemplo anterior, a frequência respiratória é observável (expansão e abaixamento do tórax) e mensurável. É muito importante evitar termos generalizados como *normal*, *bom* e *bem*. Se, por exemplo, afirmamos: "O paciente terá uma frequência respiratória normal", como então poderíamos definir normal? O normal para uma criança não é considerado normal para um paciente geriátrico.

Por último, mas não menos importante, a meta deve ser realista para a situação específica do paciente. De modo ideal, a meta de qualquer plano seria resolver completamente o problema e sua causa subjacente. No entanto, nem sempre isso é possível. Por exemplo, o paciente com enfisema pode ter um diagnóstico de padrão respiratório ineficaz. Um resultado realista para essa pessoa pode ser que o padrão respiratório eficaz será mantido com o uso de oxigênio. É possível esperar que um indivíduo que não tem doença subjacente dessa natureza tenha um padrão respiratório eficaz sem o uso de oxigênio.

Um sistema de Classificação de Resultados de Enfermagem (Nursing Outcomes Classification – NOC) foi desenvolvido como resultados padronizados para avaliar o impacto das intervenções de enfermagem. Essa taxonomia de resultados de enfermagem oferece benefícios semelhantes aos da taxonomia de diagnóstico de enfermagem. Ela contribui para a prática de enfermagem baseada em evidências, facilita a documentação do prontuário eletrônico e serve como recurso educativo em enfermagem. O sistema de classificação é reconhecido como a linguagem-padrão em enfermagem pela American Nurses Association e está sendo aperfeiçoado e expandido de forma contínua.

Intervenções de enfermagem

As **intervenções de enfermagem** são ações realizadas por um enfermeiro para atingir os resultados esperados que foram identificados para o paciente. ❻ De modo geral, as intervenções de enfermagem envolvem a investigação, o ensino, o aconselhamento ou os tratamentos reais efetivos. Existem três categorias de intervenções de enfermagem. **Intervenções de enfermagem independentes**, também conhecidas como *intervenções iniciadas pela enfermagem*, entram no âmbito da prática de enfermagem e podem ser realizadas sem solicitações de outros prestadores de cuidados de saúde. **Intervenções de enfermagem dependentes** requerem a solicitação de um médico ou de outro profissional de saúde antes da implementação. O enfermeiro pode cumprir a prescrição, mas não pode fazê-lo sem esta. A terceira categoria de intervenções é de **intervenções interdependentes** (colaborativas). As intervenções que requerem ações de vários membros da assistência à saúde enquadram-se nessa categoria. Por exemplo, um paciente que tem déficit nutricional exige intervenções tanto de um enfermeiro como de um nutricionista. Este fornece conhecimento especializado sobre as exigências dietéticas e aquele ajuda assegurando que o paciente siga as orientações dietéticas prescritas.

O processo de seleção das intervenções de enfermagem é um processo deliberado que requer pensamento crítico, bem como uma base de conhecimento adequada. As intervenções de enfermagem, semelhantes aos resultados esperados e critérios de resultados, devem incluir quem, o quê, quando e como, conforme apropriado para cada declaração de intervenção. ❼ Os seguintes itens devem ser considerados antes de finalizar as intervenções de enfermagem:

- Diagnóstico de enfermagem associado e resultados esperados
- Competência do provedor de cuidados (enfermeiro, membro da família, outra pessoa da equipe)
- Benefícios *versus* riscos
- Preferências do paciente
- Padrões de atendimento (conselhos estaduais, a Comissão Mista – Joint Commission nos EUA)
- Pesquisa (prática baseada em evidências)
- Recursos disponíveis

Uma variedade de recursos pode ser usada para ajudar no desenvolvimento de intervenções (p. ex., planos de cuidado padronizados, protocolos e manuais de procedimento, periódicos de enfermagem e livros didáticos). O Centro da Universidade de Iowa para Classificações e Eficácia Clínica de Enfermagem também desenvolveu uma taxonomia da Classificação das Intervenções de Enfermagem (Nursing Interventions Classification – NIC). Cada intervenção tem um código atribuído e inclui o nome da intervenção, sua definição, as atividades necessárias para realizá-la e as leituras secundárias. As intervenções são ligadas a um diagnóstico de enfermagem da NANDA e aos resultados esperados da NOC. O sistema de NIC inclui intervenções projetadas para atingir uma ampla variedade de resultados. Esse sistema de classificação padronizado possibilita a documentação clínica eficaz, a continuidade dos cuidados, o reembolso para cuidados de enfermagem, o desenvolvimento curricular e avaliações de competência e produtividade.

Planos de cuidados de enfermagem

O **plano de cuidados de enfermagem** é um esboço documentado dos cuidados de enfermagem a serem prestados a um paciente isoladamente. A quantidade de detalhes varia de acordo com o tipo de plano de cuidados. Planos de cuidados de estudantes geralmente são muito detalhados e incluem documentação de informações para todas as cinco fases do processo de enfermagem, assim como os fundamentos para as intervenções e as citações dos recursos utilizados. Os utilizados nos serviços de saúde em geral são mais concisos e incluem apenas os diagnósticos de enfermagem, os resultados esperados e as intervenções. A maneira como o plano de cuidados é formatado varia entre as instituições de saúde. Diferentes escolas de enfermagem também adotam formatos de planos variados e isso muitas vezes é afetado pela teoria ou modelo de enfermagem adotado pela escola (p. ex., modelo de adaptação de Roy, modelo de autocuidado de Orem). Houve também um aumento no uso de planos de cuidados de enfermagem informatizados. A vantagem de usar planos de cuidados informatizados é que eles reduzem o tempo necessário para desenvolvê-los, aumentando, assim, a quantidade de tempo que o enfermeiro dispensa ao cuidado direto do paciente. Os planos de cuidados informatizados e padronizados devem ser analisados e revisados, se necessário, pelo enfermeiro, para assegurar que é individualizado para aquela pessoa específica (Tab. 2.2).

Os **caminhos críticos**, que integram as intervenções para todas as disciplinas de cuidados de saúde a um plano de cuidados, é uma abordagem alternativa para os planos de cuidados de enfermagem. Um plano de cuidados integrado é apenas o produto final. Para esse conceito funcionar, é necessário haver uma abordagem de equipe interdisciplinar para a prestação de cuidados e os membros da equipe devem encontrar-se, comunicar-se e colaborar para alcançar os resultados esperados.

✓ Verificação de rotina 3

1. As metas de curto prazo podem ser atingidas em uma questão de
   _____ ou _____, mas metas de longo prazo podem exigir meses para serem atingidas.

   Resposta: _____

2. Os planos de cuidados de enfermagem padronizados devem ser analisados e revisados para assegurar que é individualizado para atender as necessidades de um paciente específico. Verdadeiro/Falso?

   Resposta: _____

IMPLEMENTAÇÃO

A **implementação** é a fase do processo de enfermagem durante a qual o plano é colocado em ação. À primeira vista, essa etapa pode parecer a mais simples de ser realizada. Mas um olhar mais detalhado para o que está envolvido revela que isso não é verdadeiro. Durante a implementação, você tem que "ter jogo de cintura". A implementação do plano exige a combinação de habilidades de pensamento crítico, psicomotoras e de comunicação. Envolve, também, a avaliação contínua da situação para priorizar de forma adequada e fazer as modificações, quando necessário. Em situações de risco de morte, não há tempo para concluir um planejamento formal; em vez disso, a implementação deve ocorrer imediatamente. O enfermeiro pode estar envolvido na prestação de cuidados diretos ou delegá-la a outros membros da equipe de cuidados. O modelo de assistência adotado para uma situação específica geralmente orienta a coordenação dos cuidados. Exemplos de modelos de cuidados incluem enfermagem para atenção primária, trabalho de enfermagem em equipe e gerenciamento de casos. A comunicação verbal e escrita sobre a implementação promovem a continuidade do cuidado. A documentação escrita de atividades que ocorrem durante a implementação está incluída nas anotações do enfermeiro, em diversos fluxogramas e no plano de cuidados de enfermagem. No mínimo, a comunicação verbal relacionada com a implementação deve ocorrer sempre que há a "transferência" do paciente de um membro da equipe para outro (p. ex., mudanças de turno, quando um membro da equipe está ajudando outro, quando o paciente é transferido). **8**

AVALIAÇÃO

A quinta fase do processo de enfermagem é a avaliação. No processo de enfermagem, a avaliação geralmente é a determinação da eficácia do plano de cuidados do paciente. **9** Em nível organizacional, avaliamos a qualidade geral do atendimento prestado pela organização.

Avaliação individual do paciente **10**

Ocorrem duas formas de avaliação no processo de enfermagem. O primeiro tipo é a **avaliação formativa**. Essa é a avaliação contínua que inicia muito antes de atingir a fase de avaliação real no processo de enfermagem. Na verdade, ela começa logo na fase de investigação, quando o enfermeiro avalia as mudanças que possam estar acontecendo conforme ocorre a investigação e o processo de validação de dados. Durante cada fase do processo de enfermagem, algum tipo de avaliação deve ser feita. O *feedback* obtido durante esse tipo de avaliação é usado para fazer modificações em uma base contínua. A **avaliação somativa** ocorre durante a fase de avaliação do processo de enfermagem e após o plano de cuidados ser implementado. O objetivo final da

TABELA 2.2
Amostra de plano de cuidado de enfermagem

Estudo de caso: Sr. Martin chega ao PS queixando-se que queimou a mão enquanto fazia a refeição em casa. A palma de sua mão direita está vermelha, com várias bolhas, algumas das quais estão rompidas e gotejando um líquido claro. Ele está cerrando os dentes e faz caretas. O Sr. Martin diz: "Está doendo muito". Quando questionado, afirma que sua dor é 8 em uma escala de 1 a 10, sendo 10 o pior nível de dor. Ele afirma que só quer que "façamos sua dor desaparecer".

Avaliação	Diagnóstico	Resultados esperados e critérios de resultados	Planejamento
			Intervenção planejada e fundamentos
S: Paciente afirma que queimou a mão enquanto cozinhava. S: Paciente faz um comentário: "Está doendo muito". S: Paciente afirma que a dor está em 8 em uma escala de 1 a 10. S: Paciente afirma: "Acabe com esta dor". O: Range os dentes O: Faz caretas O: Palma direita vermelha O: Bolhas na palma direita, algumas rompidas e vazando líquido claro	**Dor aguda relacionada à lesão da queimadura** Risco de infecção relacionado à ruptura na pele	I. Paciente vai verbalizar um nível de dor de 2 em seu retorno agendado 48 horas após o tratamento. **Critérios de resultados** A. Antes da alta, o paciente verbalizará que a medicação para a dor deve ser tomada ao primeiro sinal de dor enquanto ele está dentro do prazo estabelecido para tomar o medicamento. B. Antes da alta, o paciente vai afirmar que o nível de dor diminuiu para 4, em uma escala de 1 a 10. C. Antes da alta, o paciente vai identificar duas atividades que ele pode usar para distrair-se para ajudar a lidar com a dor em casa.	A. O enfermeiro irá orientar o paciente a tomar a medicação para dor quando começar a senti-la, desde que não seja antes do tempo recomendado que consta nas orientações. **Fundamento:** Os pacientes frequentemente acreditam que só devem tomar medicamentos quando têm dor intensa e não sabem que a dor é mais bem controlada se o fármaco for tomado logo no início. B. O enfermeiro vai perguntar ao paciente qual seu nível de dor depois de ser medicado e antes da alta do PS. **Fundamento:** A dor é uma experiência subjetiva. Essa informação ajuda o enfermeiro na determinação da eficácia das intervenções em curso para que os ajustes possam ser feitos, se necessário, antes da alta. C. O técnico de enfermagem, com a ajuda do paciente, irá identificar duas atividades (p. ex., música ou um programa de jogos favorito), que pode ser usado para distrair o paciente para que esqueça a dor. O técnico de enfermagem irá explicar que isso deve ser usado em combinação e não como um substituto do medicamento para dor. **Fundamento:** As atividades que são agradáveis para o paciente são mais eficazes para distraí-lo da dor temporariamente. Aquilo que se usa para distrair o paciente não pode substituir métodos farmacológicos de alívio do tipo de dor que ele está sentindo.

PS = pronto-socorro; O = dados objetivos; S = dados subjetivos.

avaliação é determinar se os resultados esperados foram alcançados e se os diagnósticos de enfermagem (incluindo causas subjacentes) foram resolvidos. Quando isso é efetivado, o plano de cuidados é interrompido. Qualquer diagnóstico de enfermagem não resolvido deve ser avaliado periodicamente e o plano de cuidados ajustado conforme a necessidade.

Avaliação em nível organizacional

A avaliação da qualidade dos cuidados prestados no âmbito de uma organização é um processo contínuo. A premissa para a avaliação da organização é que sempre há espaço para melhorias. O objetivo das atividades de melhoria da qualidade é determinar a maneira de obter "melhores resultados a longo prazo, de maneira mais eficiente e máxima qualidade de vida e satisfação do paciente" (Alfaro-Lefevre, 2006). Os padrões de cuidados estabelecidos pelos diversos órgãos de credenciamento, medidas de desempenho, diretrizes estabelecidas na prática baseada em evidências, melhores práticas e parâmetros internos que foram definidos dentro da organização são utilizados em todo o processo de avaliação da qualidade do atendimento.

CONCLUSÃO

O processo de enfermagem é a estrutura de organização para a prestação de cuidados de enfermagem de qualidade para os pacientes. Embora cada uma das cinco fases desse processo sirva a um propósito único no processo global, a interação dinâmica combinada das cinco etapas determina de maneira mais significativa o sucesso do plano de cuidados para o paciente. O pensamento crítico e o processo de enfermagem andam juntos. Os resultados esperados seriam atingidos a esmo sem a integração do pensamento crítico ao processo de enfermagem. Vários pontos-chave devem ser observados a partir das informações apresentadas neste capítulo:

- O processo de enfermagem concentra-se nas *respostas* do paciente a problemas de saúde reais ou potenciais ou processos vitais.
- O envolvimento do paciente é necessário para o uso bem-sucedido do processo de enfermagem.
- Os sistemas de classificação da NANDA, NOC (Nursing Outcome Classification) e NIC (Nursing Intervention Classification), são importantes no estabelecimento da credibilidade do processo de enfermagem e, no impacto da profissão de enfermagem na prestação de cuidados de saúde de qualidade.

QUESTÕES DE REVISÃO

1. **Qual das seguintes pessoas seria considerada uma fonte primária de informações?**
   a. Um outro significativo
   b. O progenitor de uma criança menor idade
   c. O paciente
   d. b e c
   e. Todas as alternativas anteriores

2. **A Sra. Lloyd apresenta-se no consultório do médico com queixa de dificuldade para respirar que começou há dois dias e tem piorado progressivamente. Qual dos seguintes dados validaria MELHOR o fato de que a Sra. Lloyd está tendo dificuldade para respirar?**
   a. Temperatura oral de 38,8 °C
   b. Relato do paciente de tosse frequente
   c. Frequência respiratória de 30 respirações/min com chiado audível
   d. Leitos ungueais azulados (cianose)

3. **Qual dos seguintes fatores deve ser considerado durante o processo de diagnóstico de validação do padrão?**
   a. Base de conhecimentos atual
   b. Taxonomia da NANDA
   c. Experiências clínicas pregressas
   d. Todas as alternativas anteriores

4. **Um bebê de 3 meses de idade é trazido ao pronto-socorro por seus pais. A mãe afirma que a criança fica sonolenta durante todo o dia e não tem mamado direito durante toda a semana. A enfermeira observa que as mucosas da criança estão secas, a urina na bolsa coletora de urina é de cor escura, o turgor da pele é precário, a "moleira" (fontanela) está afundada e a frequência de pulso é alta. O médico diz aos pais que a criança está desidratada. Com base na informação atualmente disponível, qual das afirmações a seguir representa um diagnóstico de enfermagem correto para essa situação do paciente?**
   a. Desidratação relacionada ao aleitamento materno inadequado
   b. Volume de líquido (extracelular) deficiente relacionado à redução da ingestão de líquidos
   c. Nutrição desequilibrada – menos do que a exigência do corpo relacionada à ingestão insuficiente de nutrientes
   d. Risco de enfrentamento ineficaz relacionado à percepção parental de incapacidade de atender às expectativas do papel a ser desempenhado

QUESTÕES DE REVISÃO

5. Qual dos seguintes resultados esperados é afirmado de maneira correta?
a. O paciente vai eliminar 300 cc de urina durante cada turno.
b. O enfermeiro vai alimentar o paciente com metade da comida da bandeja em cada refeição.
c. O paciente vai se sentir melhor amanhã de manhã.
d. O paciente será capaz de andar com o auxílio de uma bengala.

RESPOSTAS

Verificação de rotina 1
1. Pensamento crítico.
2. Falso.

Verificação de rotina 2
1. Resposta
2. Fatores relacionados.

Verificação de rotina 3
1. Dias, horas.
2. Verdadeiro.

Questões de revisão
1. d   2. c   3. d   4. b   5. a

REFERÊNCIAS

Alfaro-LeFevre R: *Applying Nursing Process: A Tool for Critical Thinking*, 6th ed. Philadelphia: Lippincott, 2006.

Craven RF, Hirnle CJ: *Fundamentals of Nursing: Human Health and Function*, 5th ed. Philadelphia: Lippincott, 2006.

Daniels R: *Nursing Fundamentals: Caring & Clinical Decision Making*. New York: Delmar Thompson Learning, 2004.

Halpern DF: *Thought and Knowledge: An Introduction to Critical Thinking*. Hillsdale NJ: L. Erlbaum Associates, 1989.

Potter PA, Perry AG: *Fundamentals of Nursing*, 6th ed. St. Louis: Mosby, Elsevier, 2005.

WEBSITES

Diagnosis. In *Merriam-Webster Dictionary*. Disponível em http://www.m-w.com/dictionary/diagnosis.

The University of Iowa College of Nursing: *Center for Nursing Classification & Clinical Effectiveness*. Disponível em http://www.nursing.uiowa.edu/excellence/nursing_knowledge/clinical_effectiveness/index.htm.

The University of Iowa College of Nursing: *Nursing Outcomes Classification (NOC)*. Disponível em http://www.nursing.uiowa.edu/excellence/nursing_knowledge/clinical_effectiveness/nicoverview.htm.

PARTE II

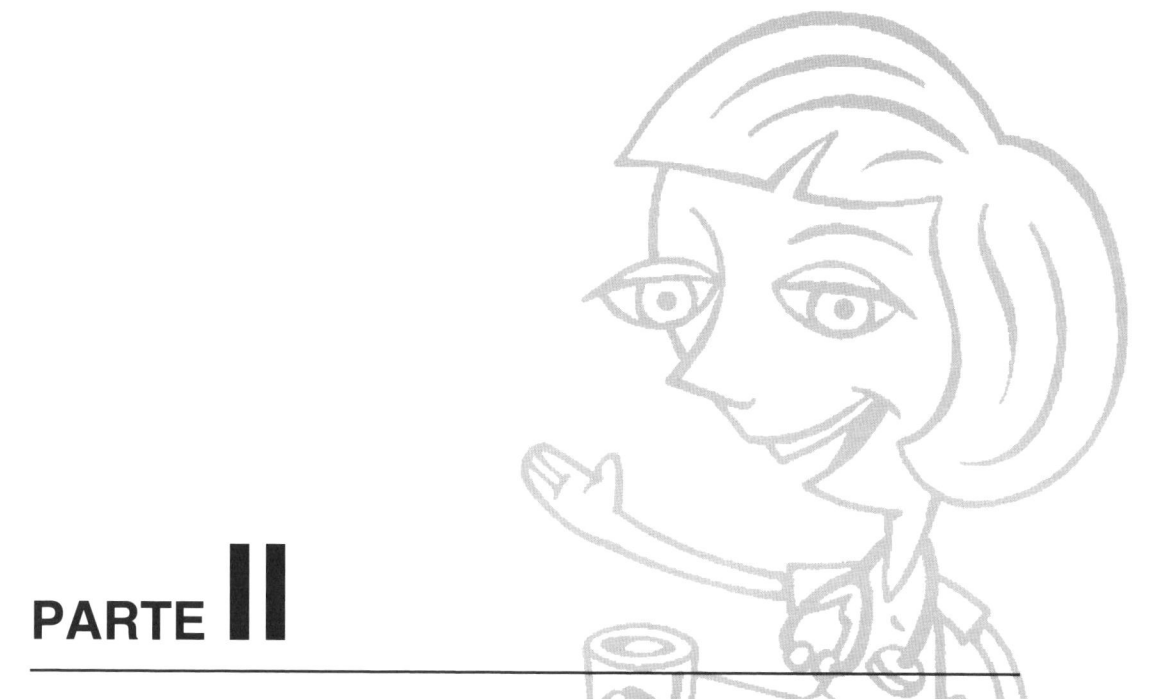

Princípios fundamentais dos cuidados de enfermagem

capítulo **3**

Comunicação e documentação

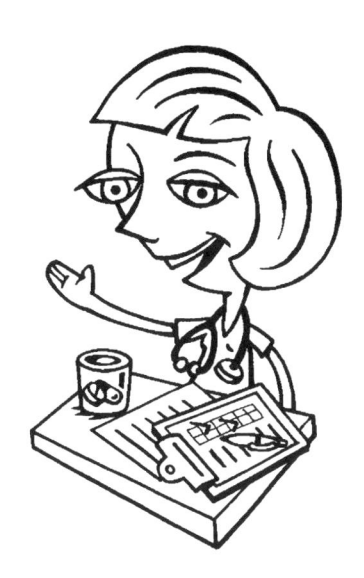

Objetivos da aprendizagem
Ao final do capítulo, o leitor será capaz de:

1. Descrever os cinco componentes do processo de comunicação.
2. Discutir variáveis que podem influenciar o processo de comunicação.
3. Citar os elementos fundamentais da comunicação terapêutica.
4. Distinguir técnicas de comunicação terapêutica e não terapêutica.
5. Explicar os objetivos da documentação.
6. Descrever os princípios que promovem a documentação de qualidade.
7. Descrever cinco métodos de documentação de enfermagem.
8. Identificar situações que exigem a comunicação do estado do paciente.

> **PALAVRAS-CHAVE**
>
> Caminho crítico
> Canal
> Cinestésico
> Comunicação interpessoal
> Comunicação intrapessoal
> Comunicação terapêutica
> Emissor
> *Feedback*
> Gestão de casos
> Mensagem
> Não verbal
> Verbal

VISÃO GERAL

A comunicação é o processo pelo qual as mensagens são transmitidas entre os indivíduos. A vida não existe sem comunicação. Mesmo quando não há troca de palavras, existe comunicação. Ela também tem um papel integrante na profissão de enfermagem. É o veículo utilizado pelos enfermeiros para cumprir a meta de prestação de cuidados de qualidade aos pacientes. Este capítulo examina os princípios básicos do processo de comunicação, bem como a maneira pela qual o enfermeiro utiliza-o. A documentação e o relato das informações sobre o cuidado do paciente também são abordados.

COMUNICAÇÃO

Princípios básicos

Antes que possa entender a importância da comunicação na enfermagem, você deve compreender os princípios gerais de comunicação. Esta seção descreve os componentes do processo de comunicação e os fatores que o influenciam.

Componentes

As cinco peças básicas para o enigma da comunicação são o emissor, a mensagem, o canal, o receptor e o *feedback* (Fig. 3.1). O **emissor** é a pessoa que constrói e envia a mensagem. A **mensagem** é a informação que tem de ser enviada. As mensagens dividem-se em duas categorias principais: (1) **verbal** (palavras escritas ou faladas) e (2) **não verbal** (mensagens transmitidas por meio de várias expressões, como postura, expressões faciais e tom de voz). Os indícios não verbais influenciam de maneira acentuada o significado da mensagem. Aquilo que desencadeia a comunicação (p. ex., raiva, estresse, felicidade, ameaça percebida) também influencia o desfecho do processo de comunicação. O **canal**, ou como a mensagem é enviada, é outro componente do processo de comunicação. Ele pode ser auditivo (p. ex., falar, cantar), visual (p. ex., palavras escritas, imagens) ou cinestésico (p. ex., toque, movimento). O destinatário da mensagem é o **receptor**. Este, por sua vez, interpreta a men-

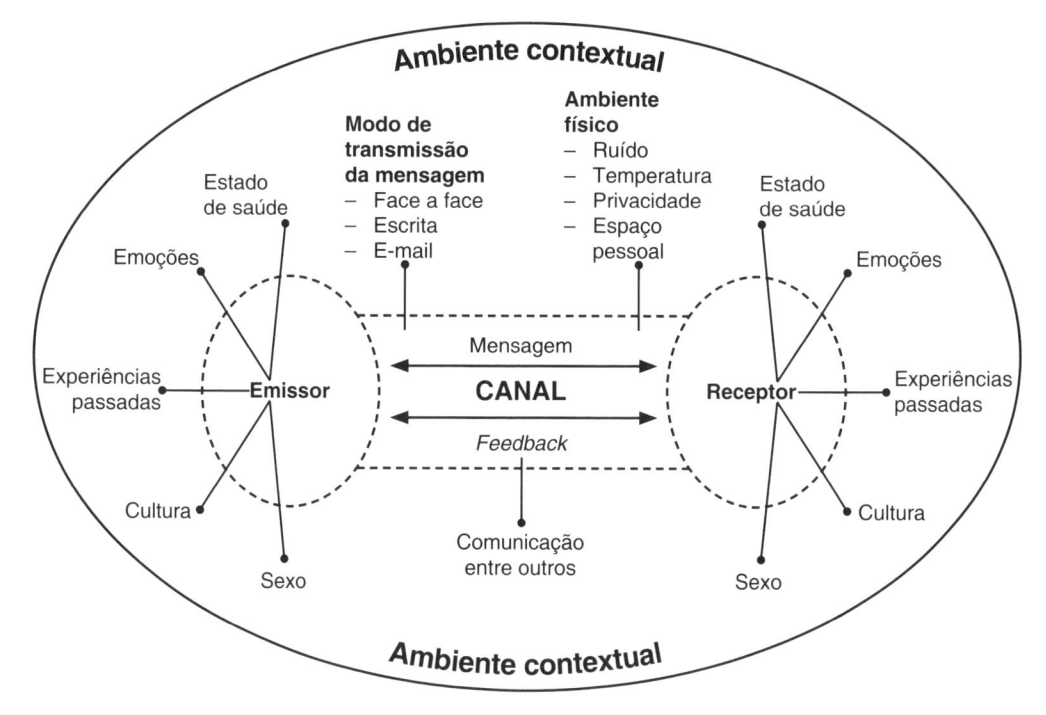

FIGURA 3.1 Processo de comunicação. Itens listados no ambiente contextual representam apenas uma amostra das variáveis de influência.

sagem e envia uma resposta ou **feedback** para o emissor original. A falta de resposta do receptor, na verdade, ainda é *feedback*, pois o emissor irá atribuir um significado à não resposta.

Variável de influência

Na seção anterior, indicamos que o receptor interpreta a mensagem e responde com *feedback*. Se o receptor interpreta a mensagem de uma maneira que é congruente com a intenção do remetente ao enviar a mensagem, então a interação foi bem-sucedida e bastante simples. No entanto, isso nem sempre acontece. A congruência de significados da mensagem pode não existir, caso em que a comunicação torna-se mais complexa.

Já identificamos que os gatilhos para a comunicação e o canal de comunicação influenciam o significado das mensagens. Além disso, a cultura de um indivíduo, como a língua falada e que significado é atribuído a variáveis como espaço e toque, pode exercer algum impacto. Experiências pessoais anteriores e expectativas também influenciam a interpretação da mensagem. Algo tão simples como a maneira como uma pessoa se veste pode influenciar no modo como a mensagem é recebida. De forma tradicional, os enfermeiros usavam uniformes brancos com gorros brancos. Em alguns casos, hoje, em especial com a população de pacientes idosos, um enfermeiro pode não ser percebido como "enfermeiro real" por causa de seu uniforme não tradicional, e da mesma maneira o paciente pode alterar a forma de comunicar-se e interagir com ele. O tempo é outra variável que pode afetar a eficácia do processo de comunicação. Esta é mais eficaz quando ocorre em condições sem pressa, ainda que existam muitas restrições de tempo no mundo de hoje. Mesmo quando estamos tendo uma conversa casual, estamos olhando para o relógio. Os enfermeiros enfrentam o desafio de utilizar o tempo que têm de tal forma que possam obter as informações necessárias, fazer o paciente se sentir importante e satisfazer as suas necessidades de cuidados.

ALERTA DE ENFERMAGEM • Dica para barreira da língua

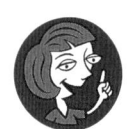

Cuidado!

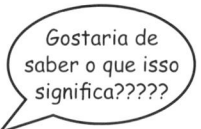

Gostaria de saber o que isso significa?????

Ao comunicar-se com os pacientes, evite o uso de palavras técnicas da área que eles não conseguem compreender.

Enfermagem e processo de comunicação

A comunicação está para a enfermagem como o ar está para a vida – um não pode existir sem o outro. As relações interpessoais que são desenvolvidas com o paciente existem dentro do contexto do processo de comunicação. Ela também mantém unido o processo de enfermagem. A ausência de uma comunicação eficaz leva à coleta de dados deficiente que, por sua vez, conduz ao diagnóstico de enfermagem incorreto e ao desenvolvimento de um plano de cuidados que não atenderá às necessidades do paciente. Além disso, a comunicação se estende para além das interações enfermeiro-paciente. Também ocorre entre vários membros da equipe de saúde e funciona como um instrumento de coordenação dos cuidados.

Comunicação interpessoal

A **comunicação interpessoal** é uma forma de comunicação pessoal que ocorre entre dois indivíduos. Embora os enfermeiros possam envolver-se na comunicação interpessoal com vários membros da equipe de saúde, as interações desses profissionais com os pacientes são as mais importantes. A **comunicação terapêutica**, que é a comunicação que tem um propósito e que produz um desfecho estabelecido, é usada para garantir que ocorra a comunicação interpessoal eficaz com o paciente. Ela é imparcial e centrada no paciente. É construída sobre os seguintes elementos fundamentais:

- **Confiança e honestidade**: Evite dar garantias falsas.
- **Privacidade e confidencialidade**: Use tanto durante a interação como fora da interação.
- **Respeito e cortesia**: Use títulos e nomes que sejam aceitáveis para o paciente. Incentive a participação ativa no processo de tomada de decisão.
- **Empatia**: Mostre senso de compreensão e aceitação da situação do paciente.

A escuta ativa, o toque e o silêncio também são componentes comprovadamente benéficos da comunicação terapêutica. Evitar armadilhas no processo de comunicação (p. ex., tranquilização, argumentação, solidariedade falsas) é tão importante quanto saber o que incluir no processo de comunicação. A Tabela 3.1 apresenta um resumo de técnicas e dicas de comunicação terapêuticas e não terapêuticas.

TABELA 3.1
Técnicas de comunicação terapêuticas *versus* não terapêuticas

Terapêuticas	Não terapêuticas	Dicas
• Escuta ativa (reafirmação, reflexão) • Empatia • Exploração (concentração, incentivo de elaboração, busca de esclarecimentos, fornecimento de informações, análise de alternativas, uso do silêncio, resumo) • Esperança • Abertura pessoal • Comparação	• Dar uma resposta automática • Oferecer solidariedade • Fazer perguntas pessoais • Dar falsa tranquilização • Dar opiniões pessoais • Argumentar	• Ouvir o que o paciente está falando. Não fazer estereótipos e supor qual será a resposta ou responder ao paciente com base nos estereótipos. • Saiba a diferença entre solidariedade e empatia. Enquanto a solidariedade concentra-se nos sentimentos do enfermeiro sobre a situação do paciente, a empatia possibilita aceitar a situação do paciente e lidar com as questões imediatas. • Seja honesto. Baseie suas afirmações em fatos, não em desejos. • Esclareça as incoerências, mas não se envolva em discussões ou responda ao paciente de maneira defensiva. Lembre-se de que a comunicação deve ser imparcial. • Lembre-se sempre de que o foco deve estar no paciente. Não permita que a autorrevelação e a partilha de sentimentos mude o foco para o enfermeiro em vez de para o paciente. É inadequado envolver-se em relações não profissionais com o paciente (p. ex., tornar-se amigo do paciente).

Outros fóruns de comunicação

Além da comunicação com o paciente, o enfermeiro comunica-se em outros fóruns. Adiante há uma breve discussão sobre cada tipo de comunicação.

Comunicação intrapessoal. É um tipo de comunicação à qual damos muito pouca atenção. A **comunicação intrapessoal** é a que ocorre dentro do indivíduo. É também chamada de autoconversa. Ela pode ser comparada a um ensaio geral. O enfermeiro pode usá-la como ferramenta para trabalhar com situações estressantes (p. ex., realizar uma nova tarefa, interagir com um colega difícil). Esse tipo de comunicação também é útil para lidar com pensamentos estereotipados negativos que podem produzir comunicação ineficaz com os outros. Além disso, os enfermeiros devem estar cientes de que os pacientes e outras pessoas com quem interagem usam essa mesma técnica. Esse conhecimento pode ser usado para entender as respostas humanas durante as interações e como intervenção com os pacientes.

Comunicação em grupo. A comunicação em grupo envolve a comunicação entre mais de dois indivíduos. Os enfermeiros são mais frequentemente envolvidos em comunicação em pequenos grupos voltada para um objetivo. Exemplos incluem reuniões do grupo com um número limitado de pacientes, reuniões de comissões e de equipes interdisciplinares. A comunicação em grupo é mais complexa porque inclui vários receptores da mensagem, o que significa que há a possibilidade de múltiplas interpretações.

Os enfermeiros também têm a oportunidade de interagir em grupos maiores. Um chefe de enfermagem pode ter reuniões de equipe, enfermeiros que trabalham em ambientes comunitários podem oferecer aulas para o público e enfermeiros que atuam em organizações profissionais podem ser convidados como palestrantes sobre temas específicos. Embora a comunicação em grupos grandes seja importante e adequada em determinadas situações, um inconveniente é ter oportunidades limitadas de verificar se a mensagem intencionada foi recebida pelo público.

Verificação de rotina

1. Liste cinco componentes do processo de comunicação.

    Resposta:

2. A comunicação terapêutica é uma comunicação que tem um propósito, é imparcial e produz desfecho estabelecido. Verdadeiro/Falso?

    Resposta: ___

DOCUMENTAÇÃO

A documentação é uma forma escrita de comunicação. É a prova de que a prestação de cuidados ocorreu. Tradicionalmente, os registros manuscritos eram o único meio de documentação. No entanto, a tecnologia tem mudado isso, e agora a documentação automatizada está disponível. Com essa opção há a vantagem de maior acessibilidade à informação do paciente, mas também surge a responsabilidade adicional de proteger o direito do paciente à privacidade. Esta seção apresenta informações sobre o objetivo, os princípios e os métodos de documentação.

Objetivo da documentação

A documentação é uma parte fundamental da prestação de serviços e tem vários fins, incluindo:

- **Comunicação**: O processo de enfermagem é documentado por intermédio do plano de cuidados de enfermagem. Esse plano é a ferramenta que o enfermeiro utiliza para orientar a assistência ao paciente. Algumas empresas utilizam uma abordagem de prestação de cuidados de saúde de **gestão de casos clínicos** para fornecer o cuidado ao paciente. Essa é uma abordagem com equipe multidisciplinar que em geral inclui médicos, assistentes sociais, enfermeiros e membros da equipe que trabalham em outras disciplinas, conforme o caso. O **caminho crítico**, que é um plano de tratamento multidisciplinar, é a ferramenta de documentação utilizada para essa modalidade de prestação de cuidados de saúde. Em cada um dos casos anteriormente mencionados, a documentação é a ferramenta que é utilizada para comunicar o plano e promover a continuidade do cuidado.
- **Garantia de qualidade**: A documentação é um dos instrumentos utilizados para avaliar e melhorar a qualidade do atendimento. O departamento de melhoria da qualidade ou desempenho geralmente coordena as avaliações internas e as externas são realizadas por órgãos como a Comissão Mista (*The Joint Commission*, organização sem fins lucrativos que acredita e certifica organizações e programas de cuidados de saúde nos Estados Unidos). Em ambos os casos, o objetivo é identificar oportunidades de melhoria e fazer mudanças positivas em base contínua.
- **Reembolso**: A informação documentada no prontuário é usada por planos de saúde e por empresas de seguros privadas para determinar se um organismo é elegível para receber o reembolso pelos serviços prestados.
- **Evidências legais**: O prontuário do paciente pode ser usado como evidência em processos judiciais. É importante que o enfermeiro lembre-se de que "se não está documentado, não ocorreu". Entretanto, a avaliação bem documentada do paciente e do cuidado prestado fornecem a melhor garantia de que os enfermeiros não estarão sujeitos às consequências legais.

- **Ensino e pesquisa:** As avaliações dos boletins dos pacientes apresentam informações valiosas que podem ser utilizadas para fins de pesquisa. É possível coletar dados sobre a presença de determinado sinal ou sintoma (p. ex., dor, pressão arterial elevada, cianose) para uma população específica de pacientes. Essa informação pode informar sobre a existência de um padrão na ocorrência de determinado sintoma. As alterações nos protocolos e práticas podem, por sua vez, ser feitas como resultado dos achados. O boletim do paciente também pode ser usado como uma ferramenta educacional. Funcionários e alunos aprendem a prever as necessidades de cuidados de uma população específica de pacientes com base em padrões identificados a partir de sinais, sintomas e respostas ao tratamento documentados.

Princípios da documentação

É evidente que a documentação é parte essencial da prestação de cuidados de saúde. No entanto, o que é mais importante é que a documentação seja de boa qualidade. Princípios que promovem a documentação de qualidade incluem precisão, integridade e clareza.

Precisão

As informações inseridas no prontuário do paciente devem ser factuais. O enfermeiro deve fazer todo esforço para descrever de forma objetiva as observações feitas. O comportamento deve ser descrito e não rotulado. Por exemplo, o enfermeiro não deve dizer que um paciente está ansioso, mas deve, em vez disso, descrever os comportamentos que sugerem que o paciente está ansioso.

ALERTA DE ENFERMAGEM • Dica para documentação

Descreva o comportamento; não o rotule!

Correto	Incorreto
Paciente "X" entrou na clínica falando alto, usando palavras grosseiras e fazendo ameaças verbais de danos corporais	Paciente "X" parecia muito zangado na consulta na clínica

As afirmações significativas do paciente devem ser colocadas entre aspas e deve-se evitar o uso de palavras que exijam um julgamento de sua parte (p. ex., "parece", "bom", "adequado"). Para evitar erros, é melhor documentar sem pressa. Se um erro for cometido, ele deve ser indicado fazendo-se uma linha única no que foi escrito, escrevendo a palavra "erro" e rubricando acima da entrada errada.

ALERTA DE ENFERMAGEM • Correção de erros

Ao corrigir um erro, não use corretivo líquido ou oculte o erro de outra maneira; em vez disso, siga o exemplo abaixo:

0510 B. Purifoy, um menino de 12 anos de idade foi internado no quarto 724
Erro B.V.
em ~~maca~~ cadeira de rodas. B Vaughan, R.N.

Integridade

Embora não seja necessário nem desejável documentar cada coisa que ocorre durante o curso de atendimento, omitir dados relevantes da avaliação, respostas do paciente e informações sobre intervenções pode causar resultados adversos para o paciente. O enfermeiro deve ter como objetivo documentar todas as informações pertinentes sobre o atendimento de maneira clara e concisa. Fazer isso minimiza os resultados adversos e libera mais tempo para o cuidado direto ao paciente. Para realizar isso da melhor maneira, o enfermeiro deve:

- Documentar as informações pertinentes o mais próximo do momento da ocorrência quanto possível. Fazer isso aumenta a precisão, bem como a probabilidade de incluir todas as informações relevantes.
- Usar abreviaturas aceitas (com cuidado) e frases curtas que comuniquem pensamentos completos.
- Usar inscrições tardias, quando necessário, mas não de forma excessiva.

Clareza

A clareza da documentação é afetada pelo fato de a informação estar logicamente organizada, apresentada de forma sistemática e legível. A documentação em ordem cronológica é uma maneira de facilitar a organização lógica. O método requer que as entradas incluam data e horário. O sequenciamento da informação dentro de uma entrada em particular também influencia sua clareza. Para facilitar ainda mais a documentação sistemática e a clareza, devem ser seguidas as etapas do processo de enfermagem. O enfermeiro deve, primeiro, documentar os dados de avaliação e então as necessidades dos pacientes, seguidas pela intervenção e, por fim, a resposta ao tratamento ou intervenção. As entradas no prontuário também devem ser legíveis. Os principais erros ocorrem como resultado de entradas que não são legíveis. As entradas ilegíveis envolvendo números e decimais resultam em possíveis erros de medicação. Erros de ortografia podem gerar diagnóstico incorreto e tratamentos inadequados.

Métodos de documentação

A documentação de enfermagem vem em várias formas. O método de documentação varia de acordo com a abordagem de assistência à saúde (p. ex., primária, modular, gestão de casos clínicos), o modelo de prontuário (Quadro 3.1), o local de atendimento (p. ex., hospital, casas geriátricas, domicílio, ambulatório, consultório médico), as políticas organizacionais e circunstâncias específicas (p. ex., cuidados diretos, incidentes). Os métodos comuns de documentação estão descritos adiante.

Narrativa

A documentação narrativa é o método tradicional de documentação utilizado pelos enfermeiros para fazer registros sobre os cuidados de enfermagem no prontuário. Tal método exige que o enfermeiro descreva a condição do paciente e os cuidados promovidos. Embora a vantagem da documentação narrativa seja que o enfermeiro pode descrever a situação exata, as desvantagens são que as descrições podem ser, às vezes, prolixas, redundantes e pouco claras, consumindo uma quantidade significativa de tempo do enfermeiro e diminuindo o tempo valioso de assistência direta ao paciente.

QUADRO 3.1
Exemplos de prontuário

Orientado para a origem	Orientado para o problema
Prontuário organizado por disciplinas: • Medicina • Enfermagem • Assistência social • Outros	O prontuário concentra-se nos problemas do paciente ou no diagnóstico. Todas as disciplinas documentam informações para cada problema conforme necessário. Inclui os seguintes componentes: • Base de dados • Lista de problemas • Plano de cuidados • Evolução

Registro por exceção

O registro por exceção substituiu a documentação narrativa em muitas organizações de cuidados de saúde. Esse método de fazer o boletim requer que a organização estabeleça padrões de atendimento. Os padrões de cuidados identificados são usados para desenvolver um formulário que possibilite aos enfermeiros apenas usar uma marca para indicar que a norma foi cumprida. Com esse tipo de documentação, as descrições narrativas do estado do paciente e os cuidados prestados somente são necessárias quando há um desvio da norma estabelecida. O boletim por exceção exige muito menos tempo do que a documentação narrativa tradicional; no entanto, é fundamental que, quando houver desvios, o enfermeiro forneça a sua descrição detalhada. Não fazer isso coloca em risco a continuidade da assistência ao paciente e apresenta um risco legal caso a qualidade do atendimento seja posta à prova.

SOAP

SOAP ou SOAPIER é a sigla usada para as anotações sobre a evolução incluídas nos prontuários voltados para problemas. Cada entrada concentra-se em um problema. A anotação sobre a evolução começa com a declaração do problema seguida por:

- S – Dados subjetivos: O que o paciente diz
- O – Dados objetivos: Observações, exames laboratoriais e assim por diante
- A – Análise: Interpretação do significado dos dados subjetivos e objetivos
- P – Plano: Que medidas devem ser tomadas para resolver o problema
- I – Implementação: Intervenções específicas
- A – Avaliação: Eficácia do plano
- R – Revisão: Mudanças recomendadas

PIA

PIA representa problema, intervenção e avaliação. Essa forma de documentação também é voltada para o problema; no entanto, há várias diferenças. A documentação voltada para o problema baseia-se em um modelo médico e integra a documentação de várias disciplinas nas anotações de evolução. Assim, embora um médico, enfermeiro, assistente social ou membro da equipe de trabalho que atua em qualquer outra disciplina envolvida no cuidado do paciente possa adicionar uma entrada às anotações de evolução, PIA refere-se especificamente às evoluções de enfermagem. Esse sistema de documentação inclui uma folha de fluxo e as evoluções de enfermagem. O enfermeiro documenta o problema, as intervenções para abordá-lo e os resultados esperados nas evoluções.

Foco

O tema central de concentração da documentação são as preocupações do paciente, não apenas os problemas. A sigla DAR (dados, ação e resposta) é usada para representar a informação documentada na evolução. Tanto os dados subjetivos como os objetivos são obtidos e documentados. As intervenções ou ações tomadas, bem como a resposta do paciente às intervenções são registradas.

RELATÓRIO

O **relatório** é um processo utilizado para a entrega de informações importantes sobre o paciente para outras pessoas que estarão envolvidas em seu cuidado.

As situações exigem que o relatório do estado do paciente e dos cuidados inclua:

- Mudanças de turno durante as quais um grupo diferente dos membros da equipe de saúde assumirá a responsabilidade pelo cuidado do paciente
- Quando um enfermeiro passa o cuidado do paciente para outro (p. ex., durante o horário de almoço ou quando sai do andar para um programa de formação)
- Transferências, tanto em casa como para instalações externas (p. ex., cirurgia para cuidados intensivos, da emergência para unidade de internação)
- Transporte para exames, tratamentos e procedimentos (p. ex., radiografia, diálise, fisioterapia)
- Atualizações ao telefone com os médicos (p. ex., mudança de estado do paciente, resultados de exames laboratoriais)
- Reuniões da equipe interdisciplinar durante as quais as informações sobre o estado de saúde atual do paciente e o plano de tratamento são discutidos.

As informações contidas no relatório variam, dependendo da situação. Por exemplo, embora informações muito abrangentes devam ser fornecidas quando o paciente é transferido de um local de cuidados para outro, o seu nome e os seus resultados laboratoriais podem ser tudo que é necessário ao se telefonar para o consultório médico do paciente para relatar os achados laboratoriais recentes. Independentemente da situação, é essencial que as informações sejam precisas, de fácil compreensão e concisas.

CONCLUSÃO

Este capítulo incluiu uma discussão geral sobre os princípios da comunicação, bem como os casos específicos do uso da comunicação em enfermagem. Os pontos-chave apresentados incluem:

- Os componentes básicos do processo de comunicação são emissor, mensagem, canal, receptor e *feedback*.
- A comunicação é um processo dinâmico influenciado por múltiplas variáveis dentro do ambiente contextual da interação (p. ex., cultura, sexo, experiências passadas, emoções).
- A implementação bem-sucedida do processo de enfermagem é significativamente influenciada pela integração de habilidades de comunicação terapêutica efetiva.
- A documentação é uma forma escrita de comunicação que é valiosa por inúmeras razões, incluindo a continuidade do atendimento, garantia de qualidade, evidências legais, justificação de reembolso, pesquisa e educação.
- O relatório é uma forma verbal de comunicação que facilita o compartilhamento de informações importantes sobre o paciente entre os vários membros da equipe de saúde.

(?) QUESTÕES DE REVISÃO

1. Para promover a comunicação terapêutica com o paciente, o enfermeiro deve:
    a. Evitar confrontar o paciente para o esclarecimento de inconsistências.
    b. Mostrar um sentimento de compreensão e aceitação da situação do paciente.
    c. Certificar-se de que o ambiente é adequado para manter a privacidade durante as interações com o paciente.
    d. b e c
    e. Todas as alternativas anteriores.

2. Qual das seguintes variáveis pode influenciar o processo de comunicação?
    a. A aparência pessoal
    b. O estado emocional do emissor e do receptor
    c. A temperatura ambiente
    d. a e b
    e. Todas as alternativas anteriores

QUESTÕES DE REVISÃO

3. **Qual das seguintes entradas na documentação melhor promovem a precisão, clareza e integridade?**
   a. O paciente caiu da cama por que as grades estavam abaixadas. Foi observado um hematoma no ombro direito. O médico foi chamado para fazer as solicitações. O paciente foi colocado de volta na cama e orientado a sempre pedir ajuda para sair dela.
   b. Sr. X, um homem de 75 anos de idade, negro, com diagnóstico de doença de Alzheimer, caiu da cama noite passada e fez um hematoma no ombro direito. Sabe-se que ele tem períodos de confusão, mas ele afirmou que caiu ao tentar ir ao banheiro. As grades laterais da cama estavam abaixadas. O enfermeiro colocou o paciente de volta na cama e orientou-o a não mais se levantar sozinho. O médico foi informado sobre o incidente.
   c. Paciente encontrado no chão ao lado da cama. Área circular, azul-avermelhada, de 5 cm foi observada no ombro direito. Sem queixa de dor pelo paciente. Paciente afirma que caiu da cama enquanto tentava ir ao banheiro. Observou-se que as grades laterais da cama estavam abaixadas. O paciente voltou para a cama com ajuda do enfermeiro, sem novos incidentes. Orientado a usar a campainha de chamada para pedir ajuda para sair da cama. Campainha de chamada colocada ao alcance do paciente. Doutor M. notificado da queda e da condição do paciente. Raios X solicitados conforme exigido pelo médico.
   d. Paciente afirma que caiu da cama enquanto tentava ir ao banheiro. Observou-se área azul-avermelhada no ombro direito. Médico notificado sobre o estado do paciente. Raios X solicitados conforme exigido pelo médico. Paciente auxiliado para voltar à cama e campainha de chamada colocada a seu alcance. Orientado a pedir ajuda para sair da cama. As grades laterais estavam abaixadas quando o paciente caiu. Além disso, o paciente não se queixou de dor.

4. **Qual dos seguintes métodos de documentação de enfermagem exige que o enfermeiro forneça uma descrição da condição do paciente somente quando há um desvio da norma aceita?**
   a. Registro por exceção
   b. Foco (*Focus charting*)
   c. Registro narrativo
   d. Registro PIA
   e. Anotações SOAP

5. **Qual das seguintes situações requer que o enfermeiro forneça um relatório do estado do paciente?**
   a. Mudança de turno
   b. Transporte de doentes para departamento de exame, procedimentos ou tratamentos
   c. Antes de o enfermeiro ter uma pausa para almoço
   d. a e b
   e. Todas as alternativas anteriores

RESPOSTAS

Verificação de rotina
1. Emissor
   Mensagem
   Canal
   Receptor
   Feedback
2. Verdadeiro

Questões de revisão
1. d   2. e   3. c   4. a   5. e

REFERÊNCIAS

Craven RF, Hirnle CJ: *Fundamentals of Nursing: Human Health and Function*, 5th ed. Philadelphia Lippincott, 2006.

Daniels R: *Nursing Fundamentals: Caring & Clinical Decision Making*. New York: Delmar Thompson Learning, 2004.

Potter PA, Perry AG: *Fundamentals of Nursing*, 6th ed. St. Louis: Mosby, Elsevier; 2005.

capítulo 4

Avaliação dos sinais vitais

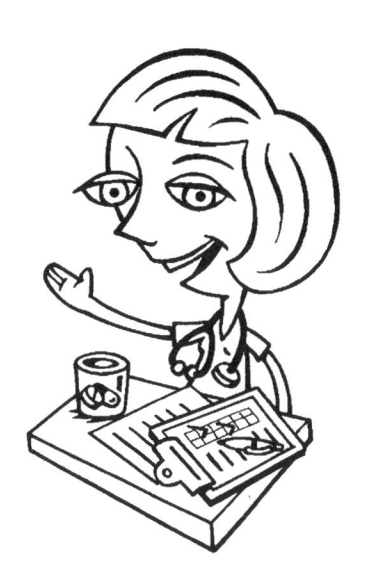

Objetivos da aprendizagem
Ao final do capítulo, o leitor será capaz de:

1. Discutir variáveis que podem alterar os sinais vitais do paciente.
2. Descrever como o corpo conserva e perde calor.
3. Definir posicionamento correto do termômetro para cada via de avaliação da temperatura.
4. Descrever o procedimento para determinar o déficit de pulso.
5. Descrever as características respiratórias que são avaliadas durante a verificação dos sinais vitais de rotina.
6. Descrever os fatores influenciadores que afetam a precisão das mensurações de saturação de oxigênio.
7. Discutir sobre erros de procedimento que podem alterar a precisão das leituras de pressão arterial.
8. Descrever o procedimento correto para a obtenção de pressão arterial que reflita a leitura sistólica precisa.

PALAVRAS-CHAVE

- Apneia
- Arritmia
- Bradicardia
- Bradipneia
- Cianose
- Déficit de pulso
- Dispneia
- Disritmia
- Esfigmomanômetro
- Estetoscópio
- Eupneia
- Expiração
- Frênulo
- Hipertensão
- Hipotensão
- Hipotensão ortostática
- Inspiração
- Metabolismo
- Oximetria de pulso
- Pressão arterial diastólica
- Pressão arterial sistólica
- Pulso
- Sons de Korotkoff
- Sublingual
- Taquicardia
- Taquipneia
- Temperatura corporal central
- Termorregulação
- Timpânica
- Vasoconstrição
- Vasodilatação
- Ventilação

VISÃO GERAL

Uma ferramenta básica que os enfermeiros utilizam no atendimento aos pacientes é a avaliação dos sinais vitais. Os sinais vitais respondem perguntas básicas sobre o estado de saúde do paciente. A ausência de pulso, respiração ou pressão arterial significa, literalmente, que a vida deixou de existir. As temperaturas que estão em qualquer extremo de alta ou baixa também resultam em óbito.

Muitas variáveis afetam os sinais vitais de um paciente, como idade, nível de atividade, ambiente, níveis de estresse, medicamentos, estado de saúde e outros. ❶ Os enfermeiros devem usar as habilidades de pensamento crítico e levar em consideração todas as variáveis quando interpretam o significado dos achados de sinais vitais (Tab. 4.1). Sempre que possível, devem ser eliminados ou minimizados os fatores influenciadores. Se isso não for possível, sua presença deve ser documentada.

Os sinais vitais de base do paciente também devem ser avaliados, pois isso ajuda a determinar se é necessário intervir. Por exemplo, se o paciente teve uma variação de temperatura entre 38,3 e 39,4 °C nas últimas 24 horas e a leitura da temperatura atual é 38 °C, o enfermeiro estaria correto ao interpretar tal achado como uma melhora contínua da temperatura do paciente. Mas se ele não levar em consideração os dados de temperatura anteriores, pode interpretar de modo errôneo o significado da temperatura atual (p. ex., notificar o médico de que o paciente começou a ter febre ou, possivelmente, solicitar exames laboratoriais que somente seriam necessários na primeira evidência de elevação da temperatura). O restante deste capítulo está voltado para a análise mais detalhada de cada sinal vital.

TABELA 4.1
Pensamento crítico aplicado à interpretação dos sinais vitais

Fatores influenciadores	Sinais vitais				
	Temperatura	Pulso	Respirações	Pressão arterial
Idade	• Maior variação durante a lactância • ↓ Temperatura relacionada com aumento da perda da superfície para lactentes e pessoas idosas	↓ Pulso com aumento da idade	↓ Respirações com aumento da idade	↑ PA com aumento da idade
Atividade e estresse	• ↑ Atividade ou estresse ↑ Temperatura	↑ Pulso com aumento da atividade	↑ Respirações com aumento da atividade	↑ PA com aumento da atividade
Temperatura ambiente	↑ Temperatura ambiente ↑ Temperatura corporal ↓ Temperatura ambiente ↓ Temperatura corporal	↑ Temperatura ambiente ↑ pulso ↓ Temperatura ambiente ↓ pulso	↑ Temperatura ambiente ↑ temperatura corporal, que podem ↑ frequência respiratória	
Medicamentos	↑temperatura relacionada com reação de hipersensibilidade à medicação	Estimulantes ↑ pulso Depressores ↓ pulso	Narcóticos, sedativos, hipnóticos e anestésicos em geral ↓ frequência respiratória	Anti-hipertensivos e opioides ↓ PA Descongestionantes, determinadas drogas ilícitas, contraceptivos orais podem ↑ PA
Doença e outros	↑ Temperatura com infecções, hipertireoidismo ↓ Temperatura com hipotireoidismo	↑ Pulso com dor aguda, hemorragia, infecção Doença cardiovascular causa pulso irregular	↓ Frequência respiratória com dor aguda, anemia, tabagismo, ↑altitude ↓ Frequência respiratória com traumatismo craniano envolvendo tronco cerebral	Doença renal, doença cardiovascular, dor podem ↑ PA PA pode ↓ diante de hemorragia, ataque cardíaco e mudança para posição ereta (hipotensão ortostática ou postural)

PA = pressão arterial.

TEMPERATURA

Termorregulação

O funcionamento adequado dos processos corporais de suporte à vida está na manutenção de um ambiente ideal. Isso inclui a manutenção da **temperatura corporal central** (i.e., temperatura profunda dentro do corpo) dentro de uma faixa estreita. A regulação da temperatura corporal central, a **termorregulação**, é conseguida por meio da manutenção do equilíbrio entre a produção e a perda de calor. Para aquecer o corpo, o hipotálamo envia um sinal que provoca tremores. O tremor, por sua vez, aumenta o **metabolismo** (produção de energia), que assim, aumenta o calor do corpo. A **vasoconstrição**, o estreitamento dos vasos sanguíneos, ocorre simultaneamente. O efeito combinado é a conservação ou a produção do calor, dependendo das necessidades corporais. Quando o corpo está muito quente, o hipotálamo envia um sinal que desencadeia sudorese. Além disso, a **vasodilatação**, a expansão dos vasos sanguíneos, ocorre, aumentando o fluxo sanguíneo para vasos próximos à superfície do corpo. O sangue é então resfriado pelos processos de radiação, condução, convecção e evaporação (Tab. 4.2).

Os fatores comportamentais também influenciam a termorregulação. É quase instintivo adicionar ou remover cobertores e ajustar os controles do termostato para conseguir uma temperatura ambiente confortável. Ter a capacidade de sentir a necessidade de fazer esses ajustes deve ser levada em conside-

TABELA 4.2
Mecanismos de perda de calor

Mecanismo	Definição	Exemplo
Condução	Perda de calor por transferência de superfície mais quente para superfície mais fria por meio de contato direto	Aquecer o bebê em uma escala de baixa temperatura
Radiação	Perda de calor por transferência de uma superfície mais quente para uma superfície mais fria que não esteja em contato direto	Cama ocupada por um paciente posicionado perto de uma janela externa durante mês frio
Convecção	Perda de calor que ocorre quando ar frio sopra por superfície mais quente	Ventilador funcionando sobre o paciente que tem temperatura elevada
Evaporação	Perda de calor que ocorre quando líquido como suor ou água na superfície do corpo muda para gás	Efeito de resfriamento de água morna enquanto ela seca na superfície do corpo

ração ao realizar a avaliação de saúde. Os enfermeiros não devem supor que todos os indivíduos terão os recursos ou a habilidade cognitiva para realizar os ajustes que a maioria das pessoas frequentemente faz de forma natural.

Variações de temperatura

A faixa normal de temperatura é influenciada pelo nível de atividade do paciente, pela idade, pela temperatura ambiente, pelos hormônios, pelas vias de avaliação, pelo nível de estresse e pela hora do dia em que a temperatura é medida. Outras variações no corpo podem ser resultado dos processos de doença atual. A Tabela 4.3 contém uma breve descrição dos desvios de temperatura selecionados.

Dicas de procedimentos

Locais

As quatro vias habitualmente utilizadas para medição de temperatura são a oral, timpânica, axilar e retal. Outras vias menos utilizadas incluem esôfago, artéria pulmonar e bexiga urinária. A via oral pode ser usada para adultos e crianças mais velhas. No entanto, em algumas situações, essa via é contraindi-

TABELA 4.3
Desvios de temperatura

Termos	Descrição
Febre, hipertermia ou pirexia	Temperatura elevada fora da faixa normal
Hipertermia maligna	Condição hereditária grave caracterizada por aumento rápido da temperatura até ≤ 40,5 °C e contração muscular quando o indivíduo recebe anestesia geral
Exaustão por calor	Condição que ocorre durante o curso de vários dias como resultado de exposição a calor extremo na ausência de ingestão adequada de líquidos
Insolação	Condição de emergência na qual a regulação da temperatura cai e a temperatura aumenta rapidamente até um nível alto; o resultado final pode ser incapacidade permanente ou morte
Hipotermia	Redução da temperatura fora da faixa normal
Geladura	Condição na qual há dano à pele como resultado de exposição a frio extremo; os locais mais comuns para geladura são os dedos das mãos e dos pés, orelhas e nariz

cada, como quando o paciente foi submetido a uma cirurgia oral ou está tendo dificuldade para respirar. A temperatura **timpânica** (tímpano), obtida pela inserção da sonda do termômetro timpânico no canal auditivo externo, também é uma via bastante utilizada. Esse método é pouco invasivo, as leituras são obtidas rapidamente, e algumas fontes sugerem que as leituras do tímpano refletem melhor a temperatura corporal. Não é adequado utilizar essa via caso o paciente tenha qualquer doença inflamatória de ouvido ou tenha sido submetido a cirurgia na orelha. A via axilar também é por vezes utilizada; no entanto, não é a preferida, pois requer um período significativamente mais longo de tempo para avaliar e reflete a temperatura da superfície do corpo e não a corporal central. A via retal é o método mais confiável de obtenção da temperatura corporal central, porém é mais invasiva do que as vias oral, timpânica e axilar. A avaliação da temperatura retal é contraindicada se o paciente está com diarreia, determinadas condições cardíacas, sangramento retal ou foi submetido a cirurgia retal.

A colocação correta do termômetro durante as medições de temperatura é sempre essencial. O posicionamento incorreto pode resultar em uma leitura imprecisa ou ferimentos, em alguns casos. O termômetro oral deve ser colocado sob a língua na bolsa **sublingual** posterior (embaixo da língua) em um ou outro lado do frênulo (tira de tecido que prende a parte inferior da língua ao assoalho da boca na linha média) (Fig. 4.1). O termômetro retal deve ser inserido na abertura anal. A distância de inserção varia de acordo com a idade do paciente. O enfermeiro deve assegurar-se de que a ponta do termômetro está em contato com a pele da axila ao colocá-lo para medição axilar da temperatura. Ele deve inspecionar o canal de orelha do paciente, remover cuidadosamente a cera excessiva ou escolher uma via alternativa se a remoção de cerume não for possível (o paciente pode necessitar de irrigação do ouvido). Além disso, o lóbulo da orelha deve ser suavemente puxado para cima e para trás em adultos e crianças de 3 anos ou mais e para baixo e para trás em crianças com menos de 3 anos para assegurar a colocação correta do termômetro timpânico.

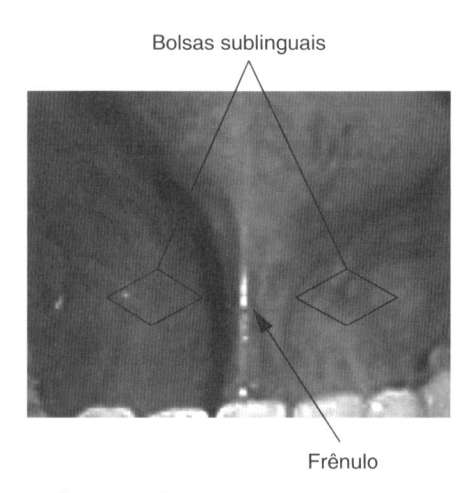

FIGURA 4.1 Colocação do termômetro oral.

Equipamento

Tradicionalmente, a temperatura tem sido avaliada com uso de termômetros de vidro. Este não é mais o caso; na verdade, o uso desse tipo de termômetro é desestimulado devido ao perigo de intoxicação por mercúrio. Em vez disso, eletrônicos, como os timpânicos, são os mais utilizados hoje nos serviços de saúde. Fitas descartáveis também estão disponíveis para uso, porém são utilizadas com mais frequência no ambiente doméstico. Em cada um desses casos, a cobertura descartável correta deve ser colocada sobre o sensor do termômetro para evitar a transmissão de microrganismos. Além disso, ao avaliar a temperatura retal, um lubrificante à base de água deve ser usado na cobertura do sensor.

ALERTA DE ENFERMAGEM • Conexão com infecção
Nunca suponha que o termômetro codificado em azul somente foi utilizado pela via oral e que um termômetro codificado com a cor vermelha apenas foi usado por via retal.

Verificação de rotina 1

1. _____dos vasos sanguíneos conserva o calor e _____ de vasos sanguíneos provoca a perda de calor.

   Resposta: _____

2. Acredita-se que as leituras de temperatura timpânica refletem exatamente a temperatura corporal central.
   Verdadeiro/Falso?

   Resposta: _____

PULSO

Você já ficou parado à beira da praia e viu um barco passando à distância? Pouco tempo depois, você vê as ondas virem e começarem a atingir a margem. Um processo semelhante ocorre quando o coração contrai. A contração faz com que as pulsações irradiem para a aorta e para os vasos sanguíneos os quais se estendem além da aorta. Como resultado, somos capazes de sentir as pulsações em vários pontos no corpo. (Fig. 4.2). Chamamos isso de **pulso** do indivíduo.

Características do pulso

A avaliação do pulso inclui a determinação da frequência de pulso, bem como a análise da sua qualidade.

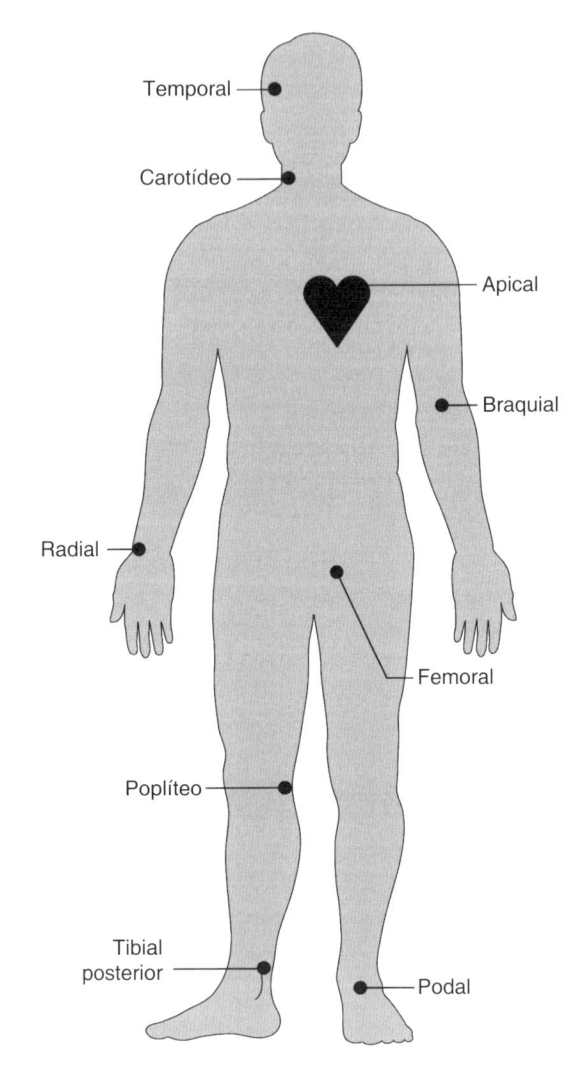

FIGURA 4.2 Pontos de pulso.

Frequência

A pulsação normal varia dependendo da idade do indivíduo. De modo geral, quanto mais jovem o paciente, mais rápido o pulso; por exemplo, uma frequência de pulso de 120 bpm é perfeitamente normal para uma criança, mas suscitaria apreensão se presente em um adulto. O pulso que é demasiado lento é chamado **bradicardia** e um pulso que é muito rápido é chamado de **taquicardia**.

Qualidade

A qualidade do pulso inclui o ritmo e a força. O pulso geralmente tem ritmo regular. Uma **disritmia** ou **arritmia** ocorre quando o intervalo entre os batimentos é irregular. A sua força é afetada pelo volume de sangue bombeado do coração em cada contração em combinação com a elasticidade dos vasos sanguíneos. Imagine água saindo de uma mangueira de água. Se você colocar a mão na extremidade da mangueira, pode sentir um aumento na pressão da água conforme aumenta o fluxo de água através da mangueira (o mesmo que o aumento do volume de sangue bombeado do coração). Se você adicionar um pulverizador (que é de metal e não tem elasticidade) à extremidade da mangueira, a pressão aumenta ainda mais (o mesmo que um aumento do volume de sangue que flui através das artérias endurecidas). Ao descrever a força do pulso, é possível utilizar termos como *fraco*, *forte*, *cheio* e *fino* ou uma escala numérica.

Dicas de procedimentos

Locais

O local mais comum usado para a avaliação rotineira do pulso é na radial. O pulso radial está localizado na parte interior do punho, no lado do polegar. Um relógio com um ponteiro de segundos é o único equipamento necessário para avaliar o pulso. Em situações de emergência, tais como quando se acredita que o paciente está tendo uma parada cardíaca, o pulso carotídeo, que está localizado no pescoço, é avaliado. As artérias carótidas devem ser palpadas uma de cada vez. Palpá-las ao mesmo tempo pode prejudicar significativamente o fluxo de sangue para o cérebro. Durante a avaliação física, outros pulsos – como os pulsos temporal, femoral, podal e apical podem ser verificados. Se o pulso apical for avaliado, é necessário um estetoscópio.

Técnica

Para avaliar o pulso radial, coloque os primeiros dois ou três dedos no sulco localizado na parte interna do punho do lado do polegar do paciente. Aplique pressão leve, mas firme. Inicialmente, você pode não ser capaz de sentir o pulso; libere a quantidade de pressão aplicada até que você sinta o pulso. Avalie, então, força, ritmo e frequência. Se o pulso for irregular, observe se há um padrão de irregularidade. Se for regular, determine a frequência pela contagem do número de batimentos palpada em 30 segundos e multiplique esse número por 2. O pulso deve ser contado por um minuto completo a qualquer momento que esteja irregular ou haja um desvio em relação a sua qualidade. Para analisar plenamente a adequação de um determinado pulso, pode ser necessário compará-lo em um local com o de outro local. Por exemplo, comparar o pulso podal na parte superior de ambos os pés pode revelar que um é mais forte do que o outro. Essa informação pode ajudar a determinar se a circulação para o pé com o pulso mais fraco está prejudicada. Em alguns casos, o **déficit de pulso**, que é a diferença entre o pulso apical e o pulso radial, pode precisar ser determinada. São necessárias duas pessoas para obter o déficit de pulso. Um indivíduo conta a frequência cardíaca apical e a outra conta os batimentos do pulso radial. Ambos iniciam e param a contagem ao mesmo tempo. 4

RESPIRAÇÕES

A respiração é a forma de o corpo captar oxigênio e livrar-se do dióxido de carbono. Também auxilia na manutenção do equilíbrio acidobásico a curto prazo. A avaliação precisa do quadro respiratório é muito importante, pois fornece informações que possibilitam ações que, se realizadas em tempo hábil, podem salvar a vida de uma pessoa. Em contrapartida, não reconhecer as pistas obtidas pela avaliação respiratória pode ser fatal.

Características respiratórias 5

O ato de respirar envolve levar oxigênio para os pulmões, ou **inspiração**, e expelir o dióxido de carbono dos pulmões, ou **expiração**. Uma respiração ou **ventilação** é equivalente a uma inspiração mais uma expiração. Quando verifica a respiração durante a avaliação de sinais vitais, o enfermeiro conta o número de respirações e observa o ritmo e a profundidade.

Frequência

A frequência respiratória é medida pela contagem do número de respirações (ciclos de inspiração/expiração) que ocorrem em um determinado intervalo de tempo. Se a frequência está dentro da faixa de normalidade para o paciente, o termo **eupneia** é usado. **Taquipneia** refere-se à frequência respiratória que é muito rápida, e **bradipneia** descreve a frequência respiratória anormalmente lenta. A completa ausência de respiração é chamada de **apneia**.

Ritmo

O ritmo é avaliado pela observação do padrão de expansão e abaixamento do tórax. Normalmente, há intervalos iguais entre a expansão e o abaixamento do tórax ou um ritmo regular. Também deve ser observada a simetria. Esta é avaliada comparando o movimento do lado direito com o movimento do lado esquerdo do tórax; os dois lados devem mover-se ao mesmo tempo.

Profundidade

A profundidade é avaliada olhando-se quanto o tórax se expande. Ele expande pouco ou muito? Durante a avaliação rotineira dos sinais vitais, o enfermeiro faz uma verificação subjetiva da profundidade da respiração. Expansão mínima do tórax em base consistente significa respiração superficial. A respiração profunda ocorre quando há expansão excessiva consistente da parede torácica. A Tabela 4.4 apresenta um resumo de variações comuns nos padrões de respiração.

Dicas de procedimentos

Um relógio com ponteiro de segundos é necessário para contar a frequência respiratória. O paciente não deve estar ciente de que a frequência está sendo avaliada, pois ele pode alterar o padrão de respiração. É importante posicioná-lo de modo que o movimento do tórax e do abdome seja facilmente visível. O tipo de roupa que o paciente está usando por vezes prejudica a visualização do movimento do tórax e abdome. Portanto, é uma boa ideia também colocar a mão em contato com a parede do tórax ou abdome para sentir a sua expansão e seu abaixamento. Quando possível, deixe as áreas do pescoço, do tórax e do abdome expostas para que a visualização do padrão e da profundidade do movimento do tórax possa ser feita. Para determinar a frequência respira-

TABELA 4.4
Variações do padrão de respiração

Variação	Descrição
Apneia	Ausência de respiração
Bradipneia	Frequência respiratória lenta
Taquipneia	Frequência respiratória rápida
Kussmaul	Respiração ofegante, profunda, rápida, como observado na cetoacidose diabética
De Biot	Respiração superficial com intervalos variáveis de apneia
Cheyne-Stokes	Ciclo no qual as respirações aumentam gradualmente em frequência e profundidade, pico e depois diminuem, seguidas de um período de apneia

tória, conte o número de ciclos de inspiração/expiração (uma respiração) por 30 segundos e multiplique por 2. Para garantir a precisão, comece a contar com a primeira inspiração no período de tempo de 30 segundos e termine a contagem com a última expiração em um período de tempo de 30 segundos. Conte as respirações por um minuto se o paciente tiver um ritmo respiratório irregular ou dificuldade respiratória. Enquanto contar as respirações, observe também o ritmo, a profundidade, a simetria do movimento do tórax e a dificuldade respiratória.

Também é importante observar se o paciente tem sinais aparentes de **dispneia** (dificuldade respiratória) ou oxigenação insuficiente. O paciente

> **ALERTA DE ENFERMAGEM • Privacidade do paciente**
> Ao avaliar o padrão respiratório, assegure-se de que a privacidade adequada é fornecida durante a visualização do tórax do paciente!

está ofegante ou apresenta **cianose** (coloração azulada resultante da redução do oxigênio), especialmente na boca e ao redor dela? Que posição o paciente está adotando? Existe respiração ruidosa?

A **oximetria de pulso**, que fornece uma medida indireta do nível de oxigênio no sangue (SpO_2), deve ser incluída como parte da avaliação respiratória quando o paciente está em risco de angústia respiratória, ou na verdade, sofrendo desse problema. Um oxímetro de pulso e um leitor correto são necessários se a saturação de oxigênio tiver que ser medida. Os locais mais comuns para a medição são o lóbulo da orelha, os dedos das mãos e a planta do pé. O local deve estar livre de umidade e ter boa circulação. Deve-se remover o esmalte se um dedo (da mão ou do pé) for usado. Precisa ser escolhido um local alternativo caso o paciente tenha unhas de acrílico ou gel. Outras variáveis que influenciam a acurácia da SpO_2 incluem o nível de hemoglobina, a temperatura do local (hipotermia provoca vasoconstrição) e uso de oxigênio. Se a oximetria de pulso for incluída, aplique o leitor no local, certifique-se que a leitura do pulso no oxímetro é compatível com o pulso real do paciente e registre a leitura do visor quando o valor for estável.

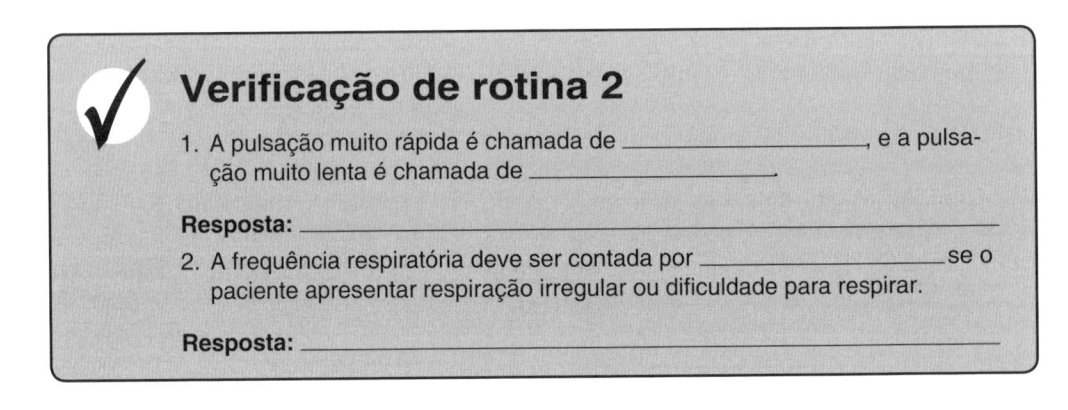

Verificação de rotina 2

1. A pulsação muito rápida é chamada de _____, e a pulsação muito lenta é chamada de _____.

   Resposta: _____

2. A frequência respiratória deve ser contada por _____ se o paciente apresentar respiração irregular ou dificuldade para respirar.

   Resposta: _____

PRESSÃO ARTERIAL

A pressão arterial é a medida da pressão exercida pelo fluxo sanguíneo através das artérias em dois momentos – quando o coração está contraído, que é a **pressão arterial sistólica**, e quando o coração está relaxado, que é a **pressão arterial diastólica**. Os mesmos dois fatores que determinam a força de pulso – o volume de sangue circulante e a elasticidade dos vasos sanguíneos – afetam a pressão sanguínea. Quando o volume de sangue aumenta ou a elasticidade dos vasos sanguíneos diminui, aumenta a pressão arterial. Esta diminui quando o volume de fluxo sanguíneo diminui ou a elasticidade dos vasos sanguíneos aumenta.

Variações de pressão arterial

Vários fatores influenciam a pressão arterial. Alguns podem ser controlados e outros não. Os fatores controláveis incluem estresse, dieta, tabagismo e medicamentos. As variáveis incontroláveis incluem a idade, o gênero e a raça. A **hipertensão arterial** (pressão alta) e a **hipotensão** (pressão baixa) são os dois principais desvios de pressão arterial que podem ocorrer. A hipertensão ocorre com mais frequência como resultado das variáveis controláveis e incontroláveis anteriormente mencionadas. As doenças que afetam o coração, vasos sanguíneos e rins contribuem para o desenvolvimento da hipertensão. Consequências da hipertensão persistente incluem AVC e ataque cardíaco. A hipotensão arterial ocorre com menos frequência que a hipertensão. A hipotensão ocorre quando existe perda sanguínea significativa ou desidratação e, em alguns casos, com mudanças bruscas de posicionamento (**hipotensão ortostática**). Alguns medicamentos também podem causar hipotensão.

Dicas de procedimentos

A pressão arterial é medida com o paciente sentado ou deitado. O ambiente deve ser tranquilo e o paciente estar calmo e relaxado. Os equipamentos necessários para avaliar a pressão arterial são um **estetoscópio** (aparelho que transmite os sons através de um tubo de borracha desde a origem até os ouvidos do examinador) e um **esfigmomanômetro**, que inclui um manguito e um componente de medição para determinar a pressão arterial. Deve-se determinar o diâmetro do braço e escolher o tamanho de manguito adequado. Um manguito demasiadamente grande resultará em falsa leitura baixa e um muito pequeno irá mostrar falsa leitura alta. Também deve ser verificado o bom funcionamento do manguito (manômetro e braçadeira). A parte final do estetoscópio deve ser verificada para detecção de danos e as partes que vão nos ouvidos estar bem-adaptadas aos ouvidos do profissional. O local mais comum para avaliar a pressão arterial é o braço. Se o braço for usado, ele é posicionado no nível do coração. Após o manguito para pressão arterial ser apropriadamente aplicado ao braço, o pulso braquial ou radial deve ser localizado e palpado, enquanto o manguito de pressão é inflado. O ponto em que o pulso não é mais palpável deve ser observado e o manguito ser inflado 30 mmHg acima desse ponto. Enquanto o enfermeiro ainda está palpando o pulso, o manguito é lentamente desinflado até que o pulso reapareça. O manguito deve, então, ser completamente esvaziado, e deixar o braço em repouso por um ou dois minutos. Quando o manguito é reinflado, deve sê-lo até 30 mmHg acima do número de onde o pulso foi sentido pela última vez durante a palpação. Fazer isso ajuda o examinador a obter uma leitura sistólica precisa (Quadro 4.1). O manguito é então gradualmente desinflado enquanto o examinador escuta os **sons de Korotkoff** (sons pulsantes ouvidos durante a avaliação da pressão arterial). O primeiro som ouvido representa a pressão arterial sistólica e o último som ouvido representa a pressão arterial diastólica. ⑧

DOCUMENTAÇÃO DE SINAIS VITAIS

Os métodos de documentação dos sinais vitais variam, dependendo do tipo de serviço de saúde. Em um consultório médico, os sinais vitais são apenas incluídos na anotação narrativa do prontuário do paciente. No hospital, os sinais vitais, em especial a temperatura, costumam ser registrados em um gráfico. Esse método possibilita a fácil visualização de tendências e padrões. O local ou via utilizada, unidade de medida (Fahrenheit ou Celsius) (Quadro 4.2) e a posição do paciente também são registrados. Os sinais vitais devem ser documentados no prontuário do paciente o mais rapidamente possível após serem obtidos, minimizando falhas na lembrança das medições. A consistência é muito importante. As mesmas unidades de medida e a mesma via/local devem ser usadas sempre que possível.

As informações qualitativas sobre os sinais vitais, tais como o ritmo, a profundidade, os sinais de estresse e as variáveis influentes são documentadas nas anotações narrativas. Toda vez que há um desvio que não ocorreu antes, o achado deve ser documentado e verbalmente relatado de maneira oportuna. Muitas instituições estão migrando para o uso de prontuários eletrônicos. Alguns prontuários eletrônicos são mantidos na cabeceira do paciente, o que promove a documentação precisa e o acesso imediato a medições previamente registradas. Além disso, os prontuários eletrônicos, por vezes, possibilitam o acesso remoto a sinais vitais por outros membros da equipe de saúde quando necessário.

ALERTA DE ENFERMAGEM • Evite estimativas

Temperatura retal 1° > temperatura oral
Temperatura axilar 1° > temperatura oral

Cuidado! Deixe a adição e subtração para os matemáticos. Registre apenas o que você avaliou e documente a via (p. ex., 37,2 °C por via oral).

Fundamentos de enfermagem desmistificados **83**

> **QUADRO 4.1**
> Dica de procedimento: Intervalo auscultatório de pressão arterial

Em alguns pacientes, os sons de Korotkoff desaparecem temporariamente. Isso é chamado de intervalo auscultatório. Em pacientes com intervalo auscultatório, a verdadeira pressão arterial sistólica pode ser perdida caso o manguito da pressão arterial não seja inflado acima do intervalo. O procedimento a seguir é usado para evitar obter uma falsa pressão arterial sistólica.

Enquanto palpa o pulso braquial ou radial infle o manguito até que o pulso desapareça	Infle o manguito 30 mmHg adicionais
Último pulso palpável a 80 mmHg	Infle o manguito a 110 mmHg (80 mmHg + 30 mmHg)

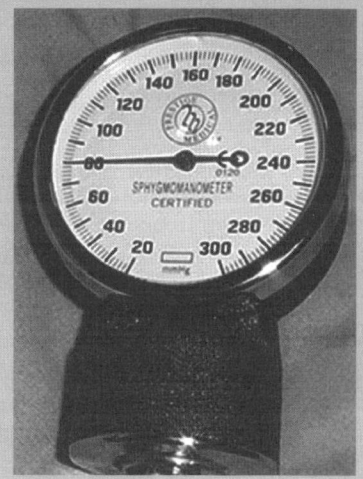

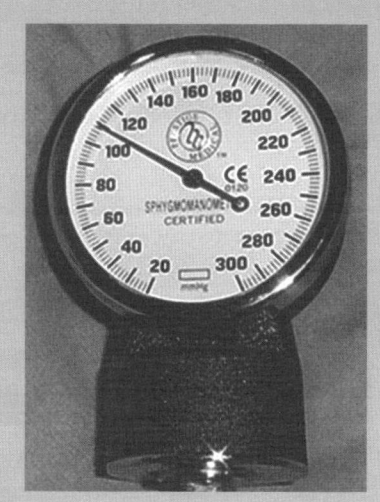

Em seguida, desinfle o manguito. Você deve perceber o reaparecimento do pulso aproximadamente no mesmo ponto em que ele desapareceu durante a inflação. Isso serve como uma dupla verificação do ponto onde o pulso desapareceu.

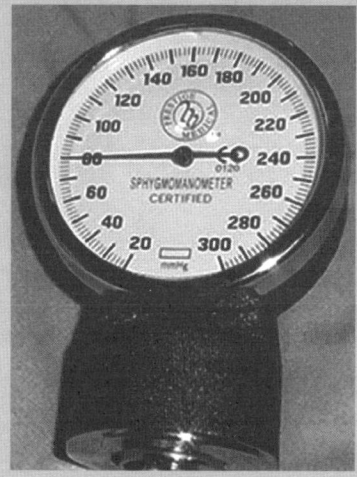

O pulso é palpável novamente a 80 mmHg. Esse achado possibilita saber se você identificou corretamente o ponto de desaparecimento para o pulso durante a inflação.

QUADRO 4.2
Escalas de temperatura

- Fahrenheit para Celsius (maior para menor; assim, use a fração menor e subtraia)

  C = (F − 32 °) × 5/9 ex: C = (97,1 − 32 °) × 5/9: 65,1 × 5/9 = 36,2 °C

- Celsius para Fahrenheit (menor para o maior; assim, use a fração maior e adicione)

  F = (C × 9/5) + 32 ex: F = (38 × 9/5) + 32: 68,4 + 32 = 100,4 °F

Assim como existem prontuários eletrônicos, também há confiança cada vez maior em equipamentos eletrônicos para a medição dos sinais vitais. Na maioria dos casos isso é vantajoso, mas devemos estar sempre atentos, pois os aparelhos podem apresentar problemas e devemos estar preparados para avaliar os sinais vitais manualmente quando necessário.

CONCLUSÃO

Não foi decisão arbitrária escolher o nome *sinais vitais* para descrever temperatura, pulso, respiração e pressão arterial, pois cada uma dessas medições fornece pistas sobre o estado de vida de uma pessoa. Assim, é fundamental para os estudantes de enfermagem dominar as técnicas para obtenção e interpretação dessas medidas. Os principais pontos apresentados neste capítulo incluem:

- A avaliação de variáveis influentes e de dados basais é fundamental para determinar a importância dos achados atuais dos sinais vitais.
- A preparação adequada do paciente e o uso correto de equipamentos são necessários para assegurar precisão dos dados de medição.
- Os dados qualitativos, como ritmo, profundidade, força, e outros, são tão significativos quanto os dados quantitativos.

QUESTÕES DE REVISÃO

1. O paciente está sendo atendido no consultório médico para uma lavagem do ouvido. Você está se preparando para obter os sinais vitais. Que via de avaliação da temperatura você deve evitar usar?
   a. Axilar
   b. Oral
   c. Retal
   d. Timpânica

QUESTÕES DE REVISÃO

2. Qual dos seguintes itens descreve(m) a(s) técnica(s) que deve(m) ser sempre incluída(s) na avaliação do pulso?
   a. Palpar o pulso por um minuto.
   b. Colocar dois ou três dedos na parte interna do punho, ao lado do polegar do paciente e aplicar pressão firme, mas leve.
   c. Avaliar frequência, ritmo, profundidade, simetria e força.
   d. b e c
   e. Todas as alternativas anteriores

3. Todos os padrões de respiração a seguir são preocupantes EXCETO:
   a. Apneia
   b. Bradipneia
   c. Dispneia
   d. Eupneia

4. Você está contando a frequência respiratória em um paciente com padrão respiratório regular e nenhuma angústia respiratória. Para avaliar corretamente a frequência respiratória, você deve:
   a. Começar contando a primeira inspiração e terminar contando a última inspiração em um período de tempo de 30 segundos. Multiplique o número total de ciclos completos de inspiração/expiração por 2.
   b. Comece contando a primeira inspiração e termine contando a última expiração em um período de tempo de 60 segundos. Adicione o número total de ciclos completos de inspiração/expiração.
   c. Comece contando a primeira inspiração ou expiração e termine contando a última inspiração. Adicione o número total de inspirações e expirações em um período de tempo de 30 segundos e multiplique por 2.
   d. Comece contando a primeira inspiração ou expiração e termine contando a última inspiração. Adicione o número total de inspirações e expirações no período de tempo de 60 segundos.

5. Qual dos seguintes fatores pode alterar a precisão das leituras de oximetria de pulso?
   a. Anemia
   b. Unhas acrílicas ou com gel
   c. Hipotermia
   d. a e c
   e. Todas as alternativas anteriores

6. Ao avaliar a pressão arterial de um paciente, o enfermeiro finalmente palpa o pulso braquial de 90 mmHg. Quando o enfermeiro reinfla o manguito para auscultar a pressão arterial, ele deve ser inflado a:
   a. 60 mmHg
   b. 90 mmHg
   c. 120 mmHg
   d. 160 mmHg

RESPOSTAS

Verificação de rotina 1
1. Vasoconstrição, vasodilatação
2. Verdadeiro

Verificação de rotina 2
1. Taquicardia, bradicardia
2. Um minuto

Questões de revisão
1. d   2. b   3. d   4. a   5. e   6. c

REFERÊNCIAS

Craven RF, Hirnle CJ: *Fundamentals of Nursing: Human Health and Function*, 5th ed. Philadelphia: Lippincott, 2006.

Daniels R: *Nursing Fundamentals: Caring & Clinical Decision Making*. New York: Delmar Thompson Learning, 2004.

DeWit SC: *Fundamental Concepts and Skills for Nursing*. Philadelphia: Saunders, 2001.

Potter PA, Perry AG: *Fundamentals of Nursing*, 6th ed. St. Louis: Mosby Elsevier, 2005.

Venes D (Ed.): *Taber's Cyclopedic Medical Dictionary*, 20th ed. Philadelphia: FA Davis, 2001.

WEBSITES

Centers for Disease Control and Prevention: *Extreme Heat: A Prevention Guide to Promote Your Personal Health and Safety*. Disponível em http://www.bt.cdc.gov/disasters/extremeheat/heat_guide.asp.

Centers for Disease Control and Prevention: *Winter Weather: Hypothermia*. Disponível em http://www.emergency.cdc.gov/disasters/winter/staysafe/hypothermia.asp.

Mayo Clinic: *High blood pressure (hypertension)*. Disponível em http://www.mayoclinic.com/health/high-blood-pressure/DS00100.

Mayo Clinic: *Low blood pressure (hypotension)*. Disponível em http://www.mayoclinic.com/health/low-blood-pressure/DS00590.

Medline Plus: *Malignant Hyperthermia*. Disponível em http://www.nlm.nih.gov/medlineplus/ency/article/001315.htm.

UpToDate. Disponível em http://patients.uptodate.com/topic.asp?file=othr_inf/21242.

capítulo 5

Avaliação da saúde

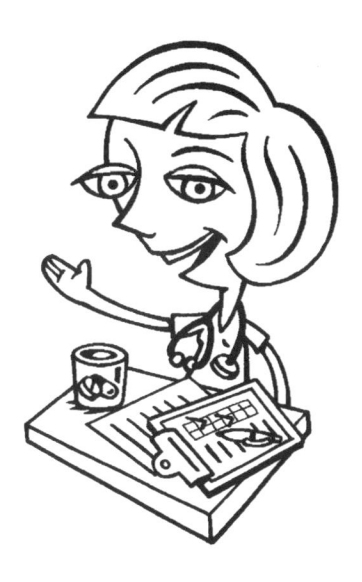

Objetivos da aprendizagem
Ao final do capítulo, o leitor será capaz de:

1. Discutir a finalidade de realizar uma avaliação da saúde.
2. Identificar dois fatores que influenciam a eficácia do processo de entrevista enquanto é obtido a história de saúde.
3. Descrever de forma breve as informações que são coletadas para cada categoria da história.
4. Descrever cada uma das quatro técnicas gerais utilizadas no desempenho de uma avaliação física.
5. Descrever que ambiente, equipamento e preparação do paciente são necessários antes e durante o exame físico.
6. Descrever de forma sucinta cada um dos principais componentes do exame físico.

PALAVRAS-CHAVE

Acuidade visual
Ausculta
Decúbito dorsal recumbente
Inspeção
Palpação
Palpação leve
Palpação profunda
Percussão
Supina
Turgor

VISÃO GERAL

A avaliação da saúde é a parte de coleta de dados da fase de avaliação no processo de enfermagem. Isso inclui a história de saúde de enfermagem, a avaliação de sinais vitais e a avaliação física. Ela é a base para o plano de cuidados do paciente, sendo uma peça muito importante do processo geral de promoção do cuidado de qualidade. O resultado final de uma avaliação da saúde malfeita será um plano de cuidados malfeito. Este capítulo inclui uma discussão sobre a história e a avaliação física feita pela enfermagem. A avaliação dos sinais vitais é abordada em profundidade no Capítulo 4.

HISTÓRIA DE ENFERMAGEM

A história feita pela enfermagem fornece uma visão pontual da percepção do paciente de seu estado de saúde e necessidades de cuidados de saúde. ❶ O enfermeiro entrevista o paciente para obter a história de saúde. Esse profissional deve ter boas habilidades interpessoais para obter informações suficientes e precisas sobre o paciente. ❷ E também deve saber os tipos de perguntas necessárias para conseguir a informação desejada. Quando o objetivo é obter uma resposta breve e direta, deve-se fazer perguntas de sim/não (fechadas). Entretanto, as perguntas abertas devem ser usadas quando o paciente precisa ampliar o tema que está sendo abordado. Por exemplo, durante a entrevista, o enfermeiro pergunta ao paciente se ele está feliz (pergunta fechada). Se a resposta for sim, não há mais necessidade de informações adicionais. No entanto, se a resposta for não, o enfermeiro pode pedir ao paciente para dizer por que ele não está feliz (pergunta aberta). A quantidade de informação recolhida é ditada pelas circunstâncias. Enquanto as situações mais emergentes possibilitam apenas a coleta de informação mais essencial, consultas de rotina para exames físicos anuais possibilitam a coleta mais abrangente.

ALERTA DE ENFERMAGEM • Dica para a história

Esteja ciente do impacto que seus gestos não verbais terão sobre as informações que o paciente estará disposto a compartilhar com você. Se ele percebe desaprovação, a abertura pode ser reduzida e as informações divulgadas podem tornar-se limitadas.

Componentes da história ❸

Os temas para as diversas categorias de informações coletadas durante o histórico varia de acordo com formulário ou texto, mas o conteúdo é, normalmente, muito semelhante e inclui:

- **Dados biográficos e demográficos**: Inclui dados como o nome do paciente, idade, sexo, data de nascimento, informações sobre emprego e sobre seguros, no mínimo.
- **Motivo da procura pelo atendimento**: Esta é a declaração do paciente de sua razão para a procura de atendimento nesse momento específico. A declaração deve ser documentada como uma citação direta do paciente. Esse é um componente muito importante da história e não deve ser omitido, pois identifica exatamente como o paciente percebe o problema, bem como o que é mais significativo sobre a situação.
- **Doença ou problema de saúde atual**: Depois que o paciente declara o motivo de sua procura pelos cuidados de saúde, o enfermeiro deve sondar mais para recolher informações adicionais sobre a doença atual. Deve-se perguntar sobre quando o problema ou preocupação ocorreu pela primeira vez, se é contínuo ou intermitente, o que melhora e o que piora seu estado.
- **Doenças, cirurgias e internações anteriores**: Informações sobre doenças anteriores do paciente, como aquelas que são de natureza crônica e continuam a existir, bem como internação e cirurgias anteriores, podem fornecer informações que explicam acontecimentos atuais da saúde do paciente, bem como práticas de saúde atuais. Por exemplo, um paciente pode revelar que teve leucemia quando criança e recebeu radioterapia. Essa informação pode ser uma peça valiosa do quebra-cabeças para um adulto que está agora com suspeita de câncer, devido ao fato de que a radioterapia durante a infância tem sido associada à ocorrência de determinados tipos de cânceres em adultos.
- **Medicamentos**: Informações sobre o uso pelo paciente dos medicamentos prescritos ou sem exigência de prescrição, preparados fitoterápicos e drogas recreacionais (incluindo o uso do tabaco) devem ser recolhidas. A coleta de dados relacionados ao uso de fármacos pelo paciente é uma situação bastante delicada. Os pacientes geralmente têm medo de serem julgados por enfermeiros e por outros membros da equipe de saúde e podem reter informações por causa disso. É importante o enfermeiro estabelecer uma relação de confiança com o paciente e explicar o quão importante é reunir informações completas e precisas. O uso de exemplos é uma maneira de transmitir a importância da informação fornecida. Os exemplos não devem ser utilizados como tática para assustar, mas apenas para ajudar o paciente a compreender por que a informação é necessária.
- **Alergias**: Deve-se pedir ao paciente para listar quaisquer alergias conhecidas a medicamentos (tanto os prescritos como os isentos de prescrição) e as alergias alimentares. Muitas vezes, quando se faz essa pergunta aos pacientes, eles só pensam em alergias a fármacos, assim, é importante garantir que o paciente compreenda que são necessárias informações sobre todas as alergias, incluindo alimentos, animais e ambientes.

> **QUADRO 5.1**
> **Dica de promoção da saúde**
>
> - Evite ser crítico.
> - Inclua o paciente na identificação de alternativas às práticas nocivas.
>
> **Exemplo:**
> É fácil dizer a um paciente para parar de comer alimentos ricos em gordura, mas isso é suficiente para mudar o seu comportamento? Em geral não é suficiente. Há maior probabilidade de mudança de comportamento se você explorar o que o paciente gosta e o que não gosta e os recursos disponíveis para então identificar, juntos, alternativas para os alimentos com alto teor de gordura.

- **Saúde atual e padrões de estilo de vida**: As práticas de saúde do paciente (p. ex., hábitos alimentares, padrões de exercícios, práticas de autoexame, uso de medidas preventivas de saúde) devem ser exploradas. As informações obtidas quase sempre fornecem as bases para a orientação ao paciente. É importante reforçar práticas positivas e desestimular as que possam ser prejudiciais à saúde do indivíduo (Quadro 5.1).
- **História familiar**: A história da família fornece informações sobre o estado de saúde de parentes consanguíneos imediatos do paciente (avós, pais, irmãos). Essa informação ajuda a identificar o risco de o paciente ter determinados problemas de saúde que tendem a ocorrer nas famílias.
- **História ambiental**: É importante descobrir a que tipo de casa e ambiente de trabalho o paciente está habituado. Devem ser incluídas as informações sobre as características físicas da casa (tipo de moradia, o que a casa tem, localização, número de pessoas que moram nela) e sobre o local de trabalho (tipo de trabalho, utilização de produtos químicos, nível de ruído). Além disso, devem ser coletadas informações sobre o impacto psicossocial da casa e do ambiente de trabalho.
- **História psicossocial**: A história psicossocial fornece informações sobre as crenças do paciente e o sistema de apoio. São feitas perguntas sobre:
  - Composição da família (p. ex., progenitor solteiro, tradicional [marido, esposa, filhos], mista, ampliada)
  - Crenças religiosas
  - Outras crenças e valores
  - Mecanismos de enfrentamento
- **Revisão de sistemas**: A parte da história de revisão de sistemas possibilita ao enfermeiro coletar informações subjetivas sobre os vários sistemas do corpo (p. ex., pele, cabeça e pescoço, olhos). A revisão pode concentrar-se em um ou dois sistemas ou pode incluir todos eles. A natureza da consulta para cuidados de saúde e o tipo de problemas que o paciente está sofrendo determina quão detalhada será a revisão de sistemas. As informações coletadas durante a revisão servem como guia valioso para a determinação de como prosseguir com a parte do exame físico na avaliação da saúde.

> **✓ Verificação de rotina 1**
>
> 1. Uma entrevista bem-sucedida é facilitada pelas boas _____.
>
> **Resposta:** _____
>
> 2. Uma elaboração sobre a razão do paciente para a busca de atendimento está incluída em qual das seguintes seções da história?
>   a. Saúde atual e padrões de vida
>   b. Revisão de sistemas
>   c. Motivo da procura de cuidados de saúde
>   d. Doença ou preocupações atuais de saúde
>
> **Resposta:** _____
>
> 3. A revisão de sistemas fornece informações objetivas sobre cada um dos sistemas do corpo do paciente. Verdadeiro/Falso?
>
> **Resposta:** _____

EXAME FÍSICO

O exame físico é a principal fonte de dados objetivos. É também uma maneira de coletar informações adicionais sobre preocupações e problemas que o paciente identificou durante a história. Além disso, o exame físico ajuda o enfermeiro a validar as informações relatadas pelo paciente e outros. Esse exame pode ser abrangente e incluir todo o sistema do corpo ou concentrar-se apenas em determinados sistemas do corpo. A discussão a seguir destaca os principais componentes do exame físico e técnicas associadas. No entanto, não se destina a fornecer uma ampla revisão dos procedimentos de avaliação de cada sistema do corpo.

Técnicas gerais

As quatro técnicas básicas utilizadas ao longo da avaliação física são inspeção, ausculta, palpação e percussão. Cada uma dessas técnicas possibilita ao enfermeiro coletar informações valiosas sobre o estado de saúde do paciente.

Inspeção 4

A inspeção envolve o uso dos sentidos para fazer observações sobre o estado de saúde. Múltiplas informações podem ser obtidas por meio dessa técnica. A inspeção inicia no primeiro contato com o paciente e continua durante todo o processo de avaliação. Observações gerais durante a conversação, bem como observações específicas feitas durante o exame dos sistemas próprios do corpo contribuem com informações importantes sobre o estado de saúde do paciente. Ao inspecionar partes específicas do corpo, é importante tomar nota do tamanho, forma e simetria, conforme o caso. Além disso, para maximizar o benefício das informações obtidas, o examinador deve ter conhecimento das características normais, pois elas referem-se à observação particular que está sendo feita. Por exemplo, se o examinador não sabe que a cor normal da esclera dos olhos é branca, então observar uma esclera amarela não seria considerado um achado importante para ele. As condições em que a inspeção é realizada são tão importantes quanto a habilidade do examinador. A boa iluminação ambiente, a exposição adequada da parte do corpo a ser examinada e a abordagem sem pressa produzem melhores resultados.

Ausculta

A **ausculta** envolve ouvir sons produzidos pelo corpo, com ou sem a ajuda de aparelhos. Geralmente é a última das quatro técnicas básicas a ser realizada. No entanto, ao examinar o abdome, deve-se fazer a ausculta antes da palpação e da percussão. A mudança da ordem evita alterações nos sons intestinais que podem ocorrer com a manipulação do abdome. O examinador deve ter conhecimento de que sons são normais para avaliar o significado dos achados durante a ausculta. Apesar de um examinador iniciante não ser capaz de determinar que som anormal específico está ouvindo, ele será capaz de, pelo menos, relatar a presença de um som que se desvia daquilo que normalmente é ouvido. Para facilitar a ausculta bem-sucedida, o examinador deve também:

- Ouvir a intensidade, a frequência, a duração e a qualidade dos sons.
- Descrever estruturas subjacentes do corpo (p. ex., coração, fígado, estômago) para a área a ser examinada (Fig. 5.1).
- Ouvir em um ambiente silencioso.
- Praticar a ausculta o máximo possível.
- Saber como usar um estetoscópio corretamente (Fig. 5.2).

Palpação

A **palpação** é o ato de usar o toque para a obtenção de dados durante a avaliação da saúde. Durante a palpação, o examinador avalia **turgor** (elasticidade da pele), temperatura (usando o dorso da mão), textura (usando as digitais dos dedos), tamanho e forma da área a ser examinada (Fig. 5.3). Durante a palpação, o examinador deve, também, observar se há sinais de sensibilidade (relatos verbais, bem como indícios não verbais, como grunhidos e caretas). As áreas que se sabe que há sensibilidade devem ser palpadas por último. O paciente deve estar relaxado e o examinador, com as mãos quentes e as unhas curtas. Dois tipos de palpação são realizadas – a **palpação leve**, que requer que o examinador aplique pressão suficiente para palpar as estruturas 1 cm abaixo da superfície da pele, e a **palpação profunda**, que requer pressão suficiente para palpar órgãos subjacentes 2 a 4 centímetros abaixo da superfície da pele. A palpação profunda pode ser realizada com uma única mão, ou com

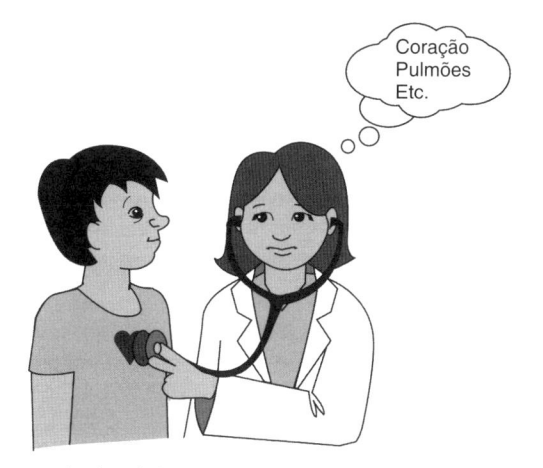

- A ausculta é mais bem realizada em ambiente silencioso.
- Pode ser útil fechar os olhos enquanto ouve ou para visualizar em sua mente a estrutura do que está ouvindo.

FIGURA 5.1 Dica de ausculta.

ambas as mãos (bimanual). A palpação leve antecede à profunda. Os examinadores novatos devem ser sempre supervisionados durante a realização da palpação profunda.

Percussão

A percussão requer tocar ou dar batidinhas em uma área do corpo com a ponta dos dedos para avaliar o tamanho, a forma e a composição das estruturas subjacentes (i.e., preenchidas com ar, sólidas ou líquidas). Existem dois tipos de percussão. A direta envolve tocar a superfície da pele diretamente com as pontas dos dedos; a indireta requer o uso de ambas as mãos. O dedo de uma das mãos é colocado contra a superfície da pele da área a ser percutida enquanto a ponta de um segundo dedo da mão oposta é usada para tocar a pele na base do leito ungueal do primeiro dedo (Fig. 5.4).

Diafragma: sons de tons altos (sons pulmonares, intestinais)

Olivas de adaptação confortável (certifique-se que de estão limpas)

Campânula: sons de tons baixos (vasos sanguíneos, coração)

Evite tocar o tubo durante a ausculta

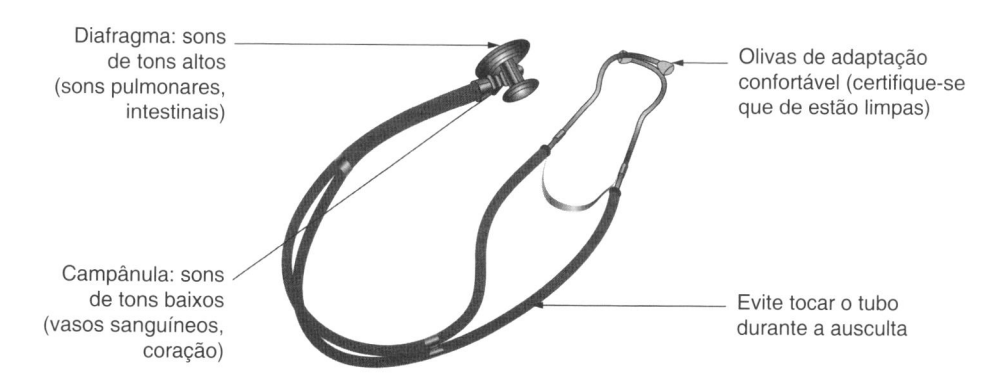

FIGURA 5.2 Dicas para uso de um estetoscópio.

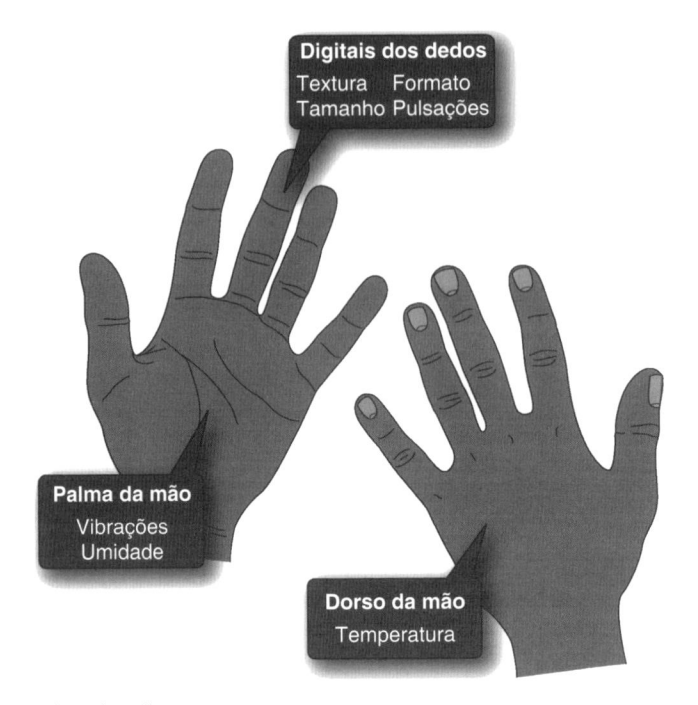

FIGURA 5.3 Dicas de palpação.

Preparação para o exame

Antes de realizar o exame físico, o enfermeiro deve organizar todo o equipamento que possa ser necessário, preparar o ambiente e o paciente.

Equipamentos e preparação do ambiente

O exame deve ser realizado em um local tranquilo e privativo. O sistema de iluminação deve ser verificado para garantir que ele seja adequado para o tipo de exame a ser realizado.

O tipo de equipamento que será necessário dependerá da abrangência do exame (Fig. 5.5). Independentemente de qual equipamento está sendo usado, o enfermeiro deve certificar-se de que está funcionando de forma correta (p. ex., pilhas boas ou fonte elétrica disponível, se está limpo em caso de ser reutilizável, de tamanho adequado ao paciente e seguro para uso). Além disso, o enfermeiro deve usar boa mecânica corporal e precauções para controle de infecção durante a fase de preparação e durante o exame.

Preparação do paciente

A primeira coisa que o enfermeiro deve fazer, como parte da preparação do paciente para o exame, é apresentar-se e dar um panorama do que acontecerá durante o exame.

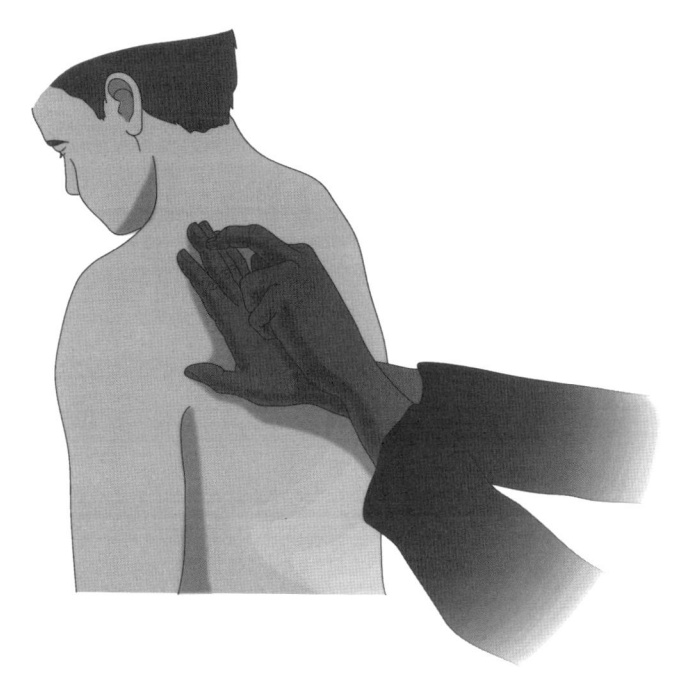

FIGURA 5.4 Técnica de percussão. Nota: para melhores resultados, apenas o dedo (não a mão) deve entrar em contato com a área a ser percutida.

Outras informações pertinentes (p. ex., o que acontecerá em determinado momento do exame, informações para orientar o paciente) devem ser dadas enquanto o exame é realizado. Fornecer todas as instruções e informações com termos que o paciente entenda. O enfermeiro deve levar em consideração a influência das crenças culturais do paciente sobre a percepção do processo do exame. Além disso, o enfermeiro deve:

- Oferecer uma camisola e coberturas, quando adequado, para proporcionar privacidade (Fig. 5.6).
- Promover conforto.
  - Verificar a temperatura ambiente.
  - Oferecer a oportunidade de usar o banheiro (colete uma amostra, se necessário).
- Avaliar se o paciente pode assumir a(s) posição(es) desejada(s).
- Sempre mostrar respeito ao paciente (não fale sobre o paciente como se este não estivesse lá).

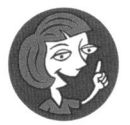

ALERTA DE ENFERMAGEM • Influências culturais
Antes de iniciar o exame físico e a história de enfermagem, o profissional deve obter informações sobre o *background* cultural do indivíduo e suas crenças. Fazer isso auxilia a obter a cooperação do paciente durante o processo de avaliação.

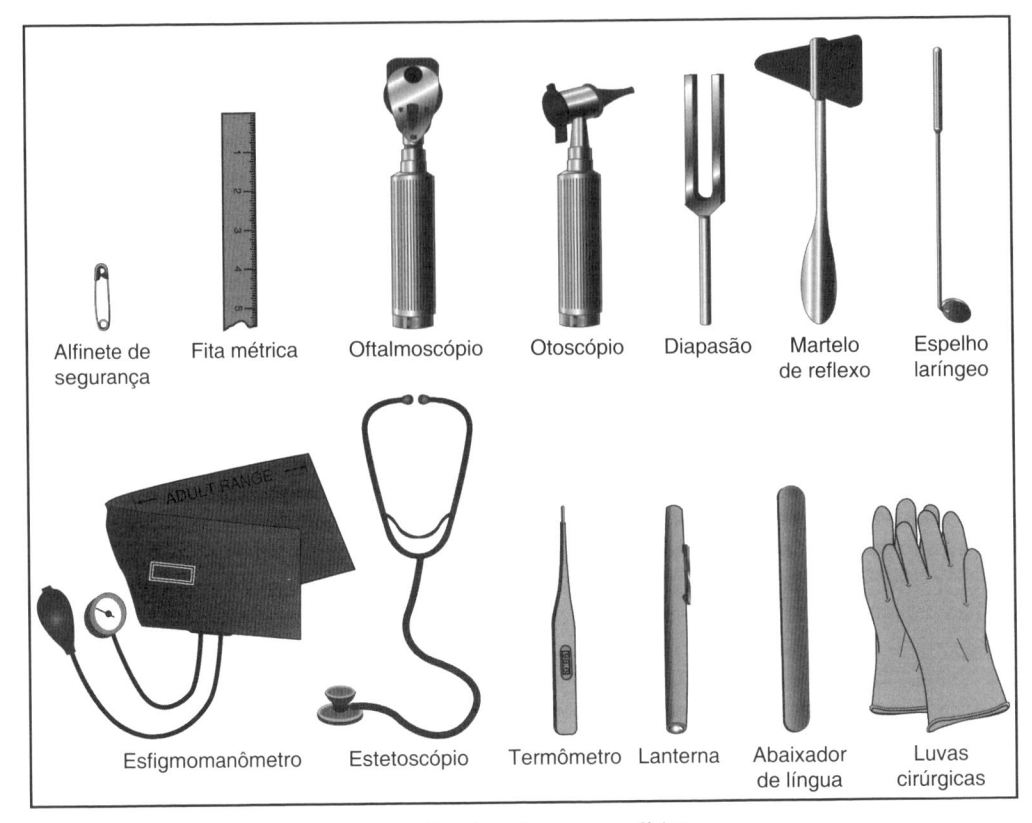

FIGURA 5.5 Equipamentos comuns usados durante o exame físico.

Alfinete de segurança • Fita métrica • Oftalmoscópio • Otoscópio • Diapasão • Martelo de reflexo • Espelho laríngeo • Esfigmomanômetro • Estetoscópio • Termômetro • Lanterna • Abaixador de língua • Luvas cirúrgicas

Verificação de rotina 2

1. Liste as quatro técnicas básicas usadas durante o exame físico.

   Resposta: _____
   _____
   _____
   _____

2. Para promover segurança, o enfermeiro deve usar _____ e _____ durante todo o exame.

   Resposta: _____

(a) Horizontal recumbente-supina

(b) Dorsal recumbente

(c) Dorsal recumbente com cobertura triangular

Decúbito ventral – prona

De Sims ou lateral

Joelho-tórax

(a) Semi-Fowler

(b) de Fowler (alta)

Litotomia

Trendelenburg

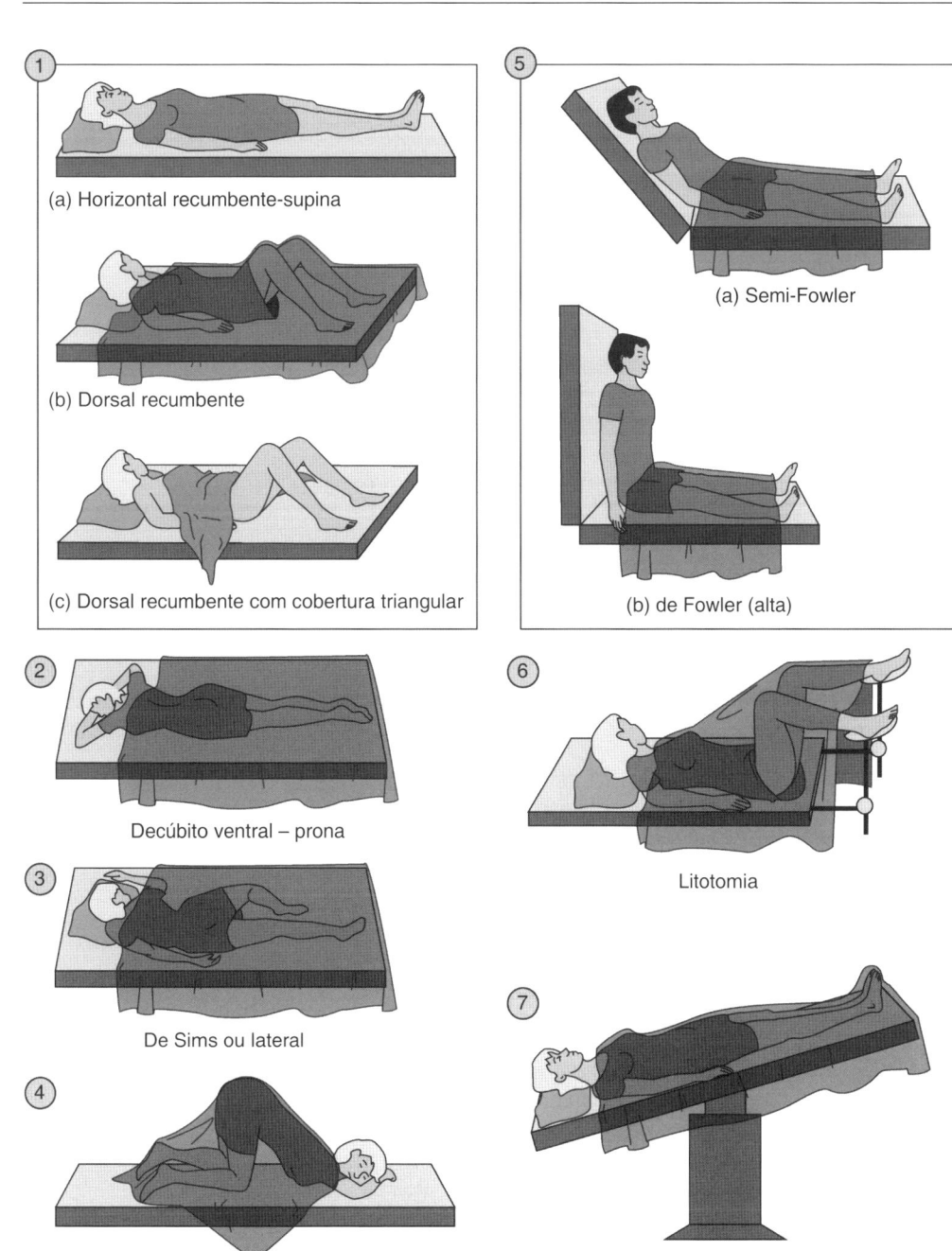

FIGURA 5.6 Posições e coberturas.

Realização do exame

A profundidade do exame é pertinente à natureza da consulta. A abordagem sistemática deve ser seguida para evitar a omissão de partes do exame. Ele geralmente começa com um levantamento geral e prossegue em uma ordem que vai da cabeça até os pés. No entanto, a ordem pode ser ajustada dependendo da situação. Por exemplo, com crianças, o formato pode ser adaptado de modo que as partes menos invasivas do exame sejam realizadas primeiro e as mais invasivas sejam deixadas para o fim. A descrição breve de cada componente específico do exame físico é apresentada na Tabela 5.1.

Levantamento geral

Levantam-se informações sobre a aparência geral e o comportamento do paciente. A higiene pessoal, os sinais de estresse e o estado emocional são exemplos de informações específicas obtidas. As medições do corpo, como o peso, a altura e as circunferências também podem ser verificadas nesse ponto do exame.

Cabelo, pele e unhas

O exame da pele, dos cabelos e das unhas fornece pistas sobre a circulação do paciente, a oxigenação, o estado nutricional, os danos locais à pele e determinadas doenças (p. ex., fígado – icterícia, rins – congelamento urêmico).

- **Cabelos**: O enfermeiro deve observar a distribuição dos cabelos do paciente. Existe qualquer área de calvície? Existe pelo em locais incomuns? Qual é a textura do pelo?
- **Pele**: A cor da pele, a textura e a integridade devem ser avaliadas. Além disso, o enfermeiro deve observar a presença de calos e calosidades. Qualquer lesão cutânea deve ser examinada rigorosamente, pois pode ser indicativa de distúrbios graves, como câncer de pele ou infecção por *Staphylococcus aureus* (MARSA) resistente à meticilina.
- **Unhas:** A cor, a espessura e o formato das unhas, bem como quaisquer sinais de que estão roídas, devem ser observados durante o exame. Essa informação pode sinalizar, para o enfermeiro, a presença de déficits de oxigênio, infecções fúngicas e estresse.

Cabeça e pescoço

O exame de cabeça e pescoço inclui exame dos olhos, das orelhas, do nariz, da boca e da garganta do paciente.

- **Cabeça**: O tamanho e o formato da cabeça, assim como a simetria das características faciais, devem ser observados.

TABELA 5.1
Dicas de exame físico

Categoria	Equipamento necessário	Dicas
Estudo geral	Fita métrica Balança	Continue as observações durante todo o exame.
Cabelo, pele, unhas	Luvas, caso haja aberturas ou lesões na pele	Pode ser feito de uma só vez ou com cada sistema do corpo.
Cabeça e pescoço (também inclui olhos, nariz, boca, garganta e orelhas)	Lanterna, oftalmoscópio, cartões de exame de visão, otoscópio, diapasão, abaixador de língua	Durante o exame oftalmoscópico, verifique o olho direito do paciente com seu olho direito e vice-versa. Realize em uma sala escura. Limpe o cerume (cera) do ouvido. Puxe a orelha para cima e para trás em pacientes com 3 anos ou mais e para baixo e para trás em pacientes com menos de 3 anos.
Tórax (inclui pulmões, coração, tecido mamário)	Estetoscópio	Ordem de ausculta do pulmão: 1 → 2 ↓ 4 → 3 Use um processo sistemático para analisar a mama, evitando pular uma área de tecido mamário. Utilize um travesseiro pequeno ou uma toalha dobrada para distribuir os tecidos uniformemente. Aproveite a oportunidade para ensinar o paciente sobre o autoexame.
Sistema vascular	Estetoscópio	Em nenhuma circunstância oclua ambos os pulsos carotídeos ao mesmo tempo. Coloque o paciente na posição semi-Fowler durante a avaliação da artéria carótida e veia jugular.
Abdome	Estetoscópio	A avaliação de nove regiões pode ser adequada para paciente que apresenta sintomas abdominais.
Sistema musculoesquelético	Fita métrica	Tome precauções de segurança, especialmente para pacientes com suspeita de fraqueza muscular.
Sistema nervoso	Martelo de reflexos, lanterna	Dê instruções claras e simples. Leve em consideração o idioma e as influências culturais do paciente.
Sistema reprodutor e exame retal	Luvas, lubrificante, espéculo vaginal	A preferência do paciente em relação ao sexo do examinador deve ser levada em consideração.
Ânus e reto	Luvas, lubrificante	Mais fácil de inspecionar com o paciente na posição deitada de lado. Deve-se tomar cuidado ao examinar pacientes com hemorroidas.

- **Olhos: Acuidade visual**, que é quão bem o paciente consegue enxergar, é avaliada. Os testes para determinar a força do músculo do olho, a adequação do campo visual e a resposta pupilar são realizados. O enfermeiro também avalia a posição e a cor dos olhos. O exame oftalmológico é realizado nesse momento para avaliar a condição da cavidade interna do olho.
- **Nariz**: A simetria de posicionamento do nariz no rosto é observada. Cada narina é inspecionada com uma lanterna. A cor da mucosa é considerada, bem como a presença de quaisquer lesões, produção de secreção ou edema. O enfermeiro também palpa para detectar a presença de sensibilidade sobre as áreas do seio (logo acima das sobrancelhas e em ambos os lados do nariz).
- **Boca:** As cores e a simetria dos lábios são observadas. O enfermeiro deve ter em mente que existem variações da cor normal dos lábios, dependendo da raça do paciente. O interior da boca e a parte posterior da garganta são observados, incluindo a língua e sua superfície inferior, dentes, tonsilas, céu da boca (palato mole e duro) e úvula.
- **Pescoço:** Força muscular, tamanho da tireoide, tamanho e formato dos linfonodos e pulsações dos vasos sanguíneos do pescoço são avaliados durante esse exame. É muito importante que o enfermeiro *não* examine ambas as artérias carótidas no pescoço ao mesmo tempo, pois isso pode comprometer de maneira significativa o fluxo sanguíneo para o cérebro.

Tórax 6

O exame do tórax inclui a avaliação externa do tórax, bem como dos pulmões, do coração e do tecido mamário. O enfermeiro deve inspecionar a parede torácica anterior e posterior, observando a simetria do movimento do tórax e a presença de quaisquer lesões ou mudanças de coloração.

- **Pulmões:** Os sons pulmonares são auscultados sobre a parede torácica anterior e posterior com o estetoscópio. A parede do tórax é percutida e palpada para a detecção da presença de vibrações anormais e para determinar o grau de expansão do tórax. O enfermeiro deve observar a localização específica de quaisquer sons respiratórios anormais. A ordem do exame deve ser de um lado para o mesmo local no lado oposto do tórax, em seguida, para baixo, e depois de volta para o outro lado do tórax diretamente em frente à última área auscultada. Isso possibilita comparações entre os vários campos do pulmão.
- **Coração:** O enfermeiro ausculta sobre cada uma das cinco áreas do coração (aórtica, pulmonar, ponto de Erb, áreas tricúspide e mitral) (Fig. 5.7). A frequência, a qualidade e o ritmo dos batimentos cardíacos são observados. Os examinadores novatos talvez não consigam identificar sons definitivamente anormais, mas devem ser capazes de identificar que o som está desviando dos sons cardíacos esperados e relatar os achados em conformidade.
- **Mamas**: O exame do tecido mamário costuma ser realizado como parte do exame físico de pacientes do sexo feminino. As mamas são examinadas com o paciente em pé, curvando-se e em **decúbito dorsal** (i.e., deitado

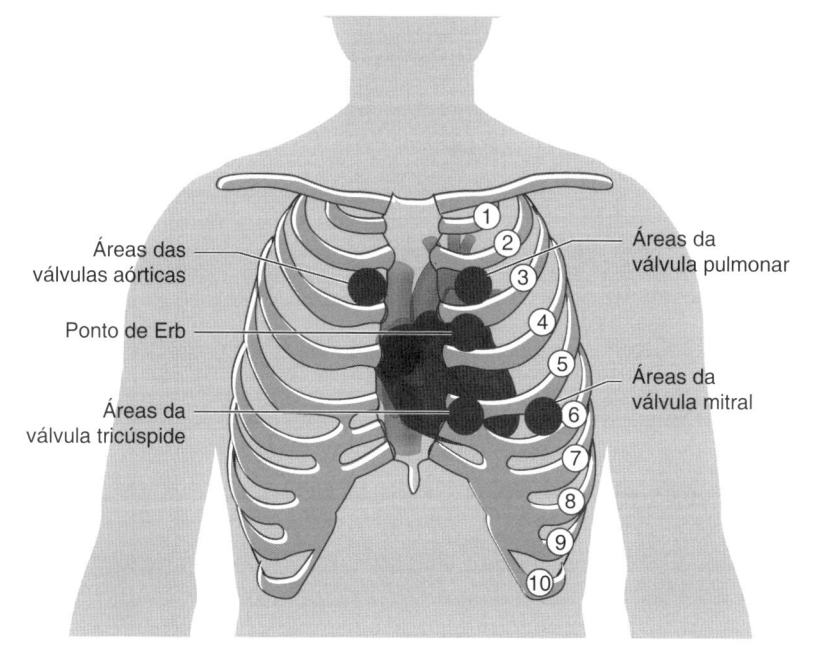

FIGURA 5.7 Avaliação cardíaca: marcos anatômicos.

de costas). O enfermeiro deve observar a vascularização e a textura da pele e palpar o tecido da mama e das axilas para a presença de massas ou nódulos.

Sistema vascular

O exame consiste na avaliação vascular da artéria carótida, veia jugular e vasos sanguíneos periféricos. A avaliação dos vasos sanguíneos periféricos é feita como parte do exame das extremidades do corpo durante o exame musculoesquelético. Informações sobre a avaliação dos pulsos periféricos são apresentadas no Capítulo 4. Além dos pulsos, a temperatura e a cor da pele devem ser avaliadas, pois os desvios sugerem a presença de comprometimento da circulação periférica.

Abdome

A ordem do exame abdominal é modificada para que a ausculta seja realizada antes da palpação e percussão, pois os ruídos intestinais são afetados por essas duas técnicas. Para executar com êxito essa parte do exame, o paciente deve estar relaxado. Colocar o paciente na posição de **decúbito dorsal recumbente** (deitado de costas com os joelhos dobrados e pés apoiados na superfície da mesa de exame) facilita o relaxamento. O abdome é dividido em quatro regiões usando o umbigo como centro. O enfermeiro deve ouvir os ruídos intestinais em todas as áreas do abdome, inspecionar o conteúdo do órgão subjacente da cavidade abdominal durante o exame e observar o paciente durante o exame para detectar sinais de dor.

Sistema musculosquelético

O exame musculoesquelético é realizado para avaliar a força muscular e a mobilidade articular. A coluna também é inspecionada e qualquer curvatura anormal é observada. Se o paciente for incapaz de executar a amplitude de movimento ativa, então o examinador deve executar com cuidado a amplitude passiva de movimento para determinar exatamente quanta mobilidade tem o paciente. Durante o exame, o enfermeiro deve observar qualquer indício de dor.

Sistema nervoso

A função do sistema nervoso central e os reflexos são avaliados durante essa parte do exame físico. Avaliam-se o nível de consciência e a habilidade cognitiva. Os nervos cranianos são testados e as respostas reflexas avaliadas. O paciente deve estar em um estado relaxado para que as respostas reflexas sejam corretamente avaliadas. Partes do exame neurológico são realizadas durante a avaliação de outros sistemas. Por exemplo, a avaliação do nervo óptico pode ser realizada durante o exame ocular. Quando o enfermeiro fica mais confortável com a realização de exames físicos, ele pode integrar mais flexibilidade na ordem de realização do exame e guiar-se pela situação do paciente específico.

Sistema reprodutivo e exame anal

O exame reprodutivo é frequentemente combinado com o exame retal. Os componentes do exame variam dependendo do sexo do paciente.

- **Feminino**: O exame do sistema reprodutor feminino inclui a inspeção da genitália externa, incluindo pelos pubianos, clitóris, uretra e orifícios da vagina e uretra, lábios e períneo. O enfermeiro observa para detecção de secreção vaginal e odor e para lesões como verrugas, cancros e bolhas. A região anal é avaliada para hemorroidas externas. O exame da genitália interna e reto é restrito a médicos e enfermeiros especialistas. O enfermeiro pode, no entanto, ajudar no exame retal e da genitália interna.
- **Masculino**: O enfermeiro examina o pênis, o escroto e a região anal durante essa parte do exame físico. Observa-se a ausência ou presença de prepúcio. Se o prepúcio estiver íntegro, é suavemente retraído, e a glande do pênis é observada para detecção de lesões e secreção. O escroto também é examinado para qualquer sinal de irritação, edema ou lesões. Os testículos são palpados e o tamanho, forma e presença de quaisquer massas são observados. A região anal é inspecionada para hemorroidas, como no exame do sexo

feminino. O enfermeiro deve aproveitar essa oportunidade para orientar o paciente sobre o autoexame do trato reprodutivo e a necessidade de higiene, sempre fazendo isso de maneira respeitosa.

CONCLUSÃO

O papel do enfermeiro na realização do exame de saúde mudou de participação como assistente para a participação ativa no processo. Assim, é cada vez mais importante que os enfermeiros dominem as habilidades de obtenção de história e realização de exame físico. As informações obtidas durante a avaliação da saúde não só é partilhada com outros membros da equipe de saúde, mas também são usadas como base para o plano de cuidados de enfermagem para o paciente. Os principais pontos apresentados neste capítulo incluem:

- A história fornece informações sobre as práticas de saúde do paciente e como este vê seu estado de saúde.
- A precisão das informações obtidas durante a avaliação da saúde é afetada por múltiplas variáveis humanas, incluindo a capacidade do enfermeiro para enunciar perguntas de maneira simples e clara, a capacidade de ser imparcial e a confiança do paciente no profissional.
- A quantidade de informações obtidas durante a avaliação da saúde é ditada pela natureza da consulta. Consultas para atendimento de emergência em geral não possibilitam avaliação abrangente da saúde.
- O enfermeiro é responsável pelo preparo da sala de exames, dos equipamentos e do paciente para o exame físico.

(?) QUESTÕES DE REVISÃO

1. **Ao fazer a história, o enfermeiro deve:**
   a. Fazer o paciente declarar a razão para a sua procura por atendimento nesta consulta.
   b. Reunir informações sobre todas as alergias, incluindo as ambientais, a alimentos e a medicamentos.
   c. Reunir informações sobre o uso de fármacos com prescrição, isentos de prescrição e drogas recreativas.
   d. Todas as alternativas anteriores.

2. **Para avaliar com precisão a temperatura da pele, o enfermeiro deve usar que parte da mão?**
   a. Dorso da mão
   b. Ponta dos dedos
   c. Digitais dos dedos
   d. Palma

QUESTÕES DE REVISÃO

3. Ao examinar o abdome, é MELHOR usar qual das seguintes ordens?
   a. Inspeção, palpação, percussão, ausculta
   b. Inspeção, percussão, ausculta, palpação
   c. Inspeção, ausculta, palpação, percussão
   d. Ausculta, inspeção, percussão, palpação

4. O enfermeiro deve usar a campânula do estetoscópio para auscultar:
   a. Vasos sanguíneos
   b. Sons intestinais
   c. Sons dos pulmões
   d. Todas as alternativas anteriores

5. Durante a avaliação da saúde, o enfermeiro observa que o paciente tem uma história de hipertensão, fuma e está acima do peso. Ele pode ser MAIS eficaz em influenciar o paciente a adotar práticas positivas de saúde se:
   a. Discutir as consequências da hipertensão arterial, obesidade e tabagismo com o paciente.
   b. Colaborar com o paciente para identificar as mudanças que ele está disposto a fazer para controlar a pressão arterial.
   c. Fornecer ao paciente uma lista de alimentos saudáveis para comer.
   d. Der ao paciente o nome, os horários dos encontros e a localização de um grupo de apoio ao abandono do tabagismo.

RESPOSTAS

Verificação de rotina 1
1. Habilidades interpessoais
2. d
3. Falso

Verificação de rotina 2
1. Inspeção
   Palpação
   Ausculta
   Percussão
2. Boa mecânica corporal e precauções para controle de infecções.

Questões de revisão
1. d   2. a   3. c   4. a   5. b

REFERÊNCIAS

Craven RF, Hirnle CJ: *Fundamentals of Nursing: Human Health and Function*, 5th ed. Philadelphia: Lippincott, 2006.

Daniels R: *Nursing Fundamentals: Caring & Clinical Decision Making*. New York: Delmar Thompson Learning, 2004.

Potter PA, Perry AG: *Fundamentals of Nursing*, 6th ed. St. Louis: Mosby Elsevier, 2005.

capítulo 6

Administração de medicação

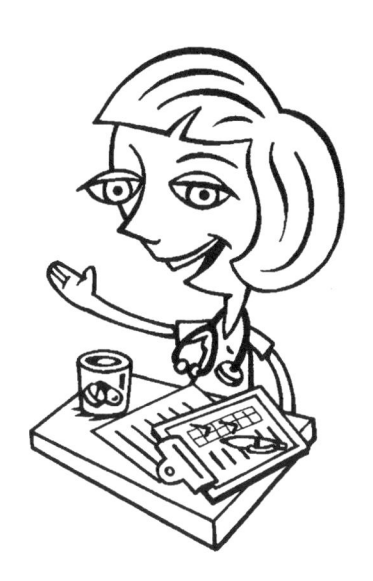

Objetivos da aprendizagem
Ao final do capítulo, o leitor será capaz de:

1. Descrever as funções de cada uma das três pessoas mais importantes envolvidas no processo de administração de medicação.
2. Descrever os quatro processos farmacocinéticos que ocorrem quando uma medicação é administrada.
3. Diferenciar entre a ação de um fármaco e o seu efeito.
4. Descrever as exigências federais que devem ser incluídas quando são administradas substâncias controladas.
5. Descrever os componentes fundamentais de cada um dos "seis certos" na administração de medicação.
6. Descrever as principais atividades que devem ser realizadas durante cada uma das cinco fases do processo de enfermagem.
7. Descrever o papel do enfermeiro no manejo de erros na administração de medicação.

PALAVRAS-CHAVE

Absorção
Ação do fármaco
Distribuição
Efeito do fármaco
Efeito indesejado
Efeito pretendido
Eliminação
Fármaco

Farmacocinética
Farmacodinâmica
Farmacologia
Medicação
Meia-vida
Metabolismo
Polifarmácia

VISÃO GERAL

Várias plantas, animais e minerais da terra têm sido utilizados devido a seus efeitos medicinais quase desde o início dos tempos. A nossa ideia mais primitiva dessa atividade provavelmente nos remeta à idade do curandeiro. Mudando para um tempo mais recente na história, é possível que pensemos no médico que fazia consultas domiciliares e fornecia as medicações para o paciente ou dava instruções para a família ou para o paciente sobre como tomá-las. As coisas mudaram um pouco desde aquela época. Embora alguns medicamentos ainda sejam derivados de plantas e animais, outros são sintetizados em laboratório ou são geneticamente modificados. Há, literalmente, milhares de medicamentos disponíveis para uso. Com o aumento do número de fármacos à disposição, vem o aumento da oportunidade de interações indesejadas e efeitos colaterais, bem como possibilidades de erros de medicação, sendo que alguns deles podem ser fatais. A administração segura de medicação é uma responsabilidade partilhada. O médico é responsável por prescrever o medicamento adequado para o paciente, o farmacêutico é responsável pela sua dispensação e o enfermeiro administra-o no paciente ou assegura que este compreenda como autoadministrá-lo. Para uma administração segura e eficaz, o enfermeiro deve ter conhecimento dos princípios farmacológicos básicos, bem como dos princípios de administração de medicação. Além disso, a prática deve ser guiada pela lei (federal, estadual e municipal) e pelas políticas da instituição. É essencial utilizar o processo de enfermagem como estrutura para a administração de medicação e integrar habilidades de pensamento crítico bem-desenvolvidas durante toda essa etapa. Este capítulo destaca as informações relevantes para cada um desses requisitos.

PRINCÍPIOS FARMACOLÓGICOS BÁSICOS

A **Farmacologia** é o estudo dos fármacos e seus efeitos sobre os organismos vivos. O **fármaco** é uma substância que altera, de alguma maneira, a função de um organismo vivo (Quadro 6.1). Os fármacos podem ser usados para proporcionar prazer (recreacionais) ou como tratamento. Aquele que é usado para um propósito terapêutico é chamado de **medicação**. A medicação é usada para diagnosticar, prevenir e tratar várias doenças.

Farmacocinética

A farmacologia é dividida em vários subcomponentes, sendo que um deles é a farmacocinética. A **farmacocinética** é o ramo da farmacologia que descreve a resposta do organismo aos medicamentos depois que eles entram no corpo. Os quatro eventos que ocorrem após um medicamento entrar no organismo são absorção, distribuição, metabolismo e eliminação.

QUADRO 6.1
Nomes de fármacos

Substância química	Fornece a descrição dos princípios ativos e estrutura molecular. Não é comumente usado na prática clínica.
Nome genérico	Nome mais simples do que o nome do princípio ativo. Atribuído ao fármaco, nos EUA, pelo United States Adopted Names Council.
Nome comercial (marca)	Atribuído pelo fabricante. Indica que o fármaco é registrado pelo fabricante e, portanto, não pode ser usado por ninguém além dele.

Exemplo:

Nome genérico: Paracetamol
Nome comercial: Tylenol

◐ A **absorção** ocorre a partir do momento que o medicamento entra no corpo até ele entrar nos líquidos corporais circulantes (linfa e sangue). A via de administração (Fig. 6.1) e a forma de medicação são os dois principais fatores que influenciam esse processo (Tab. 6.1).

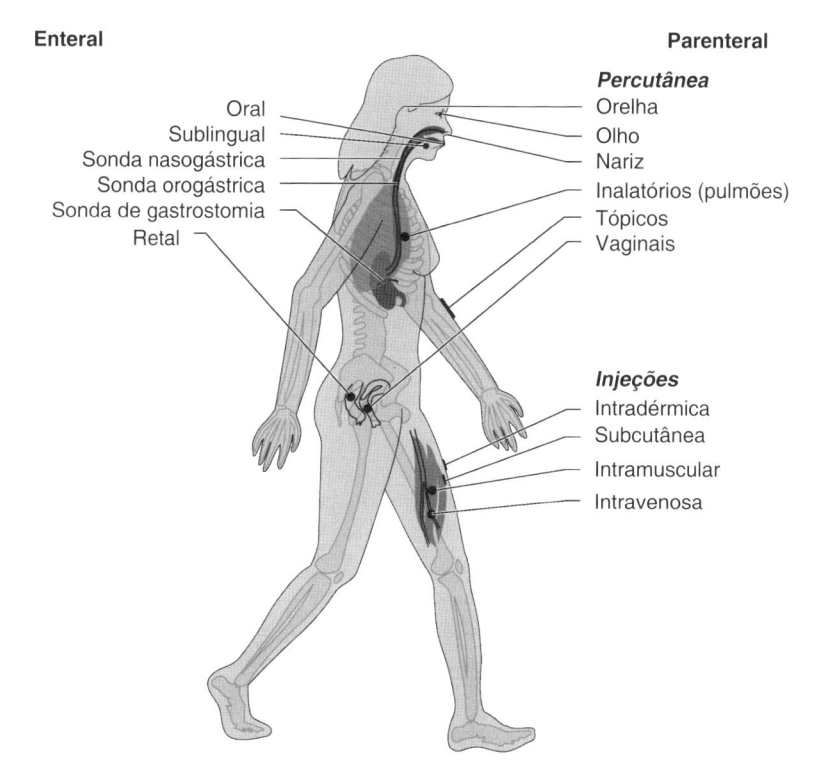

Enteral
- Oral
- Sublingual
- Sonda nasogástrica
- Sonda orogástrica
- Sonda de gastrostomia
- Retal

Parenteral

Percutânea
- Orelha
- Olho
- Nariz
- Inalatórios (pulmões)
- Tópicos
- Vaginais

Injeções
- Intradérmica
- Subcutânea
- Intramuscular
- Intravenosa

FIGURA 6.1 Vias comuns de administração de medicação.

TABELA 6.1
Formas comuns de medicamentos

Categoria	Formas	Descrição e dicas
Sólidos e semissólidos	Comprimidos • Revestimento entérico • Estratificado • Marcado para ruptura	• Os comprimidos são administrados por via oral, sublingual e vaginal. • Muitos medicamentos têm a forma de comprimido. Não confie na aparência de um comprimido ao identificar um fármaco. • Não esmague comprimidos com revestimento entérico ou de liberação gradual. Isso altera a ação do medicamento ou provoca irritação do estômago. • Doses parciais de um comprimido podem ser administradas *apenas* se o comprimido for marcado para corte. Os comprimidos geralmente são marcados em 1/2 ou 1/4.
	Cápsulas	• As cápsulas consistem em um invólucro de gelatina que contém o verdadeiro medicamento, que pode ser de forma líquida ou sólida. • Não retire e administre o conteúdo de uma cápsula de liberação gradual. Isso altera a ação do fármaco.
	Supositórios	• Medicamento semissólido que dissolve quando inserido na cavidade do corpo prescrita.
	Cremes e pomadas	• Medicamento semissólido que é mais comumente administrado por via tópica. Os cremes em geral são esfregados na pele e não deixam qualquer tipo de resíduo. As pomadas quase sempre têm uma base de óleo.
Líquidos	Xaropes Elixires Suspensões Emulsões Loções	• Os xaropes são medicamentos à base de açúcar. Procure não agitar os xaropes para evitar a formação de bolhas, que podem alterar a precisão da dosagem. • Os elixires são geralmente à base de álcool ou de água. • As suspensões devem ser agitadas antes de administradas, porque o fármaco e as partes líquidas em geral separam-se após um período de repouso. • As loções são de uso tópico, esfregadas na pele e não deixam qualquer tipo de resíduo.
Outros	Transdérmicos Inalatórios *Sprays*	• Os transdérmicos distribuem o medicamento através da pele durante um determinado período de tempo. • Os inalatórios são administrados por via nasal ou oral por meio de pequenas partículas que possibilitam a fácil absorção nas mucosas do trato respiratório.

- A **distribuição** ocorre quando o medicamento é absorvido pelos líquidos corporais. A partir desse ponto, o fármaco é levado ao seu local de ação, através do sistema circulatório. Aqueles administrados por via intravenosa não passam pela fase de absorção, ficando imediatamente disponíveis para distribuição ao local de destino.
- **Metabolismo** é o processo pelo qual os medicamentos são inativados. O local primário do metabolismo do fármaco é o fígado. Assim, uma pessoa que tem uma doença hepática deve receber uma dose menor de medicamento do que aquela que não tem, pois o fígado danificado leva mais tempo para concluir o processo de inativação.
- A **eliminação** é o meio pelo qual o organismo elimina o medicamento. O rim é o principal local onde isso ocorre. A taxa de eliminação do medicamento do corpo afeta a frequência com que o medicamento é administrado. A quantidade de tempo que leva para 50% do medicamento ser eliminado do corpo é chamada de **meia-vida**. Se o fármaco tem uma meia-vida longa, significa que levará mais tempo para que metade dele seja eliminada, pode ser administrado durante intervalos mais longos (p. ex., a cada 12 horas *versus* a cada quatro horas) e vice-versa. O enfermeiro que compreende esse princípio enfatiza para o paciente a importância de tomar medicação nos intervalos prescritos. Por exemplo, um paciente pode ser tentado a tomar uma medicação para dor com mais frequência do que o prescrito pelo médico. O enfermeiro deve explicar ao paciente que tomá-la em intervalos menores do que os prescritos pode resultar em complicações associadas a uma *overdose*. O enfermeiro deve orientar o paciente a notificar o médico caso a medicação para a dor não seja eficaz no controle da dor.

Farmacodinâmica

A **farmacodinâmica** explora a ação do fármaco e seus efeitos sobre o corpo. Essa **ação** inclui mudanças que ocorrem em nível celular (o que está acontecendo dentro do corpo que você não consegue ver). O **efeito do fármaco** é a resposta que você é capaz de ver como resultado da ação do fármaco. Por exemplo, um medicamento anti-hipertensivo pode exercer sua ação pela ligação a um local, impedindo assim que outra substância química se fixe no local. O efeito produzido por esta ação é que a pressão arterial diminui. Se o medicamento anti-hipertensivo não tivesse sido administrado, então a substância química teria se fixado no local e a pressão arterial teria aumentado. Nesse exemplo, o **efeito pretendido**, o que você queria que ocorresse, era que a pressão arterial permanecesse dentro da normalidade. Às vezes o paciente apresenta **efeitos indesejados**, que são aqueles que você não quer que ocorra por vários motivos. Assim, é muito importante que o enfermeiro esteja familiarizado com possíveis efeitos indesejáveis dos medicamentos (Quadro 6.2).

Em alguns casos, o médico pode ter de mudar o medicamento do paciente pelo fato de os efeitos indesejados superarem os seus benefícios de administração.

QUADRO 6.2
Efeitos farmacológicos indesejados

Efeito colateral ou reação adversa	Efeitos indesejáveis conhecidos de um medicamento que você pode monitorar e informar o paciente para que ele monitore. Em geral é controlado com o ajuste da dose.
Reação idiossincrásica	Resposta imprevisível que ocorre mais frequentemente quando um medicamento é administrado pela primeira vez. Acredita-se que tenha um componente genético.
Reação alérgica	Hipersensibilidade a um medicamento. Pode variar de leve (prurido e urticária) a grave (exsudação e angústia ou parada respiratória).
Carcinogênico	Medicamento causa desenvolvimento de células cancerosas.
Teratogênico	Medicamento causa efeitos danosos ao embrião ou feto durante a gestação.

DIRETRIZES LEGAIS PARA ADMINISTRAÇÃO DE MEDICAÇÃO

O governo federal americano estabelece diretrizes para garantir que os medicamentos sejam seguros para uso e que exerçam o efeito que o fabricante diz que eles exercem. Além disso, estabelece diretrizes para a distribuição e utilização de substâncias controladas (Tab. 6.2). As leis estaduais e local podem ser mais rigorosas do que as leis federais, mas não podem exigir menos do que é prescrito pelas leis federais. O mesmo é verdadeiro para as políticas organizacionais. As políticas podem ser mais rigorosas, mas devem, no mínimo, atender às exigências dos conselhos locais, estaduais e federais. Além disso, cada lei estadual de prática de Enfermagem (Lei do Exercício Profissional) define o papel de cada profissional de enfermagem, como limites relacionados à administração de medicação. Embora cada lei de enfermagem regional possa ser diferente em alguns aspectos, todas definem o papel dos profissionais de enfermagem quanto a administrar medicação e exigem que os profissionais assumam total responsabilidade por suas ações. Não é aceitável que um enfermeiro administre uma medicação apenas porque está prescrita. Em vez disso, ele deve ter conhecimento completo daquilo que administra (p. ex., quantidade recomendada e frequência, contraindicações, efeitos colaterais) e estar familiarizado com a história de saúde do paciente, pois ele pode estar relacionado aos medicamentos prescritos.

PRINCÍPIOS DE ADMINISTRAÇÃO DE MEDICAÇÃO

Embora a administração de medicação segura seja uma responsabilidade compartilhada entre a pessoa que prescreveu o medicamento, o farmacêutico e a

✓ Verificação de rotina 1

1. Os medicamentos que são administrados _____ não passam pela etapa de absorção e ficam imediatamente disponíveis para distribuição para o local-alvo.

   Resposta: _____

2. O efeito do fármaco inclui mudanças que ocorrem em nível celular, enquanto a ação do fármaco é a resposta que você é capaz de ver como resultado do efeito do fármaco. Verdadeiro/Falso?

   Resposta: _____

3. O papel do profissional de enfermagem na administração de medicação é legalmente definido pela _____ .

   Resposta: _____

TABELA 6.2
Programa de substâncias controladas ❹

A Lei Norte-americana de Substâncias Controladas de 1970 classifica os fármacos de acordo com seu potencial de uso abusivo. A Drug Enforcement Agency (DEA) é o órgão fiscalizador.

Programa e exemplos	Potencial de dependência	Coisas que se deve saber
I • Heroína • Ácido Lisérgico Dietilamida (LSD) • Maconha • Metaqualona	Alto potencial de dependência	• Não aprovado para uso clínico • Apenas para uso em pesquisa • Necessário armazenamento climatizado ou em cofre • Necessária manutenção de relatório separado
II • Morfina • Fenciclidina (PCP) • Cocaína • Metadona • Metanfetamina	Alto potencial de dependência	• Necessária manutenção de relatório separado • Necessário armazenamento climatizado ou em cofre • Necessária prescrição escrita; renovação de prescrição não permitida
III • Esteroides anabólicos • Codeína • Hidrocodona com ácido acetilsalicílico ou paracetamol	Potencial mais baixo para uso abusivo; pode levar a dependência física moderada a baixa e dependência psicológica alta	• Recuperação imediata de registros necessária, mas não tem de ser separada • Área de armazenamento segura; não requer climatização ou cofre • Requer prescrição escrita ou oral; renovação de prescrição permitida

(Continua)

TABELA 6.2

Programa de substâncias controladas ❹ (*continuação*)

A Lei Norte-americana de Substâncias Controladas de 1970 classifica os fármacos de acordo com seu potencial de uso abusivo. A Drug Enforcement Agency (DEA) é o órgão fiscalizador.

Programa e exemplos	Potencial de dependência	Coisas que se deve saber
IV • Valium • Xanax	Baixo potencial de dependência	
V • Medicamentos para tosse com codeína	Baixo potencial de dependência	• Recuperação imediata de registros necessária, mas não tem de ser separada • Área de armazenamento segura; não requer climatização ou cofre • Alguns programas de fármacos V requerem prescrição e aqueles que não exigem prescrição ainda têm diretrizes mais rigorosas para distribuição do que os fármacos não narcóticos isentos de prescrição

Dados da Tabela de Exigências Reguladoras de Substâncias Controladas do Departamento de Justiça dos EUA. Disponível em http://www.usdoj.gov/dea/pubs/abuse/1-csa.htm.

pessoa que administra o medicamento (Tab. 6.3), esta pode, em última instância, evitar que ocorra uma situação perigosa e possivelmente fatal (Quadro 6.3). A etapa de administração representa a última chance de assegurar que a pessoa certa receba o medicamento correto na quantidade correta pela via correta na hora correta.

Paciente certo ❺

É absolutamente necessário, sem exceção, que o profissional de enfermagem certifique-se de que o paciente certo está recebendo o medicamento solicitado. A exigência atual é que dois identificadores do paciente sejam usados ao administrar medicação. A determinação de quais deles usar é deixada para cada organização e deve ser padronizada. Exemplos de combinações de identificadores do paciente incluem solicitar que o paciente fale seu nome e número do seguro social completos (nos EUA) ou nome e data de nascimento completos. Além disso, em ambiente hospitalar, o enfermeiro também vai verificar o nome do paciente na pulseira de identificação e comparar com o que aparece

TABELA 6.3
Figuras principais no processo de administração de medicação

Classificação	Membros da equipe	Responsabilidade
Prescrever	• Médico • Enfermeiro	Fornece a prescrição do medicamento, como nome, dosagem, via e frequência verbalmente (por telefone ou pessoalmente) ou por escrito. As solicitações escritas são lançadas no prontuário no formulário do pedido do médico ou em um receituário legal.
Dispensar	• Farmacêutico	Rotular e fazer a dispensação do medicamento correto de maneira precisa, como a miligramagem correta e a forma. Geralmente uma quantidade é dispensada e repetida de acordo com a política do local ou com o que está escrito na prescrição legal.
Administrar*	• Enfermeiro • Técnico de Enfermagem	Assegura que o medicamento correto na quantidade correta e pela via correta foi prescrito e dispensado para o paciente certo. O enfermeiro ou o técnico também são responsáveis pela administração da medicação correta na quantidade correta pela via correta e no horário correto ao paciente certo. Se o enfermeiro ou o técnico não administrar o medicamento ao paciente, ele é responsável por assegurar que o paciente compreende como se autoadministra o medicamento com segurança.

* O medicamento é administrado por um Enfermeiro Registrado ou Licensed Practical Nurse, mas em alguns casos, outros membros da equipe de saúde (p. ex., médico, enfermeiro, médico associado) podem assumir esse papel.

no pedido de medicamento. Em ambiente ambulatorial, como um consultório médico e/ou clínica, o paciente pode não estar usando pulseira de identificação; neste caso, peça ao paciente que forneça alguma identificação, como a carteira de identidade. Em visita domiciliar, após o profissional estabelecer a identidade do paciente, então ele pode ser autorizado a utilizar o reconhecimento facial como um dos dois identificadores do paciente. Novamente, cabe à organização decidir sobre isso.

> **QUADRO 6.3**
> **Diretrizes gerais para administração segura de medicação**
>
> - Lave as mãos.
> - Prepare os medicamentos em uma área bem iluminada.
> - Sempre verifique o rótulo do fármaco e o pedido três vezes (nome, dosagem, via e forma de apresentação, e assim sucessivamente).
> - Sempre verifique se há alergias.
> - Acompanhe consistentemente os "seis certos" de administração de medicação.
> - Administre apenas medicamentos prescritos por um profissional legalmente autorizado.
> - Somente administre medicamentos que você preparou; não deixe medicamentos em qualquer local, sem supervisão.
> - Nunca administre um fármaco com aparência alterada.
> - Nunca administre um medicamento sobre o qual têm dúvidas (melhor prevenir que remediar; verifique com o farmacêutico ou o médico);
> - Agite o fármaco, se necessário.
> - Meça o medicamento no nível dos olhos.
> - Use precauções universais e precauções para objetos cortantes conforme o caso.
> - Armazene a medicação de maneira segura (separe fármacos de aparência semelhante, nomes que soam parecidos; coloque rótulos de alerta).
> - Evite tomar atalhos e contornar problemas sem solucioná-los.
> - Sempre seja honesto!

Medicamento certo

O medicamento somente pode ser administrado se o pedido do médico estiver correto, o farmacêutico dispensar o que o prescritor solicitou e o profissional de enfermagem administrar a medicação prescrita. Erros podem ser cometidos por qualquer um dos principais participantes desse processo. Assim, é essencial que o profissional de enfermagem não faça suposições. Ele deve:

- Verificar se há inconsistências entre o que foi solicitado e a história clínica do paciente, como contraindicações, alergias, diagnósticos médicos e valores laboratoriais. É muito importante que o profissional de enfermagem verifique qualquer pedido de medicamento que não esteja claro ou coerente com as informações de avaliação obtidas durante o processo de preparação.
- Verificar se há discrepâncias entre o que é solicitado e o que é dispensado. Existem inúmeros fármacos de aparência semelhante, nomes parecidos (p. ex., Xanax e Zantac – que em inglês têm pronúncias parecidas), o que poderia resultar na dispensação e administração da medicação errada.
- Verificar o rótulo do medicamento três vezes para garantir que você tem o fármaco correto antes de administrá-lo ao paciente.
- Caso o paciente discuta se deve ou não tomar o medicamento que foi prescrito, verifique se o prescritor solicitou o fármaco correto.

ALERTA DE ENFERMAGEM • Abreviaturas proibidas*

Abreviaturas já aceitas para uso estão atualmente proibidas devido ao risco de segurança, em especial em relação à administração de medicação.

- U ou u: escreva "unidade"
- UI: escreva "unidade internacional"
- /d: escreva "diariamente"
- Q.O.D., QOD, q.o.d., qod. (abreviatura americana para "em dias alternados"): escreva "em dias alternados"
- Não utilize zero à direita (p. ex., 0,10), em vez disso, escreva 0,1.
- Sempre inclua um zero à esquerda (p. ex., escreva 0,1, não .1).
- MS, $MgSO_4$: escreva "sulfato de morfina" ou "sulfato de magnésio".

Dose certa

Administrar a quantidade certa de medicamento é tão importante quanto administrar a medicação correta no paciente certo. A administração de uma quantidade menor do que a prescrita pode resultar no tratamento inadequado do paciente e retardar a recuperação da doença e evitar a saúde ideal. Também pode desenvolver resistência ao fármaco no futuro. A administração de uma dose maior do que a prescrita pode criar novos problemas para o paciente, sendo alguns deles fatais. As etapas para assegurar que a dose certa é administrada incluem:

- Verificar o rótulo para conferir a dosagem.
- Realizar os cálculos de dosagem de maneira precisa para garantir que a quantidade prescrita é compatível com o que é recomendado nas fontes de informações sobre os fármacos (p. ex., dosagem recomendada na bula do medicamento, livros sobre fármacos) e para determinar a quantidade necessária sob a forma de apresentação do medicamento que está disponível (Quadro 6.4).

Via certa

Já estabelecemos que a via de administração de medicação afeta a maneira como o corpo processa o medicamento. Para garantir que o efeito pretendido seja alcançado, o profissional deve assegurar qual via prescrita para o fármaco é adequada e garantir que seja usada se não houver contraindicações. Por exemplo, um medicamento que é prescrito para administração oral pode ser contraindicado se o paciente tiver sido submetido a uma cirurgia oral ou não ser eficaz se ele estiver vomitando. Assim, não seria conveniente continuar com a administração da medicação sem antes consultar o prescritor ou

---

* N. de R.T.: As abreviaturas U ou u; UI, /d; $MgSO_4$ são utilizadas no Brasil.

QUADRO 6.4
Curso rápido de cálculos de dosagem

Etapas básicas
- Converta as unidades diferentes para uma mesma unidade (p. ex., onças/mililitros ou libras/quilograma).
- Converta unidades semelhantes para o mesmo tamanho (p. ex., gramas/miligramas).
- Pense: considere a resposta lógica. Por exemplo, se o médico prescrever 500 mg e você tiver comprimidos de 250 mg disponíveis, a lógica é que administre dois comprimidos. Ou se o médico prescreveu 100 mg e você tem 1.000 mg/10 mL, poderia administrar 1 mL.

Método 1

Dosagem prescrita (P) sobre dose disponível (D) multiplicado pela quantidade (Q).

$$\frac{P}{D} \times Q$$

Ponto crítico: a unidade de mensuração para P e D deve ser a mesma.
Dica: Q representa a quantidade de acordo com a forma (p. ex., mL, comprimidos, cápsulas) e deve ser o rótulo fixado a sua resposta.
Exemplo:
Prescrito: 500 mg **(P)**
Disponível: 1 g **(D)**/4 mL **(Q)**
Converta 1 g para o equivalente a 1.000 mg:
1.000 mg **(D)**/4 mL **(Q)**

$$\frac{\cancel{500} \text{ mg}^{1}}{\cancel{1.000} \text{ mg}_{2}} \times 4 \text{ mL} = \frac{\cancel{4} \text{ mL}^{2}}{\cancel{2}_{1}} = 2 \text{ mL}$$

Método 2

Razão/ou proporção: dose disponível (D) sobre a quantidade disponível (Q) é equivalente à quantidade prescrita (P) sobre a quantidade X.

Resolva para X:

$$\frac{D}{Q} \asymp \frac{P}{X} \text{ (multiplicação cruzada)}$$

Ponto crítico: a unidade de medida para D e P deve ser a mesma.
Dica: Q representa a quantidade da forma (p. ex., mL, comprimidos, cápsulas) e será o rótulo que deve ser anexado a sua resposta.
Exemplo:
Prescrito: 500 mg **(P)**
Disponível: 1 g **(D)**/4 mL **(Q)**
Converta 1 g ao equivalente de 1.000 mg: 1.000 mg.
(D)/4 mL **(Q)**

$$\frac{\cancel{1.000}^{250} \text{ mg}}{\cancel{4} \text{ mL}_{1}} = \frac{500 \text{ mg}}{X \text{ mL}} \text{ (multiplicação cruzada)}$$

$$250 \, X = 500 \qquad \frac{\cancel{250}X}{\cancel{250}_{1}} = \frac{\cancel{500}^{2}}{\cancel{250}_{1}} = 2 \text{ mL}$$

- Pense novamente: minha resposta calculada está de acordo com a minha resposta lógica? Caso contrário, faça a análise de ambas. Também questione se a quantidade é razoável. Por exemplo, se você conseguiu uma resposta de 10 comprimidos, não acha estranho administrar 10 comprimidos de uma vez a um paciente?

Outras coisas a considerar
- Somente dê um comprimido parcial se for marcado para a quantidade calculada!
- Regra geral, quando for arredondar: ≥ 0,5 é arredondado para cima e < 0,5 é arredondado para baixo. Tenha cuidado ao arredondar e consulte o prescritor caso tenha alguma dúvida (p. ex., pacientes pediátricos, idosos, com distúrbios hepáticos ou renais).
- Em algumas situações, pode ser uma boa ideia pedir a outra pessoa que verifique seus cálculos (p. ex., para medicamentos de alto risco como a insulina e a heparina).

verificar se o medicamento também foi prescrito para uma via alternativa. Outro exemplo da importância de administrar a medicação pela via correta é demonstrado na situação em que a via de administração determina a quantidade de medicamentos prescrita. Por exemplo, o Toradol, um analgésico não opiáceo, pode ser administrado por via oral (VO), por via intramuscular (IM) ou intravenosa (IV). A quantidade recomendada para adultos por via oral não deve exceder 40 mg/d. A quantidade recomendada para essa mesma população, quando administrado IV, não deve ultrapassar 120 mg/d. Assim, se você administrou a dose IV recomendada a um paciente por via oral, pode, potencialmente, administrar ao paciente três vezes a quantidade prescrita por dia, o que poderia levar ao aumento dos efeitos colaterais.

Horário certo

O momento certo inclui o intervalo certo, assim como o horário certo. Administrar uma medicação com mais frequência ou com menos frequência do que a prescrita tem o potencial de exercer um impacto sobre o efeito desejado do medicamento. Além disso, alguns medicamentos devem ser administrados em determinada hora do dia. Por exemplo, diuréticos (fármacos administrados para remover o excesso de líquidos do corpo) tipicamente são administrados no período da manhã. Programar a sua administração para a noite talvez impeça que o paciente descanse de forma adequada. Outro exemplo da importância do horário da administração é demonstrado quando exames laboratoriais são solicitados em relação a quando um medicamento é administrado. Alterar o horário da administração da medicação sem notificar o laboratório pode acarretar resultados laboratoriais imprecisos, ajustes desnecessários da dosagem, com posteriores resultados negativos.

Documentação certa

Registrar a administração de medicação foi acrescentado aos cinco tradicionais certos da administração de medicação, e com razão. É fundamental que outros membros da equipe de saúde envolvidos no cuidado do paciente saibam a quantidade, o tempo e a via dos medicamentos administrados ao paciente. Também é importante que os outros membros da equipe de saúde saibam como o medicamento está afetando o paciente. Os resultados esperados foram alcançados? Houve algum efeito não pretendido? Essa informação é comunicada a outros por meio de documentação no prontuário. Os pontos mais importantes a serem lembrados ao registrar a administração de medicação incluem:

- Lembre-se de que checar um medicamento na folha de prescrição indica que o medicamento foi administrado exatamente como prescrito e de acordo com a política da organização.
- Quando são necessárias alterações, como uma mudança de tempo, mudança na forma de apresentação do medicamento ou na via, as ações adequadas,

conforme determinado pela política da organização, devem ser seguidas, e as alterações devem ser claramente comunicadas por escrito e verbalmente, se necessário. Lembre-se de que a prescrição de um novo fármaco pode ser solicitada quando as alterações são necessárias.

◐ A eficácia do medicamento ou a sua ausência deve ser registrada de acordo com a política da organização (geralmente na folha de sinais ou na evolução de enfermagem). Essa informação ajuda a próxima pessoa a administrar a medicação a atender efetivamente as necessidades do paciente.

✓ Verificação de rotina 2

1. _____ identificadores do paciente devem ser utilizados quando se administra medicação.

   Resposta: _____

2. O profissional de enfermagem não deve administrar um medicamento que o paciente questiona até verificar a prescrição com o prescritor. Verdadeiro/Falso?

   Resposta: _____

3. Liste os seis certos da administração de medicação.

   Resposta:
   a) _____
   b) _____
   c) _____
   d) _____
   e) _____
   f) _____

PROCESSO DE ENFERMAGEM E ADMINISTRAÇÃO DE MEDICAÇÃO

A administração de medicação é uma atividade de rotina realizada por profissionais de enfermagem, provavelmente mais do que qualquer outro procedimento além da avaliação dos sinais vitais. Mas é mais do que um procedimento. O profissional de enfermagem pode facilmente cair em um modo robótico ao administrar os medicamentos aos pacientes, especialmente se os mesmos tipos de medicamentos forem usados para a população que está sob cuidados. Para evitar erros onerosos, o profissional de enfermagem deve sempre usar o processo de enfermagem como pano de fundo para administração de medicação – avaliação da situação, identificação de quais são as necessidades do paciente, planejamento da maneira como o medicamento será administrado, adoção de precauções adequadas ao administrar os medicamentos e avaliação do processo e resultados.

Investigação

Durante a investigação, o enfermeiro deve revisar a história do paciente, incluindo a história de medicamentos, para determinar se os prescritos são adequados para o indivíduo em questão. As alergias devem ser revistas. A história de medicamentos deve ser revisada e avaliada para evitar duplicações (*overdose*) e interações inesperadas. As variações de desenvolvimento (geriátrica e pediátrica) também devem ser levadas em consideração (Quadro 6.5). Por exemplo, o paciente geriátrico é mais suscetível a interações medicamentosas, reações adversas e *overdose* como resultado de **polifarmácia** (i.e., tomar muitos medicamentos ao mesmo tempo). Informações sobre o estado de saúde atual do paciente devem ser revisadas. Por exemplo, a função hepática e renal de um paciente e o estado nutricional afetam a sua capacidade de metabolizar e excretar o(s) medicamento(s) prescrito(s).

Diagnóstico de enfermagem

A avaliação precisa conduz à identificação das necessidades do paciente relacionadas à administração de medicação. Os possíveis diagnósticos que o paciente pode ter incluem:

- Falta de adesão ao tratamento (p. ex., relacionada com a falta de conhecimento ou de recursos financeiros)
- Deglutição prejudicada (influencia a capacidade de ingerir medicamentos por via oral)
- Eliminação urinária prejudicada (influencia a excreção dos fármacos)
- Volume de líquidos deficiente (influencia a distribuição dos fármacos)

O enfermeiro não apenas identifica as necessidades do paciente e os diagnósticos de enfermagem, mas também prioriza o atendimento prestado. Por exemplo, a prioridade para um paciente que tem eliminação urinária prejudicada pode ser consultar o médico para verificar se os medicamentos indicados na quantidade prescrita precisam ser modificados. A falta de adesão ao tratamento decorrente de dificuldades financeiras, apesar de importante, pode ser menos prioritária durante o período de hospitalização inicial, pois os medicamentos são fornecidos pela instituição.

Planejamento

O planejamento para administração de medicação é uma peça fundamental do quebra-cabeças. Durante essa fase do processo de enfermagem, o profissional tem a oportunidade de eliminar a ocorrência de possíveis erros; fazer uso

QUADRO 6.5
Dicas pediátricas e geriátricas

Dicas pediátricas	Dicas geriátricas
• As crianças em geral requerem doses menores devido a processos corporais imaturos.	• Os ajustes de dosagem podem ser necessários para adultos mais velhos, devido à deterioração das funções dos sistemas do corpo.
• Pode haver necessidade de assistência, em especial para injetáveis.	• Tome precauções extras durante o processo de identificação do paciente, porque o idoso pode ter o estado mental ou audição alterados.
• Quando possível, ofereça à criança uma escolha, mas não a ofereça se não houver alternativa.	• Avalie a capacidade de deglutição do paciente.
• Levante informações dos pais em relação à melhor maneira de administrar a medicação ao paciente.	• Determine se o paciente é capaz de autoadministração segura de medicação ou se ele necessita de assistência.
• Tenha cuidado ao selecionar os locais de injeções. Determinados grupos de músculos podem não ser grandes o suficiente para acomodar a dosagem prescrita.	• Utilize dispositivos de assistência quando adequado (p. ex., uma caixa para comprimidos).
• As seringas sem agulhas e colheres especialmente projetadas para medicação líquida facilitam a administração de doses precisas de medicamentos para crianças.	• Planeje tempo adicional ao fornecer orientações ao paciente. Tanto quanto possível, simplifique as instruções.
• Um espaçador, que é um dispositivo que pode ser anexado a um medicamento inalatório, facilita a administração de doses exatas de medicação para crianças.	• Examine cuidadosamente os prontuários médicos e faça perguntas ao paciente para determinar toda a medicação que ele está tomando, pois complicações associadas à polifarmácia são um perigo real para a população geriátrica.

eficiente do tempo, garantindo que todos os equipamentos necessários, suprimentos e medicamentos estão disponíveis; oriente o paciente e os familiares sobre a administração segura da medicação e determine quais resultados são esperados.

Implementação

A fase de implementação é o momento para colocar o plano de enfermagem em ação. Embora a ação principal seja a administração de medicação, o profissional que for administrá-la deve rever os "certos" (paciente certo, medicamento certo, quantidade certa, horário certo, via certa). Devem ser feitos ajustes, quando necessário. A orientação ao paciente e à família também deve ser integrada. A documentação começa durante a fase de planejamento, quando os medicamentos estão sendo preparados (regime de internação) e continua durante a implantação.

Avaliação 6

A fase de avaliação é o momento de revisar o processo e determinar se os resultados esperados foram alcançados. Perguntas que devem ser feitas incluem:

1. O medicamento foi administrado conforme prescrito, ou houve problemas?
2. A resposta do paciente à medicação foi conforme o esperado, ou ele apresentou reações adversas ou efeitos indesejados?
3. O paciente ou seus familiares compreendem como tomar ou administrar a medicação de maneira segura e eficaz?

Os ajustes são feitos em conformidade, e essa informação é documentada, bem como comunicada verbalmente, se necessário. Embora o objetivo seja administrar a medicação de maneira segura e eficaz, ocorrem erros de medicação. Na verdade, tais erros são classificados como uma das maiores categorias de erros na assistência ao paciente. Embora possa haver muitos fatores que contribuam, em última instância, é o profissional de enfermagem (na maioria dos casos), quem administrou o medicamento, que deve lidar com todos os erros de medicação com integridade. Devem ser adotadas medidas para minimizar os desfechos adversos que possam resultar do erro. Além disso, ele deve ser registrado de acordo com a política organizacional. Documentá-lo é importante, pois fornece evidências de que foram adotadas medidas para garantir a segurança do paciente, bem como fornecer dados essenciais para assegurar melhoria da qualidade global da assistência aos pacientes. 7

ALERTA DE ENFERMAGEM • Erros de manipulação de medicação
- Reconheça o erro.
- Mantenha a calma.
- Relate o erro imediatamente.
- Siga as solicitações do prescritor para corrigir o erro.
- Documente-o de acordo com a política organizacional (geralmente em um relato de ocorrência, não nas anotações de enfermagem).

CONCLUSÃO

Os profissionais de enfermagem desempenham um papel fundamental no processo de administração de medicação. Embora essa seja uma parte da rotina diária da enfermagem, está longe de ser uma habilidade comum. Com isso em mente, os seguintes pontos principais foram apresentados neste capítulo:

- A administração de medicação exige o conhecimento de princípios farmacológicos básicos, exigências legais e os princípios da administração de medicação.
- O pensamento crítico, junto com o processo de enfermagem, promove a abordagem segura, eficaz e sistemática à administração de medicação.
- Uma revisão dos "certos" (paciente certo, medicamento certo, via certa, horário certo e documentação certa) deve ser sempre incluída durante a administração de medicação.
- As ações e efeitos dos medicamentos são influenciados pela maneira como são absorvidos, distribuídos, metabolizados e excretados pelo corpo.
- Fármacos têm efeitos pretendidos e efeitos indesejados. O objetivo da terapia medicamentosa é que o paciente receba aqueles que forneçam o melhor benefício sem efeitos indesejáveis ou não intencionais com efeitos indesejáveis mínimos. O profissional de enfermagem fornece informações valiosas para o prescritor para a determinação de como esse equilíbrio pode ser mais bem alcançado.
- O profissional de enfermagem é totalmente responsável por suas ações no que se refere à administração de medicação, incluindo a comunicação responsável de erros de medicamentos em tempo hábil, de modo a garantir a segurança do paciente.

QUESTÕES DE REVISÃO

1. **A subcategoria de farmacocinética que lida com a inativação de uma medicação chama-se:**
   a. Absorção
   b. Distribuição
   c. Metabolismo
   d. Eliminação

2. **O médico receitou 300 mg de um medicamento a ser administrado por via oral a cada oito horas. Estão disponíveis comprimidos de 200 mg marcados para divisão (1/2 porção). O profissional de enfermagem deve:**
   a. Consultar um médico para ver se ele deve dar um comprimido, pois dois comprimidos seriam mais do que a dose prescrita.

QUESTÕES DE REVISÃO

   b. Dar um comprimido inteiro e metade de um segundo comprimido.
   c. Entrar em contato com a farmácia para determinar se o fármaco está disponível em miligramagens diferentes de modo que a quantidade exata dele possa ser administrada.
   d. Esmagar os fármacos, adicionar água e preparar uma quantidade igual à dosagem exata prescrita.

3. **Um profissional está se preparando para administrar medicação oral em um paciente de 80 anos de idade, que foi admitido ao hospital com um diagnóstico clínico de desidratação. Para assegurar a administração segura, ele deve:**
   a. Antes de administrar uma dose do medicamento, avaliar cuidadosamente o estado de hidratação do paciente e relatar ao prescritor quaisquer achados que possam alterar a sua distribuição.
   b. Consultar uma fonte de referência farmacológica e administrar a menor dose recomendada identificada para evitar *overdose* e reações adversas.
   c. Avaliar a capacidade do paciente de engolir.
   d. a e c.
   e. Todas as alternativas anteriores.

4. **Um paciente pediátrico receberá alta em alguns dias. O médico deixou receitas para que ele continue a tomar medicação por via oral em casa. O enfermeiro está se preparando para ensinar os pais sobre como administrar a medicação ao paciente. Para assegurar que os pais compreendam o processo com segurança, o enfermeiro deve:**
   a. Fornecer aos pais instruções escritas e verbais claras e simples sobre como administrar a medicação.
   b. Depois de demonstrar, deixar o medicamento à beira do leito para os pais administrarem todas as doses até a alta.
   c. Ler as informações da receita para os pais e perguntar se eles têm alguma dúvida.
   d. a e b.

5. **Para garantir a manutenção da segurança do paciente, o profissional que comete um erro de medicamento deve:**
   a. Informar o médico durante as próximas visitas regulares programadas.
   b. Adotar medidas corretivas adequadas conforme prescrito pelo médico.
   c. Documentar a ocorrência nas anotações de enfermagem.
   d. a e b.
   e. Todas as alternativas anteriores.

? QUESTÕES DE REVISÃO

RESPOSTAS

Verificação de rotina 1
1. Por via intravenosa.
2. Falso.
3. Lei de Prática de Enfermagem (Nurse Practice Act).

Verificação de rotina 2
1. Dois
2. Verdadeiro
3. a) Paciente
   b) Medicamento
   c) Via
   d) Horário
   e) Dose
   f) Documentação

Questões de revisão
1. c   2. b   3. d   4. a   5. b

REFERÊNCIAS

American Pharmaceutical Association: *Basic Pharmacology*, 1st ed. Englewood, CO: Perspective Press/Morton Publishing, 2000.

Craven RF, Hirnle CJ: *Fundamentals of Nursing: Human Health and Function*, 5th ed. Philadelphia: Lippincott, 2006.

Daniels R: *Nursing Fundamentals: Caring & Clinical Decision Making*. New York: Delmar Thompson Learning, 2004.

Fulcher EM, Solo CD, Fulcher RM: Pharmacology: *Principles & Applications – A Worktext for Allied Health Professionals*. Philadelphia: Saunders, 2003.

Potter PA, Perry AG: *Fundamentals of Nursing*, 6th ed. St. Louis: Mosby Elsevier, 2005.

WEBSITES

United States Department of Justice: *The Controlled Substances Act*. Disponível em http://www.usdoj.gov/dea/pubs/abuse/ 1-csa.htm

capítulo 7

Segurança

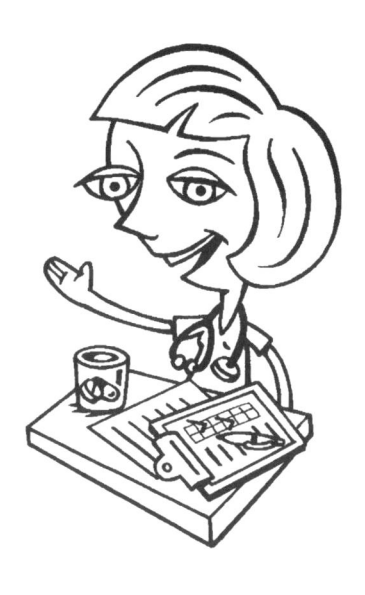

Objetivos da aprendizagem
Ao final do capítulo, o leitor será capaz de:

1. Descrever os componentes do ciclo de infecção.
2. Discutir as características essenciais de um plano eficaz de controle de infecção.
3. Diferenciar assepsia clínica e assepsia cirúrgica.
4. Distinguir as precauções-padrão e as precauções baseadas na transmissão.
5. Identificar a intervenção de promoção da saúde que o enfermeiro pode implementar para ajudar os pacientes a permanecerem livres de infecção.
6. Identificar duas variáveis que aumentam o risco de um indivíduo sofrer um tipo específico de lesão.
7. Identificar ações de enfermagem que possam ser adotadas para evitar lesões no local de atendimento.

PALAVRAS-CHAVE

Aeróbio
Anaeróbio
Assepsia cirúrgica
Assepsia clínica
Desinfecção
Fômito
Hospedeiro suscetível
Limpeza

Patógenos
Portador
Reservatório
Transmissão aérea
Transmissão direta
Transmissão indireta
Vetor
Virulência

VISÃO GERAL

A equipe de enfermagem partilha a responsabilidade de manter o ambiente de trabalho seguro e protegido para si próprios, para o paciente e para outros membros da equipe de saúde. Também são responsáveis pela orientação aos pacientes e a suas famílias sobre como manter a segurança fora do estabelecimento assistencial. Para atingir esse fim, duas áreas importantes devem ser abordadas – a de controle de infecção e a de prevenção de lesões. Este capítulo apresenta um olhar mais atento ao papel do enfermeiro na gestão eficaz de duas áreas-alvo identificadas.

CONTROLE DE INFECÇÃO

Convivemos em um mundo repleto de microrganismos; alguns deles contribuem de uma maneira positiva para a nossa existência e outros causam danos. Aqueles que têm o potencial para causar doenças infecciosas são chamados **patógenos**. Os enfermeiros que têm a compreensão do ciclo de infecção estarão mais bem preparados para implementar um plano para quebrar o ciclo, prevenindo ou minimizando a ocorrência de doenças infecciosas desta maneira.

Ciclo de infecção

O ciclo de infecção inclui seis componentes: o patógeno ou agente infeccioso, o reservatório, o portal de saída, o modo de transmissão, o portal de entrada para o hospedeiro e o hospedeiro suscetível. As características de cada um dos componentes influencia a capacidade do patógeno de produzir a doença infecciosa, bem como sua capacidade de se disseminar a partir de uma fonte para outra (Fig. 7.1).

Agente infeccioso

Bactérias, fungos, vírus e protozoários são microrganismos que podem causar infecções. As características do patógeno que influenciam se uma infecção ocorrerá incluem o número de patógenos presentes, sua **virulência**, ou capacidade para causar a doença, sua capacidade de entrar em um hospedeiro com êxito e sua capacidade para sobreviver dentro dele.

Reservatório

O **reservatório**, ou a fonte, é o local onde o patógeno vive até que um **hospedeiro suscetível** (capaz de ser infectado pelo patógeno) esteja disponível.

Os objetos não vivos, tais como tábuas de corte para preparação de alimentos, alimentos e solo podem servir como reservatórios, assim como organismos vivos, como plantas, animais e seres humanos. Estes e os animais que

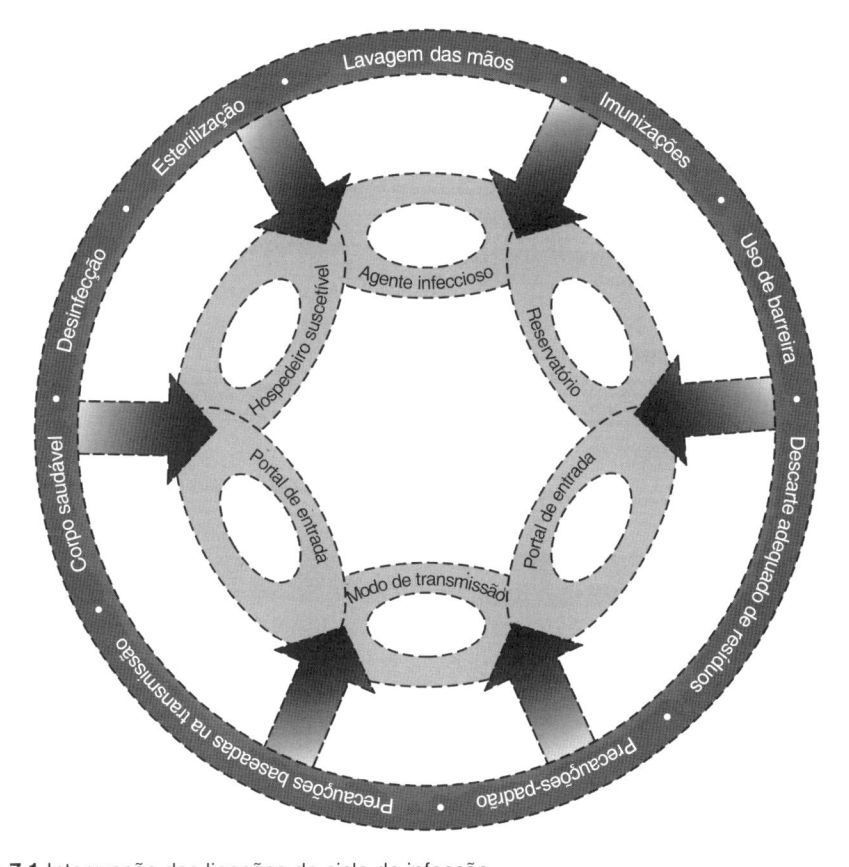

FIGURA 7.1 Interrupção das ligações do ciclo de infecção.

servem como reservatórios para um patógeno, mas que não desenvolvem uma doença infecciosa, são chamados de **portadores**. O reservatório ideal para um patógeno é aquele que fornece:

- Uma boa fonte de alimento
- A temperatura ambienta ideal (~ 35 °C)
- Água ou umidade
- pH entre 5 e 8
- Um ambiente escuro
- Oxigênio, se o patógeno for **aeróbio**, o que significa que requer oxigênio (microrganismos **anaeróbios** não necessitam de oxigênio)

ALERTA DE ENFERMAGEM • Alerta de infecção!

O ambiente escuro e úmido no interior do corpo humano é um dos melhores reservatórios para patógenos; assim, devemos fazer tudo que podemos para MANTER OS PATÓGENOS AFASTADOS!

Porta de saída e modo de transmissão 🔑

Para um patógeno chegar a um hospedeiro suscetível, deve ter um meio de sair do reservatório. Os patógenos podem sair do reservatório através dos líquidos corporais, como sangue, secreções genitais, urina, drenagem de ferida, fezes, vômitos e escarro. A porta de saída e o modo de transmissão trabalham de mãos dadas. Para o ciclo de infecção continuar, o patógeno tem de ser transmitido para um local onde ele possa acessar um hospedeiro suscetível. A relação entre a porta de saída e o modo de transmissão pode ser comparada a uma situação em que o indivíduo tem dinheiro para fazer uma compra desejada, mas só pode fazê-la se houver transporte (p. ex., ônibus, bicicleta, carro) disponível para chegar até a loja onde se encontra a mercadoria. Os três métodos principais de transmissão são: direto, indireto e aerotransportado.

- A **transmissão direta** ocorre quando há contato físico entre o reservatório, ou fonte, e o hospedeiro suscetível. Em outras palavras, ocorre quando um hospedeiro suscetível tem contato físico com reservatórios, como a pele e secreções corporais diferentes.
- A **transmissão indireta** ocorre por um de dois meios. No primeiro caso, o hospedeiro suscetível entra em contato com um **fômito**, que é um objeto inanimado (p. ex., curativos, agulhas contaminadas, instrumentos cirúrgicos, utensílios utilizados para comer, tecidos usados, brinquedos) que está contaminado com o patógeno. O segundo meio de transmissão indireta é conhecido como transmissão **vetorial**. Ela ocorre quando um animal, como um mosquito, pulga ou carrapato transporta (geralmente por meio de uma picada) o patógeno a um hospedeiro suscetível.
- A **transmissão aérea** ocorre quando os patógenos são carregados através de gotículas (p.ex., tosse ou espirro) que estão suspensas no ar até o hospedeiro suscetível. Sem uma barreira no local, as gotas podem trafegar grandes distâncias.

Porta de entrada 🔑

A porta de entrada é a maneira como o patógeno entra no hospedeiro suscetível, o que pode ocorrer através de qualquer abertura corporal (p. ex., olhos, ouvidos, boca, meato urinário, reto, vagina), bem como pela pele, especialmente quando há uma ruptura.

Hospedeiro suscetível 🔑

As características do hospedeiro-alvo também influenciam se o patógeno pode causar uma doença infecciosa real. Indivíduos muito jovens e muito idosos tendem a ser mais suscetíveis aos agentes infecciosos, pois eles têm um sistema imune imaturo (muito jovens) ou um sistema imune enfraquecido (muito idosos). O estado nutricional de uma pessoa, o nível de estresse e o estado geral de saúde também influenciam sua suscetibilidade aos efeitos nocivos de patógenos.

Estratégias de controle de infecção

Um programa de controle de infecção eficaz é multifacetado e inclui um grupo diverso de membros da equipe, que vão desde administradores de alto escalão até funcionários de limpeza. A organização deve estar comprometida com o desenvolvimento de um plano de controle de infecção que envolva toda a instituição. Além das disposições de controle de infecção para a população de pacientes, o plano deve incluir um programa que aborda a saúde dos trabalhadores, a identificação e o controle de risco de infecção relacionada ao trabalho e tratamento de exposição à infecção real.

Os profissionais de enfermagem passam uma quantidade significativa de tempo prestando cuidados diretos ao paciente. Como consequência, têm o papel de atores principais na prevenção da infecção. A maneira mais eficaz e eficiente de facilitarem o controle de infecção é por meio da implementação do processo de enfermagem. O uso deste assegura que todas as variáveis que colocam o paciente em risco para a infecção são consideradas. A avaliação do impacto total de uma doença infecciosa no paciente e do risco de disseminação também deve ser incluída. Os diagnósticos de enfermagem exclusivos para cada paciente podem então ser identificados e um plano de cuidados, adaptado para atender as suas necessidades (Tab. 7.1).

Assepsia

As intervenções que visam especificamente o controle de infecção no serviço de saúde dividem-se em duas categorias: **assepsia clínica**, ou técnica limpa, que é usada para controlar o número de microrganismos, e **assepsia cirúrgica**, ou técnica estéril, que exige a remoção completa dos microrganismos e esporos. Algumas técnicas inserem-se em ambas as categorias de assepsia. Por exemplo, luvas podem ser utilizadas para fins de assepsia clínica, bem como para assepsia cirúrgica. A diferença é que as luvas para assepsia cirúrgica devem ser vestidas de tal maneira que mantenham a esterilidade das luvas. A não utilização de uma técnica estéril ao vestir luvas estéreis pode resultar na introdução de microrganismos no hospedeiro suscetível (i.e., no paciente).

Assepsia clínica

A lavagem das mãos é a maneira mais importante para manter a assepsia clínica. Quando as mãos não estão visivelmente sujas, recomenda-se uma solução antisséptica de lavagem das mãos.

É importante usar a quantidade correta de solução antisséptica para lavagem das mãos e continuar a esfregá-las até que estejam secas. A lavagem

TABELA 7.1
Controle de infecção e processo de enfermagem

Triagem	Potencial diagnóstico de enfermagem (exemplos)	Planejamento (metas e desfechos)	Implementação	Avaliação
Fatores de risco • Mecanismos de defesa • Idade • Hereditariedade • Estresse • Estado de saúde atual • Medicamento e procedimentos • Estado nutricional **Achados clínicos** • Sinais e sintomas de infecção • Resultados laboratoriais e de exame diagnóstico • Impacto de infecção existente no funcionamento do paciente e da família	• Infecção, Risco de • Conhecimento, Deficiente • Integridade da pele, Prejudicada • Interação social prejudicada • Tensão do papel de cuidador, Risco de	• Prevenção ou controle de infecção • Conhecimento do paciente ou da família sobre prevenção e controle de infecção • Manutenção da integridade da pele • Interação social por meios que não interfiram no controle de infecção • Recursos adequados para evitar tensão do papel de cuidador	• Técnicas assépticas clínicas e cirúrgicas • Monitoramento de sinais, sintomas, resultados laboratoriais e diagnósticos que sugerem presença de infecção • Ensinar ao paciente e à família como evitar infecção e como reconhecer seus sinais iniciais • Fornecer meios para interação social (com visitante usando precauções adequadas de controle de infecção, interações por telefone e comunicação escrita) • Ajudar o paciente ou a família a identificar recursos que irão minimizar a tensão do papel de cuidador	• Determine evolução em direção ao alcance dos objetivos e resultados • Determine eficácia das intervenções • Modifique o plano de cuidados quando necessário

das mãos com um sabão antimicrobiano, água e fricção vigorosa por um período mínimo de 15 segundos deve ser utilizada quando as mãos estiverem visivelmente sujas (Quadro 7.1). Deve ser dada atenção especial aos leitos ungueais e sob as unhas das mãos. Estas devem ser mantidas curtas. Deve-se evitar unhas de acrílico e unhas com esmalte descascado, pois ambos são os principais responsáveis pelo crescimento de microrganismos.

QUADRO 7.1
Dicas para lavagem das mãos

Lave as mãos:

- Ao chegar ao trabalho
- Entre os contatos com os pacientes
- Antes e após a realização de procedimentos invasivos
- Depois de retirar as luvas usadas
- Após manusear material contaminado
- Depois de entrar em contato com secreções corporais
- Antes de comer
- Após usar o banheiro
- Antes de sair do trabalho

ALERTA DE ENFERMAGEM • Alerta de infecção!
Embora não existam dados conclusivos, tem havido casos isolados nos quais os microrganismos causadores de infecções hospitalares foram encontrados nas mãos dos profissionais de enfermagem que usavam unhas artificiais.

Os equipamentos de proteção individual (EPIs), como luvas, aventais, máscara, óculos de proteção e protetores faciais, também são utilizados para atingir a assepsia clínica. As recomendações para higienização das mãos e o uso de EPI são fornecidas nas diretrizes de precaução-padrão (Tab. 7.2) e diretrizes de precaução baseadas na transmissão (Tab. 7.3) delineadas pelos Centers for Disease Control and Prevention.

A limpeza e a desinfecção são duas técnicas de assepsia clínica utilizadas para remover microrganismos de equipamentos e suprimentos utilizados na assistência ao paciente. A **limpeza** é o processo pelo qual se remove a sujeira visível; ela não garante que todos os microrganismos sejam eliminados. No entanto, a **desinfecção** requer o uso de produtos químicos e resulta na eliminação da maioria, se não de todos, os microrganismos, com exceção de esporos.

TABELA 7.2
Precauções-padrão (a serem usadas com todos os pacientes)

Componente	Recomendações
Higiene das mãos	Após tocar sangue, líquidos corporais, secreções, excreções, itens contaminados; imediatamente após remover as luvas; entre os contatos com pacientes
Equipamentos de proteção individual (EPIs)	
Luvas	Para tocar em sangue, líquidos corporais, secreções, excreções, itens contaminados; para tocar em membranas mucosas e pele não íntegra
Avental	Durante procedimentos e atividades de cuidado ao paciente, quando se prevê contato com a roupa ou pele exposta com sangue, líquidos corporais, secreções, excreções
Máscara, proteção ocular (óculos), proteção facial*	Durante procedimentos e atividades de cuidado ao paciente suscetíveis a gerar gotículas ou respingos de sangue, líquidos corporais, secreções, principalmente na aspiração e na intubação endotraqueal
Outros	
Equipamento de atendimento ao paciente sujo	Manuseie de maneira que impeça a transferência de microrganismos para outras pessoas e para o meio ambiente; usar luvas, se visivelmente contaminado; realizar higienização das mãos
Controle ambiental	Desenvolver procedimentos para atendimento de rotina, limpeza e desinfecção de superfícies do ambiente, especialmente superfícies tocadas com frequência nas áreas de cuidados ao paciente
Tecidos e lavagem das roupas	Manuseie de maneira a evitar a transferência de microrganismos para outros e para o ambiente
Agulhas e outros materiais cortantes	Não recoloque a tampa, dobre, quebre ou manipule com as mãos as agulhas usadas; se for necessário recolocar a tampa, use uma técnica de colocação da agulha com uma única mão; use características de segurança quando disponíveis; coloque materiais cortantes usados em um recipiente resistente a furos
Ressuscitação do paciente	Use um bocal, bolsa de reanimação e outros dispositivos de ventilação para evitar o contato com a boca e secreções orais
Colocação do paciente	Priorize a colocação do paciente em um quarto sozinho caso o paciente apresente aumento do risco de transmissão, apresente probabilidade de contaminar o ambiente, não mantenha a higiene adequada ou esteja em risco aumentado de adquirir infecção ou desenvolver uma consequência adversa após infecção

(Continua)

TABELA 7.2
Precauções-padrão (a serem usadas com todos os pacientes) ▲4 (*continuação*)

Outros	
Higiene respiratória e normas de comportamento em caso de tosse (detentor de fontes de secreções respiratórias infecciosas em pacientes sintomáticos, começando no ponto inicial do encontro, p. ex., triagem e áreas de recepção nos pronto-socorros e consultórios médicos)	Oriente as pessoas sintomáticas a cobrir a boca ou o nariz quando espirrar ou tossir; use lenços de papel e descarte-os em recipiente que não precisem ser tocados; observe a higiene das mãos após tocar em secreções respiratórias; use máscara cirúrgica, se tolerado, ou mantenha separação espacial (> de 30 cm, se possível)

* Durante procedimentos de geração de aerossóis em pacientes com suspeita ou comprovação de infecção transmitida por aerossóis respiratórios (p. ex., SARA), use respirador N95 testado para boa adaptação ou respirador superior, além de luvas, avental e protetores de face e de olhos.
Adaptada de Siegel JD, E Rhinehart, Jackson M, L Chiarello, Healthcare Infection Control Practices Advisory Committee: 2007 *Guideline for Isolation Precautions: Preventing Transmission of Infectious Agents in Healthcare Settings,* junho 2007:129-130. Disponível em http://www.cdc.gov/ncidod/dhqp/pdf/guidelines/Isolation2007.pdf.

TABELA 7.3
Precauções baseadas na transmissão ▲4

Categoria	Precauções sugeridas
Precauções de contato	• Preferível apartamento individual para o paciente • ≥ 30 cm de separação em quarto com vários pacientes • Avental e luvas para todas as interações que exigem contato com o paciente ou contato com áreas contaminadas no ambiente do paciente • Use EPI ao entrar no quarto do paciente • Descarte o EPI antes de sair do quarto do paciente
Precauções de gotículas	• Preferível apartamento individual para o paciente • ≥ 30 cm de separação em quarto com vários pacientes, com cortinas entre eles • Use máscara quando em contato próximo com o paciente infectado • Coloque máscara para entrar no quarto do paciente • Quando é necessário transporte, a máscara deve ser vestida pelo paciente, caso tolerado

(Continua)

TABELA 7.3
Precauções baseadas na transmissão ❹

Categoria	Precauções sugeridas
Precauções para transmissão pelo ar	• Quarto de isolamento para infecção transmitida pelo ar preferível (quarto equipado com características especiais de ventilação) • Quando o quarto de isolamento não está disponível, coloque uma máscara no paciente e coloque-o em um quarto privativo com a porta fechada até que o paciente possa ser transferido para um quarto de isolamento • Os funcionários da área de saúde devem usar máscaras, dependendo da recomendação específica da doença • A máscara deve ser colocada *antes* de entrar no quarto do paciente • Funcionários da área de saúde imunodeprimidos não devem ser designados para prestar cuidados aos pacientes com doenças transmitidas pelo ar preveníveis com vacinas (p. ex., catapora, sarampo, varíola)

Nota 1: Precauções baseadas na transmissão são usadas, além de precauções-padrão, quando estas não são adequadas para a prevenção da transmissão de agentes infecciosos.
Nota 2: Precauções baseadas na transmissão não devem ser adiadas até que os resultados dos exames confirmem a presença de patógenos; em vez disso, as precauções devem ser iniciadas ao primeiro sinal ou sintoma clínico.
Dados de Siegel JD, Rhinehart E, Jackson M, Chiarello L, Healthcare Infection Control Practices Advisory Committee: 2007 Guideline for Isolation Precautions: Preventing Transmission of Infectious Agents in Healthcare Settings, junho 2007:69-72. Disponível em http://www.cdc.gov/ncidod/dhqp/pdf/guidelines/Isolation2007.pdf.

Assepsia cirúrgica

A técnica estéril ou assepsia cirúrgica é necessária sempre que houver necessidade de se ter um ambiente livre de microrganismos. A prestação de cuidados usando técnica estéril requer o uso de artigos esterilizados, como luvas (Quadro 7.2), avental, protetor facial, gorro e coberturas para sapatos. Além disso, pode ser necessário um campo estéril para os equipamentos a serem utilizados. Os itens exigidos dependem do procedimento específico a ser realizado. Todos os equipamentos utilizados para procedimentos estéreis devem ser descartáveis ou reesterilizados após o uso.

Promoção da saúde ❺

A saúde geral do paciente pode ser a diferença entre a existência de risco de infecção e a ocorrência real de uma infecção. O enfermeiro pode ajudar o paciente a evitar a infecção de várias formas, como:

◐ Enfatizando a necessidade de manter a vacinação em dia
◐ Ensinando ao paciente ou aos seus familiares técnicas corretas de higienização das mãos

◐ Ensinando ao paciente ou aos seus familiares sobre a cadeia de infecção e como quebrá-la (p. ex., lavar as mãos, tossir e espirrar na área de dobra do cotovelo, armazenamento adequado dos alimentos).

QUADVRO 7.2
Ênfase nos procedimentos

Colocação de luvas estéreis

Passo 1. Com a mão não dominante, segure o punho dobrado da luva da mão dominante (toque apenas a parte interna da luva) e insira a mão dominante (palma para cima) na luva.

Passo 2. Deslize os dedos enluvados da mão dominante sob o punho da outra luva e insira a mão não dominante (palma para cima).

Passo 3. Com os dedos enluvados ainda sob o punho, desdobre o punho da luva sobre o punho do braço (não segure com o polegar, o que aumentaria o risco de contaminar as luvas estéreis).

Passo 4. Entrelace os dedos para melhorar o ajuste das luvas. Toque apenas as superfícies estéreis das luvas e os suprimentos estéreis.

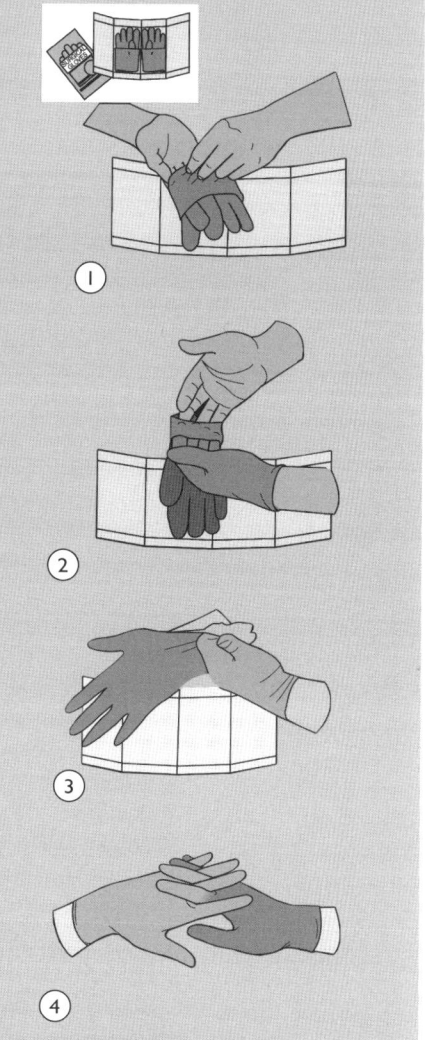

Importante: se em qualquer momento as luvas tocarem uma superfície ou item não estéril, você deve colocar novo par de luvas estéreis.

◐ Ensinando ao paciente ou aos seus familiares como realizar procedimentos usando uma técnica limpa no ambiente doméstico (p. ex., cateterismo, troca de curativos)

Ao ensinar o paciente, é importante comunicar as informações de maneira que ele entenda e certificar-se de que ele tenha compreendido as instruções fornecidas.

> ## ✓ Verificação de rotina
>
> 1. Os seres humanos e animais que servem como reservatório para a infecção, mas que não a desenvolvem são chamados de _____.
>
> **Resposta:** _____
>
> 2. A maneira mais importante de evitar a propagação da infecção é _____.
>
> **Resposta:** _____
>
> 3. Liste quatro estratégias de promoção da saúde para evitar a disseminação da infecção:
>
> **Resposta:**
> _____
> _____
> _____
> _____

PREVENÇÃO DE LESÕES E SEGURANÇA

A prevenção de lesões tem duas partes – o enfermeiro é responsável por ensinar aos pacientes como evitar a ocorrência de lesões em seus ambientes de vida cotidiana e promover a prevenção de lesões no ambiente de cuidados de saúde. Também é importante proporcionar ambientes de cuidados e de trabalho seguros para o paciente e para equipe.

Prevenção de lesões: orientações gerais

Todo indivíduo está em risco de ser vítima de uma lesão, mas aspectos do desenvolvimento aumentam o risco de determinados tipos de lesões (Tab. 7.4). ❻ Por exemplo, lactentes na fase oral do desenvolvimento muitas vezes colocam objetos perigosos na boca, que podem causar intoxicação ou asfixia. Para enfrentar essa situação, o enfermeiro deve orientar os pais a estarem alertas para esse risco e fornecer a eles exemplos de objetos perigosos, para que

TABELA 7.4
Risco de lesões específicas do estágio de desenvolvimento

Lactentes e crianças que começam a caminhar	• Asfixia não intencional secundária a engasgamento ou estrangulamento • Acidentes automobilísticos (falha em usar segurança recomendada é um fator) • Afogamento (banheiras, baldes, vasos sanitários, piscinas residenciais) • Quedas • Abuso infantil (traumatismo cranioencefálico, sacudidela violenta)
Crianças em idade pré-escolar e escolar	• Acidentes automobilísticos (posicionamento inadequado do cinto de segurança é um fator) • Afogamento • Lesão secundária a atropelamento • Homicídio (armas de fogo como fator) • Quedas • Abuso infantil (abuso sexual como possível fator)
Adolescentes	• Acidentes automobilísticos (falta do uso do cinto de segurança, intoxicação por álcool) • Concussões relacionadas com esportes • Homicídios • Suicídios
Adultos	• Acidentes automobilísticos • Homicídio • Suicídio • Quedas • Excesso de exercícios
Adultos idosos	• Quedas • Acidentes automobilísticos (especialmente entre aqueles com idade igual ou superior a 65 anos) • Traumatismo craniano • Suicídio

Dados dos Centers for Disease Control and Prevention: *CDC Injury Fact Book*. Disponível em http://www.cdc.gov/ncipc/fact_book/InjuryBook2006.pdf.

os mantenham fora do alcance da criança. O estilo de vida pessoal também contribui para a ocorrência de determinados tipos de lesões. **6** Um adulto pode optar por beber álcool. Se a pessoa dirige sob efeito de álcool, vai estar mais propenso a sofrer um acidente automobilístico. Embora o enfermeiro não possa obrigar o indivíduo a parar de beber álcool, ele pode informar o risco associado e identificar recursos que possam ajudá-lo a parar de beber.

A lista dos ferimentos que ocorrem como resultado de aspectos do desenvolvimento e escolhas de estilo de vida está fora do objetivo deste texto. No entanto, esperamos que os exemplos fornecidos despertem a consciência do enfermeiro sobre seu papel no reconhecimento do risco e na orientação dos pacientes e de suas famílias de modo a facilitar a segurança ideal.

Prevenção de lesões no ambiente de cuidados de saúde

Existem muitas oportunidades para a ocorrência de lesões no ambiente de cuidados de saúde.
Algumas das lesões que ocorrem incluem:

- Quedas
- Erros na assistência ao paciente (medicamentos, sobrecarga de líquidos, equipamento defeituoso que causa queimaduras ou choques)
- Incêndios
- Violência (do paciente e da equipe)

O primeiro nível de prevenção de lesões no ambiente de cuidados de saúde é o estabelecimento de políticas organizacionais eficientes para evitar lesões. As políticas de procedimentos, bem como as políticas relacionadas com a segurança contra incêndios, segurança, prevenção de quedas e respostas a desastres, devem estar disponíveis no local e ser revistas por todos os membros da equipe de saúde. Enfermeiros, bem como outros membros da equipe de saúde, são responsáveis por seguir as políticas organizacionais. Os enfermeiros também são responsáveis por orientar os pacientes sobre seu papel na prevenção de lesões. A informação escrita é fornecida aos pacientes na forma de folhetos informativos. As instruções escritas devem ser sempre reforçadas verbalmente. Além disso, as características de cada paciente (estágio de desenvolvimento, terapias clínicas) devem ser levadas em consideração ao se determinar o risco do paciente para lesão. A Tabela 7.5 fornece um resumo de algumas ações que os enfermeiros podem adotar para promover a segurança no ambiente de cuidados de saúde.

CONCLUSÃO

A segurança é função de todos – administração superior, membros da equipe de saúde, equipes de apoio e pacientes. Um plano eficaz aborda a segurança do paciente e a dos funcionários. Os principais componentes de um plano de segurança abrangente incluem disposições para promover controle de infecção, prevenção de lesões e um ambiente seguro. Os enfermeiros ocupam uma posição exclusiva na promoção da segurança, tanto dentro como fora do ambiente de cuidados de saúde. O processo de enfermagem é o meio preferido para assegurar que as necessidades individuais de segurança do paciente sejam atendidas. Além disso, o enfermeiro deve estar familiarizado com uma intervenção específica de controle de infecção, risco de lesão associada a cada fase de desenvolvimento e o impacto potencial das escolhas de estilo de vida sobre a segurança.

TABELA 7.5
Intervenções de enfermagem para promoção de segurança em ambiente de cuidados de saúde

Geral	• Siga as orientações gerais definidas nas políticas e procedimentos de segurança. • Participe de programas de treinamento de segurança. • Participe das atividades de melhoria do desempenho organizacional (p. ex., análise da causa de origem, equipes de ação do processo, exercícios de segurança). • Use crachás. • Relate as lesões e erros imediatamente, de acordo com a política da organização.
Quedas	• Identifique pacientes em risco para quedas. • Coloque o sistema de chamada em local de fácil acesso para o paciente. • Garanta um ambiente bastante iluminado e organizado. • Ensine os pacientes a mudar de posição lentamente. • Use restrições apenas se for absolutamente necessário (siga as orientações de monitoramento).
Erros no cuidado do paciente	• Descarte materiais cortantes de maneira adequada. • Siga as políticas da organização em relação à segurança elétrica. • Retire o equipamento com defeito de uso do paciente; coloque etiquetas e envie para o departamento adequado. • Monitore rigorosamente as infusões IV (uso de bomba IV).
Incêndios	• Conheça a localização dos alarmes de incêndio e extintores. • Conheça as saídas de emergência. • Participe ativamente de treinamentos para incêndio (não os ignore). • Conheça os procedimentos de evacuação de incêndio.
Violência	• Monitore o tráfego de visitantes. • Esteja atento a comportamentos que sugerem um potencial para comportamentos violentos. • Relate situações potencialmente violentas ou hostis o mais rápido possível. • Atenue as situações quando possível (evite ações de represália). • Posicione-se em local de saída fácil, em caso de agressão. • Limite a presença de objetos que possam ser usados como armas. • Mantenha o equipamento de assistência ao paciente e acessórios que possam ser usados como armas em uma área trancada.

QUESTÕES DE REVISÃO

1. **Qual dos seguintes NÃO é um dos seis componentes do ciclo de infecção?**
   a. Agente infeccioso
   b. Modo de transmissão
   c. Hospedeiro suscetível
   d. Vetor

2. **Qual das seguintes situações exige que o enfermeiro lave suas mãos por um período mínimo de 15 segundos com um sabão antimicrobiano?**
   a. Depois de aferir a pressão arterial de um paciente.
   b. Após a limpeza de uma ferida aberta.
   c. Depois de tossir em suas mãos.
   d. Antes de preparar medicamentos para um paciente.
   e. b e c.

3. **Ao orientar o paciente sobre as maneiras de evitar a exposição e disseminação de infecção, o enfermeiro deve informar o paciente para:**
   a. Eliminar a roupa usada e depois lavar as mãos.
   b. Cobrir a boca e o nariz quando tossir.
   c. Usar repelente de insetos, quando há uma chance de exposição a mosquitos, pulgas ou carrapatos.
   d. a e b.
   e. Todas as alternativas anteriores.

4. **Qual das seguintes precauções deve ser adotada para um paciente que é admitido no hospital com uma infecção que se dissemina através de gotículas?**
   a. Colocar o paciente em quarto de isolamento de infecção transmitida pelo ar.
   b. Colocar respirador antes de entrar no quarto do paciente.
   c. Manter as cortinas fechadas entre os pacientes designados para quarto semiprivativo.
   d. Todas as alternativas anteriores.

5. **Qual das seguintes ações deve ser adotada para prevenção de quedas em pacientes que são admitidos às áreas de internação (hospital, locais para cuidados de longo prazo)?**
   a. Manter o ambiente bem iluminado, sem desordem no quarto do paciente.
   b. Manter o paciente restrito quando um cuidador não está junto ao leito.
   c. Não administrar medicamentos contra dor ao paciente.
   d. Exigir que um membro da família permaneça com o paciente em todos os momentos.
   e. a e b.

❓ QUESTÕES DE REVISÃO

RESPOSTAS

Verificação de rotina
1. Portadores
2. Lavagem das mãos
3. a) Enfatizar a necessidade de manter a vacinação em dia.
   b) Ensinar ao paciente ou aos seus familiares técnicas corretas de higienização das mãos.
   c) Ensinar ao paciente ou aos seus familiares sobre a cadeia de infecção e como quebrá-la (lavagem das mãos, tosse ou espirro na área de dobra do cotovelo, armazenamento adequado dos alimentos).
   d) Ensinar ao paciente ou aos seus familiares como realizar procedimentos usando técnica limpa no ambiente doméstico (cateterismo, troca de curativos).

Questões de revisão
1. d   2. b   3. e   4. c   5. a

REFERÊNCIAS

Craven RF, Hirnle CJ: *Fundamentals of Nursing: Human Health and Function*, 5th ed. Philadelphia: Lippincott, 2006.

Daniels R: *Nursing Fundamentals: Caring & Clinical Decision Making*. New York: Delmar Thompson Learning, 2004.

Potter PA, Perry AG: *Fundamentals of Nursing*, 6th ed. St. Louis: Mosby Elsevier, 2005.

WEBSITES

Centers for Disease Control and Prevention: *CDC Injury Fact Book*. Disponível em http://www.cdc.gov/ncipc/fact_book/InjuryBook2006.pdf.

Centers for Disease Control and Prevention: *Hand Hygiene Resource Web Page*. Disponível em http://www.cdc.gov/handhygiene/training/interactiveEducation/index.htm.

Centers for Disease Control and Prevention: *Injury, Violence & Safety*. Disponível em http://www.cdc.gov/InjuryViolenceSafety/.

Centers for Disease Control and Prevention: *2007 Guidelines for Isolation Precautions: Preventing Transmission of Infectious Agents in Healthcare Settings*. Disponível em http://www.cdc.gov/ncidod/dhqp/pdf/guidelines/Isolation2007.pdf.

National Center for Injury Prevention and Control. *CDC Injury Fact Book*. Atlanta: Centers for Disease Control and Prevention, 2006. Disponível em http://www.cdc.gov/ncipc/fact_book/InjuryBook2006.pdf.

Siegel JD, Rhinehart E, Jackson M, Chiarello L, Healthcare Infection Control Practices Advisory Committee: *2007 Guideline for Isolation Precautions: Preventing Transmission of Infectious Agents in Healthcare Settings*, June 2007. Disponível em http://www.cdc.gov/ncidod/dhqp/pdf/guidelines/Isolation2007.pdf.

PARTE III

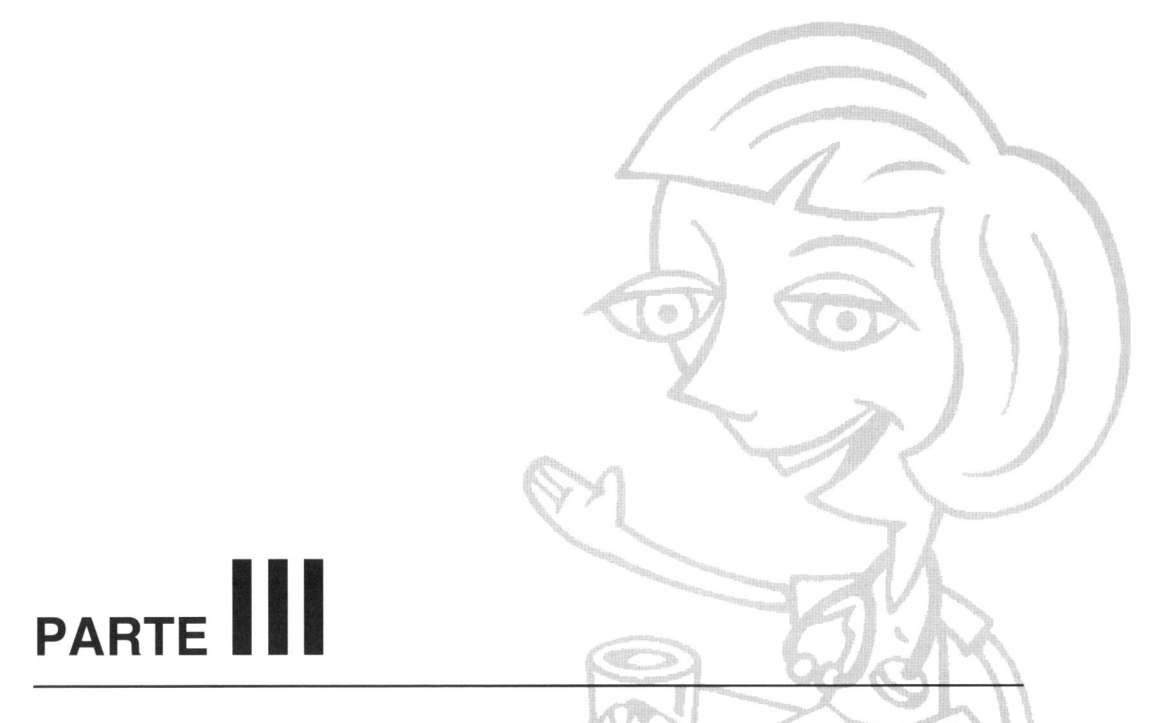

Atendimento das necessidades humanas básicas

capítulo 8

Integridade da pele

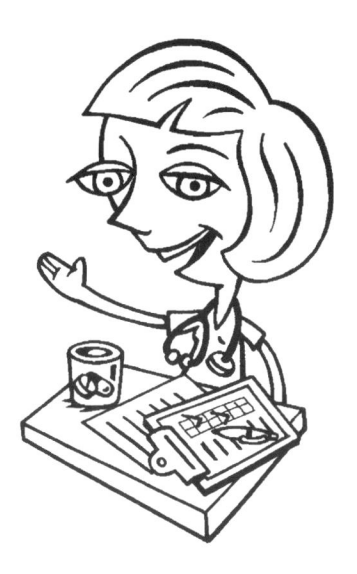

Objetivos da aprendizagem
Ao final do capítulo, o leitor será capaz de:

1. Saber quais as principais funções da pele.
2. Identificar e descrever a função das principais estruturas da pele.
3. Discutir fatores que influenciam na função da pele.
4. Descrever os tipos comuns de lesões de pele.
5. Identificar os pontos de pressão comuns associados à ocorrência de ruptura da pele.
6. Discutir os principais componentes de avaliação da pele.
7. Dizer quais são os três diagnósticos de enfermagem relacionados com alterações na pele.
8. Discutir as intervenções de enfermagem destinadas à promoção de uma pele saudável, evitar o comprometimento da pele em pacientes de risco e tratar os pacientes com comprometimento da integridade da pele.

PALAVRAS-CHAVE

Células de Langerhans
Ceratina
Dermatite
Dermatite de estase
Derme
Epiderme
Gangrena

Hipoderme
Melanina
Melanoma
Purulento
Tecido subcutâneo
Úlcera por estase
Úlceras por pressão

VISÃO GERAL

A maioria das pessoas não pensa na pele como um órgão, mas ela o é. Na verdade, é o maior órgão do corpo. É a nossa primeira linha de defesa contra elementos prejudiciais no ambiente. A pele, junto com seus anexos (cabelos e unhas), desempenha um papel significativo em nossa aparência externa. Fazemos julgamentos sobre como nos sentimos ao olhar para a nossa cor de pele e ao sentir a textura e a temperatura dela. Contamos, também, em parte, com a nossa aparência externa para estabelecer nosso autoconceito. Outros usam os mesmos indícios que usamos em nossa autoavaliação para fazer julgamentos sobre a nossa saúde (fisiológica e psicológica), bem como sobre o que somos (p. ex., valores, cultura).

Deve ficar evidente, a partir da discussão até esse ponto, que a manutenção da integridade da pele é tão importante quanto a manutenção da função adequada de outros sistemas de órgãos. Os enfermeiros desempenham um papel fundamental em ajudar os pacientes a manter a integridade da pele por intermédio do ensino de prevenção, de intervenção de proteção e de intervenções restaurativas quando ocorre comprometimento da pele.

ESTRUTURA E FISIOLOGIA DA PELE

As principais funções da pele são proteção, regulação da temperatura e percepção sensorial. ❶ A pele é constituída por uma camada externa chamada **epiderme** e uma camada interna, a **derme**, que é conhecida como pele verdadeira. Cada camada e suas estruturas associadas executam funções específicas. O **tecido subcutâneo**, embora não seja realmente uma parte da pele, em geral é discutido quando se refere a ela. O tecido subcutâneo é subjacente à pele e também é chamado de **hipoderme**. É composto de tecido adiposo e conjuntivo.

O principal papel da epiderme é a proteção. Ela é uma barreira à perda de líquidos e protege o ambiente interno do corpo de elementos nocivos do ambiente externo. A epiderme contém **queratina**, uma proteína que funciona como barreira; a **melanina**, que fornece a pigmentação ou cor à pele; e **células de Langerhans**, que fornecem proteção contra infecções e determinadas substâncias estranhas. ❷

A derme fornece nutrientes para a epiderme. Ela contém tecido conjuntivo, vasos sanguíneos e nervos. O cabelo, as glândulas sudoríparas e sebáceas, coletivamente referidos como anexos da pele, também provêm da camada dérmica da pele. ❷

- O tecido conjuntivo é composto de colágeno e elastina, responsáveis pela elasticidade e resistência da pele.
- Os vasos sanguíneos são fundamentais na regulação da temperatura. Quando uma pessoa está em um ambiente frio, eles contraem para conservar o calor. Quando em um ambiente quente, dilatam para evitar o superaquecimento.

- As terminações nervosas na pele possibilitam que o corpo perceba os estímulos ambientais (p. ex., calor, frio, corte, rompimento, pressão, prurido, dor).
- As glândulas sudoríparas possibilitam que a pessoa sue ou transpire. O suor produzido facilita o resfriamento do corpo pelo processo de evaporação (Cap. 4).
- As glândulas sebáceas produzem sebo, o que ajuda a manter a pele lubrificada, facilitando, assim, a integridade e preservando a função protetora da pele.

✓ Verificação de rotina

1. A pele é composta por uma camada externa chamada _____ e uma camada interna chamada _____.

Resposta: _____

2. Liste as três principais funções da pele.

Resposta:
_____
_____
_____

FATORES QUE INFLUENCIAM A FUNÇÃO DA PELE

Idade, nutrição, hidratação, higiene, ambiente e todos os desvios de saúde têm o potencial de alterar a integridade das funções da pele.

Idade

- Os recém-nascidos e lactentes têm pele fina, frágil, sensível. Como resultado, eles estão em risco de desenvolver **dermatite** de contato (pele inflamada e com prurido) secundária à exposição a substâncias irritantes. Fricção e pressão podem causar rupturas cutâneas e aumentar o risco de infecções. Pelo fato de a pele do recém-nascido ser tão fina, cremes de aplicação tópica, loções e medicamentos podem ser facilmente absorvidos através da pele e podem causar efeito sistêmico indesejado. Também pode ocorrer perda de líquidos significativa devido a sua fina espessura. A exposição solar excessiva ou a temperaturas frias apresenta problemas significativos para os lactentes.

> **ALERTA DE ENFERMAGEM • Proteção solar para lactentes**
>
> Os pais devem ser informados de que o uso de protetores solares não é recomendável para crianças com menos de 6 meses e devem ser aconselhados a limitar a exposição dos lactentes ao sol.

- Durante a adolescência, as glândulas sebáceas tornam-se mais ativas, aumentando a probabilidade de acne. Além disso, adolescentes e adultos jovens são mais propensos a se envolver em banhos de sol e uso de câmaras de bronzeamento, sendo que ambas aumentam o risco de câncer de pele.
- Quando envelhecemos, a pele fica fina, seca e enrugada. Há redução da elasticidade, da circulação e da atividade imune. O efeito combinado dessas alterações é um aumento do risco de irritação cutânea, lacerações, úlceras por pressão e infecções. Essa situação é agravada pelo fato de que a cicatrização da ferida é mais difícil em pacientes idosos, devido à diminuição da circulação.

Nutrição e hidratação

Uma dieta bem balanceada e a ingestão adequada de líquidos são importantes para a manutenção da pele saudável. A desnutrição leva a uma perda de tecido subcutâneo, bem como a uma falta de vitaminas e minerais que são necessários para manter a pele saudável. Quando uma pessoa está desnutrida, a pele pode ficar seca e vulnerável a rupturas; as unhas e os cabelos podem ficar frágeis e quebrar; e também pode haver mudanças na cor da pele.

Higiene

Uma pele saudável requer limpeza de rotina. A falta desta resulta no acúmulo de suor, bactérias e sujeira, que podem entupir os poros da pele e levar a infecções cutâneas ou infestações. Também é importante evitar o excesso de limpeza da pele. Lavagem e banhos em excesso fazem com que a pele fique seca e irritada. Os agentes lubrificantes são usados para ajudar a mantê-la hidratada. Ao instruir os pacientes sobre necessidades de higiene, o enfermeiro deve levar em consideração o impacto de fatores culturais e socioeconômicos sobre as práticas de higiene (Quadro 8.1). As pessoas com renda limitada podem não ter condições de pagar por produtos necessários para manter a pele limpa. Nesse caso, o enfermeiro tem a responsabilidade de ajudar o paciente na identificação de recursos na comunidade. Indivíduos com baixa capacidade para realizar atividades de autocuidado e que são incontinentes também estão em risco de alterações na integridade da pele, especialmente quando também estão imobilizados ou acamados.

QUADRO 8.1
Influências culturais nas práticas de higiene

Quando as práticas culturais influenciam as práticas de higiene de um indivíduo, o enfermeiro é mais eficaz ouvindo e estimulando o paciente a ser um participante ativo na identificação de alternativas para atender às necessidades de higiene sem comprometer as exigências culturais. Lembre-se de que a decisão final de aceitar ou recusar os cuidados cabe ao paciente.

Ambiente

O sol, o vento, alergenos e agentes infecciosos no ambiente, bem como irritantes químicos (corantes, detergentes, cremes, loções, pomadas, plantas, látex, insetos), todos têm o potencial de causar danos à pele. O fato de uma pessoa sofrer ou não um dano à pele é altamente individualizado na verdade. O que pode ser muito irritante para uma pessoa pode não causar nenhum problema para outra. A saúde geral da pele no momento da exposição ao agente ambiental, o estado imune do indivíduo e o uso ou não de produtos para proteção (p. ex., produtos com fator de proteção solar [FPS], determinados tipos de roupas) desempenham um papel na suscetibilidade do indivíduo para riscos ambientais. Em alguns casos, o problema cutâneo pode ser simples e temporário, mas em outras situações, como o caso de um **melanoma** (câncer de pele), a condição pode ser fatal.

ALERTA DE ENFERMAGEM • Autoexame da pele

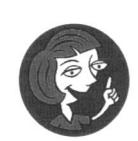

Os doentes devem ser ensinados a verificar regularmente a sua pele para detecção dos itens a seguir. Achados positivos devem ser comunicados imediatamente!

A: Lesão **a**ssimétrica (se uma linha imaginária for desenhada para dividir a lesão em metades iguais, as duas metades são desiguais)
B: As **b**ordas da lesão são irregulares
C: A **c**or varia no interior da lesão
D: **D**iâmetro > 6 mm (o tamanho de uma borracha de lápis)

Desvios de saúde

As reações alérgicas secundárias a causas ambientais já foram abordadas. No entanto, uma pessoa também pode sofrer alterações da pele secundárias a respostas alérgicas sistêmicas (p. ex., medicamentos e distúrbios autoimunes, como o lúpus). Infecções (bacterianas, fúngicas ou virais) provocam alterações cutâneas, como prurido e a presença de vários tipos de lesões (Tab. 8.1).

TABELA 8.1
Lesões cutâneas

Nome da lesão	Descrição	Exemplo
Mácula	Área plana, com alteração de cor não palpável na pele < 1 cm	Sarda
Verruga	Lesão elevada, sólida <0,5 cm	Mola (elevada), verruga
Nódulo	Lesão elevada, sólida, que pode estender-se mais profundamente pelas camadas da pele; em geral de 0,5-2 cm	Cisto sebáceo
Vesícula	Lesão preenchida com líquido <0,5 cm; o líquido contido na vesícula é claro	Bolha
Bolha	Lesão preenchida com líquido de tamanho maior que a vesícula (>0,5 cm).	Bolhas grandes observadas em queimaduras de segundo grau
Pústula	Lesão purulenta	Acne
Pápula	Área elevada, de forma irregular da pele, causada por resposta inflamatória, como na urticária ou picada de inseto; também pode ser produzida como resultado de uma injeção intradérmica	Picada de mosquito, teste cutâneo de tuberculina
Fissura	Rachadura na pele	Pé de atleta

A imobilidade pode levar à formação de úlcera secundária à fricção ou pressão prolongada (**úlceras por pressão**), especialmente em proeminências ósseas do corpo (Tab. 8.2). A alteração da circulação pode causar acúmulo de sangue, principalmente nas pernas. A área fica edemaciada, pruriginosa e de cor escura. Neste ponto, diz-se que o indivíduo tem dermatite por estase. Subsequentemente, a pele quebra e há o desenvolvimento de uma **úlcera por estase**. Sem tratamento, pode desenvolver-se **gangrena** (morte do tecido secundária à má circulação). Diabetes e aterosclerose são dois distúrbios subjacentes que causam alteração da circulação.

As feridas da pele também ocorrem como resultado de lesões traumáticas, quer intencionais (lesões violentas) ou não intencionais (quedas acidentais, cortes, arranhões, perfurações). Outro tipo de ferimento intencional é uma ferida cirúrgica. As feridas cirúrgicas podem ser temporárias ou permanentes. Por exemplo, uma traqueostomia pode ser temporária ou permanente, dependendo do motivo subjacente ao procedimento. Além disso, as feridas cirúrgicas são limpas ou sujas (apendicectomia com apêndice íntegro *versus* apendicectomia com apêndice supurado).

TABELA 8.2
Pontos de pressão 🔑

	Posição	Pontos de pressão
	Supino (paciente acamado)	• Parte de trás da cabeça • Escápula • Cotovelos • Nádegas • Calcanhares
	Deitado de lado (paciente acamado)	• Orelhas • Ombro • Cotovelos • Quadris • Parte interna dos joelhos • Parte interna dos tornozelos
	Sentado (paciente acamado)	• Parte de trás da cabeça • Escápula • Cotovelos • Nádegas • Calcanhares
	Usuário de cadeira de rodas	• Escápula • Cotovelos • Quadris • Nádegas • Calcanhares

PROCESSO DE ENFERMAGEM E INTEGRIDADE DA PELE

Investigação 🔑

A investigação da integridade da pele deve incluir dados subjetivos obtidos do paciente, bem como dados objetivos obtidos durante o exame físico. Durante o processo de entrevista, o enfermeiro deve perguntar sobre a presença de prurido e dor, bem como a presença de quaisquer lesões cutâneas (erupções, hematomas, abrasões, cortes, pústulas). O enfermeiro também deve perguntar ao paciente sobre quaisquer alterações recentes na pele (cor e textura da pele). Quaisquer alterações ou dúvidas relatadas devem ser exploradas com mais detalhes. O enfermeiro deve perguntar sobre alterações recentes na dieta do paciente, produtos para a pele (sabonetes, loções e perfumes) e produtos de limpeza. A história clínica, a social e a familiar devem ser revisadas para que sejam obtidas informações sobre fatores contribuintes e de risco associados à integridade da pele prejudicada. Durante a verdadeira inspeção da pele, cor, textura, turgor, perfusão (p. ex., tempo de enchimento capilar) e temperatura cutânea devem ser avaliados. A inspeção deve também incluir a observação de lesões ou de qualquer outra variação que não as consideradas como normais de cada indivíduo. Para assegurar a precisão das observações, a pele deve ser inspecionada em um ambiente com boa iluminação.

O exame da pele deve ser realizado em uma base regular para os pacientes que estão em risco de desenvolvimento de úlceras por pressão (imobilizados, acamados, incontinentes e deficientes mentais). Vários instrumentos de avaliação formal, como a escala de Braden, foram desenvolvidos com o propósito de realizar analises sistemáticas da pele. Pacientes com feridas abertas (p. ex., feridas cirúrgicas, bem como feridas causadas por traumatismo) devem ser monitorados para detecção de sinais de infecção, como aumento da dor, elevações de temperatura e drenagem de odor fétido **purulenta** (com pus).

Diagnóstico de enfermagem

Como é o caso na maioria das vezes, inúmeros diagnósticos de enfermagem são relevantes ou aplicáveis ao paciente em risco de ter, ou que já tenha, alteração na função da pele. No entanto, os diagnósticos de enfermagem que estão diretamente relacionados limitam-se a integridade da pele prejudicada, risco de integridade da pele prejudicada, integridade tissular prejudicada. Exemplos de outros diagnósticos aplicáveis, dependendo das circunstâncias específicas dos pacientes incluem:

- Déficit no autocuidado para banho e higiene
- Confusão crônica
- Baixa autoestima crônica
- Volume de líquidos deficiente
- Diarreia
- Distúrbio na imagem corporal
- Nutrição desequilibrada: menos do que as necessidades corporais
- Mobilidade prejudicada (cama, física, cadeira de rodas)
- Incontinência urinária

Planejamento e implementação

O desenvolvimento bem-sucedido de um plano eficaz de cuidados para um indivíduo que está em risco de ou que já apresenta alteração da integridade da pele depende da abrangência e precisão dos dados obtidos durante a fase de investigação. É fundamental que a entrada de dados do paciente esteja integrada e que o plano de cuidados seja desenvolvido de maneira colaborativa pelo paciente e/ou outras pessoas próximas, quando apropriado. Objetivos, resultados e intervenções encaixam-se em duas categorias principais: aqueles orientados para evitar o comprometimento da integridade da pele e os orientados para a correção de alterações que já ocorreram.

Promoção da saúde 🔑

A promoção da saúde é o primeiro curso de ação na prevenção de alterações da integridade da pele. As seguintes estratégias para a promoção de uma pele saudável devem ser ensinadas aos indivíduos:

- Ingerir uma dieta balanceada, incluindo consumo adequado de proteínas, vitaminas e minerais.
- Beber a quantidade adequada de líquidos para ter uma pele bem hidratada.
- Limpar regularmente a pele com agentes de limpeza leves, não abrasivos.
- Hidratar a pele com cremes e loções.
- Limitar a exposição aos raios nocivos (sol e câmaras de bronzeamento).
- Proteger a pele com roupas, chapéus e protetor solar (FPS 15 ou superior).
- Usar roupas e sapatos de adaptação adequada para evitar a irritação da pele por atrito.
- Praticar a prevenção de acidentes para diminuir a ocorrência de lesões cutâneas traumáticas.
- Estimular o exercício para melhorar a circulação.

Prevenção de comprometimento da pele dos pacientes em risco 🔑

Além da promoção da saúde, há também a necessidade de monitorar rigorosamente e intervir em pacientes que têm um risco aumentado de comprometimento da integridade da pele. As populações mais vulneráveis incluem aqueles imobilizados por longos períodos de tempo, aqueles que sofrem de incontinência fecal e urinária e os que são incapazes de satisfazer as necessidades básicas de higiene devido a problemas neurológicos. Os pacientes com circulação comprometida também estão em maior risco de comprometimento da integridade da pele. A avaliação frequente da pele é uma parte importante do plano de cuidados para pacientes que fazem parte dessa população de alto risco. Intervenções específicas que visam à prevenção da ruptura da pele para pacientes em situação de risco incluem:

- Manter a pele (principalmente sobre proeminências ósseas e nas dobras do corpo) limpa e livre de umidade.
- Manter a pele adequadamente hidratada com loção.
- Evitar massagear proeminências ósseas, bem como áreas de pele avermelhada ou já danificada.

ALERTA DE ENFERMAGEM • Mudança na prática da massagem
Não massageie a pele avermelhada ou áreas sobre proeminências ósseas; isso pode causar danos à pele!

- Reposicione o paciente com frequência (pelo menos a cada duas horas) para impedir ruptura da pele secundária a pressão excessiva, atrito e força de cisalhamento (Fig. 8.1).
- Use dispositivos de apoio para reposicionar o paciente, se necessário. Não puxe ou tracione o paciente. Isso pode causar lesões por força de cisalhamento.
- Mantenha um ângulo de 30° com a cama quando o paciente está deitado de lado.
- Use travesseiros, cunhas de espuma e protetores de calcanhar para minimizar o atrito sobre pontos de pressão comuns.
- Utilize revestimento para colchão, colchões ou camas especiais, conforme necessário.
- Mantenha a roupa de cama sem enrugamentos.
- Forneça uma dieta balanceada. Solicite avaliação nutricional, se necessário.

Também é importante elaborar um plano sistemático para a implementação das intervenções mencionadas anteriormente. A comunicação também é importante. A má comunicação pode resultar na omissão de intervenção crítica em caso de ruptura real da pele. Cada membro da equipe de saúde deve ter papéis claramente definidos. Não deve haver nenhuma dúvida sobre quem irá fornecer o cuidado da pele, quando o paciente será virado ou quem irá garantir que ele coma as refeições e lanches necessários.

Em todos os casos, os cuidados devem ser fornecidos de maneira que a dignidade do paciente seja mantida. O enfermeiro também o monitora para detecção de sinais de depressão, sentimentos de desesperança e baixa autoestima. Os membros da família devem estar cientes dos sinais dessas condições e devem ser ensinados sobre como ajudar a atender às necessidades psicossociais do paciente. Além disso, o enfermeiro monitora o enfrentamento ineficaz da família e deve estar vigilante para detecção de tensão do papel do cuidador.

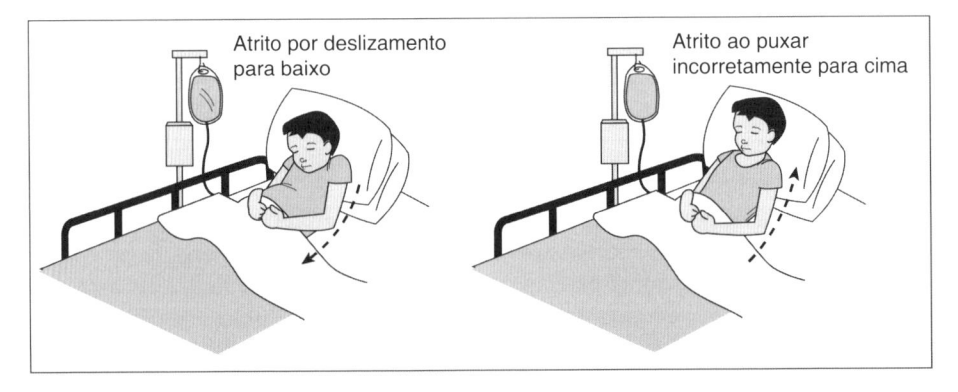

FIGURA 8.1 Força de cisalhamento. A força de cisalhamento ocorre como resultado do atrito contra a pele produzido quando o paciente desliza sobre o leito e quando é reposicionado, caso não se tome cuidado. Ao reposicioná-lo, obtenha ajuda de pelo menos uma outra pessoa e use um lençol para levantá-lo. Não puxe o paciente para reposicioná-lo.

Se houver evidência de enfrentamento familiar ineficaz ou estresse do cuidador, o enfermeiro deve identificar recursos na comunidade, como a assistência temporária para a família.

Intervenções para integridade da pele prejudicada ⑧

As intervenções e o nível de cuidados necessários para pacientes com alteração da integridade da pele variam de primeiros socorros e medidas de conforto menores até desbridamento da ferida, trocas de curativos (estéreis e não estéreis) e irrigações de feridas. Em situações mais complexas, quando há uma doença subjacente ou um distúrbio contribuindo para o comprometimento da integridade da pele, devem-se ampliar os cuidados de enfermagem, incluindo intervenções que visam à correção da causa subjacente.

Avaliação

A eficácia do plano de cuidados para um paciente que apresenta integridade da pele prejudicada é aferida pelas metas e resultados estabelecidos de maneira colaborativa com o paciente. Algumas metas são bastante fáceis de alcançar. Por exemplo, o desconforto associado a uma queimadura de primeiro grau em um dedo pode ser resolvido em questão de minutos com água corrente fria e um analgésico tópico. No entanto, abordar o impacto de uma úlcera por estase em um paciente que tem diabetes é muito mais complexo e exige mais tempo para ser realizado. O alcance da meta pode ser prejudicado também pela coexistência de problemas psicossociais (depressão, isolamento, baixo autoconceito). É sempre importante lembrar que é o paciente quem direciona o cuidado e que a sua percepção de sucesso ou alcance da meta pode ser bem diferente da percepção dele. Finalmente, o sucesso ou a sua ausência é significativamente influenciado pela capacidade do enfermeiro de estabelecer e manter a comunicação eficaz e uma relação terapêutica com o paciente.

CONCLUSÃO

A discussão sobre integridade da pele prejudicada, incluindo fatores de influência, análise e intervenção, ainda não foi esgotada neste texto. Ao contrário, a intenção tem sido de facilitar a compreensão básica de alterações na integridade da pele. Mais especificamente, você deve ser capaz de:

1. Descrever a estrutura e função da pele.
2. Discutir os fatores de influência sobre a função normal da pele.
3. Explicar os principais componentes que devem ser incluídos quando se realiza uma avaliação da pele.
4. Identificar os diagnósticos de enfermagem comuns que são relevantes para que o paciente perceba as alterações na integridade da pele.

5. Discutir as intervenções para promoção da pele saudável, prevenção de ruptura e correção da pele com comprometimento da integridade.

QUESTÕES DE REVISÃO

1. Ao examinar um paciente, o enfermeiro observa uma lesão na pele elevada, sólida, de 0,25 cm. O enfermeiro está correto ao documentar essa lesão como:
   a. Bolha
   b. Mácula
   c. Nódulo
   d. Pápula
   e. Vesícula

2. Um paciente é levado ao posto de emergência com queimaduras de segundo grau sobre o abdome. Ele tem lesões grandes, cheias de água espalhadas por toda a queimadura. O enfermeiro está correto ao identificar as lesões como:
   a. Bolhas
   b. Máculas
   c. Nódulos
   d. Pápulas
   e. Vesículas

3. Ao ensinar o paciente sobre cuidados da pele adequados, o enfermeiro deve incluir todos EXCETO o seguinte:
   a. Consuma uma refeição bem equilibrada.
   b. Evite esfregar e tomar banho excessivamente.
   c. Use uma câmara de bronzeamento em vez de banhos de sol, se desejar bronzear-se.
   d. Faça exercícios para promover a circulação sanguínea saudável.

4. O enfermeiro inclui quais das seguintes características da lesão ao ensinar ao paciente sobre os sinais de alerta que devem ser procurados ao observar a pele?
   a. Forma assimétrica
   b. Bordas irregulares
   c. Variação de cores dentro da mesma lesão
   d. a e b
   e. Todas as alternativas anteriores

5. Qual das seguintes áreas do corpo é mais propensa à ruptura da pele quando um paciente imobilizado é colocado deitado de lado?
   a. Ouvidos
   b. Escápulas
   c. Superfície interna dos tornozelos e joelhos
   d. a e c
   e. Todas as alternativas anteriores

❓ QUESTÕES DE REVISÃO

6. Um enfermeiro está avaliando o risco de um paciente para o desenvolvimento de úlceras por pressão. Qual fator deve ser mais preocupante para o enfermeiro?
   a. O paciente só é capaz de deambular com um dispositivo de apoio.
   b. O paciente é deficiente visual.
   c. O paciente é idoso.
   d. O paciente tem incontinência urinária.

7. Um enfermeiro está planejando o cuidado de um paciente imóvel. A ação de enfermagem prioritária na prevenção do desenvolvimento de úlceras por pressão é:
   a. Virar ou reposicionar o paciente a cada duas horas.
   b. Massagear quaisquer áreas avermelhadas duas vezes por dia.
   c. Avaliar a ingestão pelo paciente e sua excreção em cada turno.
   d. Usar luvas com qualquer contato com o paciente.

RESPOSTAS

Verificação de rotina
1. Epiderme e derme.
2. Proteção
   Regulação da temperatura
   Percepção sensorial

Questões de revisão
1. c   2. a   3. c   4. e   5. d   6. d   7. a

REFERÊNCIAS

Craven RF, Hirnle CJ: *Fundamentals of Nursing: Human Health and Function*, 5th ed. Philadelphia: Lippincott, 2006.

Daniels R: *Nursing Fundamentals: Caring & Clinical Decision Making*. New York: Delmar Thompson Learning, 2004.

Potter PA, Perry AG: *Fundamentals of Nursing*, 6th ed. St. Louis: Mosby Elsevier, 2005.

Ramutkowski B, Barrie A, Keller C, Dazarow L, Abel C: *Medical Assisting: A Patient-Centered Approach to Administrative and Clinical Competencies*. New York: Glenco McGraw-Hill, 1999.

WEBSITES

American Geriatric Society: *Pressure Ulcers (Bed Sores)*. Disponível em http://www.healthinaging.org/agingintheknow/chapters_ch_trial.asp?ch=30.

Medline Plus: *Skin Conditions.* Disponível em http://www.nlm.nih.gov/medlineplus/skinconditions.html.

Medline Plus: *Stasis Dematitis and Ulcers.* Disponível em http://www.nlm.nih.gov/medlineplus/ency/article/000834.htm

Zeller JL, Lynm C, Glass RM: *Pressure Ulcers* Disponível em http://jama.ama-assn.org/cgi/reprint/296/8/1020.pdf.

capítulo 9
Atividade e mobilidade

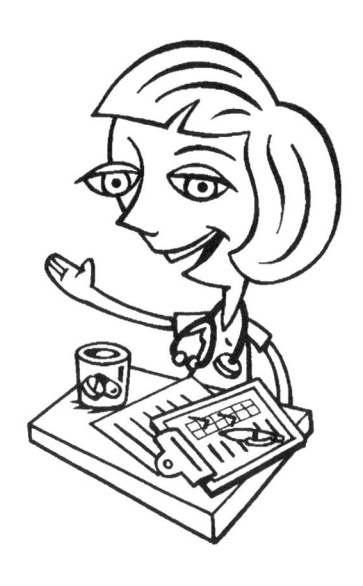

Objetivos da aprendizagem
Ao final do capítulo, o leitor será capaz de:

1 Descrever o papel que os ossos, os músculos, as articulações e o sistema nervoso central desempenham na realização do movimento.

2 Discutir fatores que influenciam o nível de atividade e a mobilidade de um indivíduo.

3 Discutir os efeitos da imobilidade.

4 Descrever os princípios de mecânica corporal adequada.

5 Discutir informações que devem ser obtidas na avaliação da atividade ou nível de mobilidade de um indivíduo.

6 Discutir estratégias de promoção da saúde que podem ser usadas para estimular um estilo de vida ativo.

7 Descrever intervenções restauradoras que podem ser utilizadas para evitar complicações da imobilidade e promover a função ideal.

PALAVRAS-CHAVE

Anfiartrose
Articulações
Balançar de pernas
Diartrose
Ligamentos
Mecânica corporal

Músculo
Ossos
Sinartrose
Sinovial
Tendões

VISÃO GERAL

A capacidade de mover-se livremente é algo que a maioria das pessoas vê como automático até que se deparam com uma situação em que sua mobilidade é limitada ou totalmente ausente. As consequências da imobilidade vão além da falta de liberdade para mover-se de maneira independente. Ela também minimiza ou elimina por completo a capacidade de um indivíduo realizar atividades de autocuidado da vida diária e altera a capacidade funcional de todos os sistemas do corpo. Além disso, no mundo de hoje, de conveniências produzidas pela tecnologia, deparamos com uma população cada vez mais sedentária. Inúmeros estudos foram publicados e reiteram as consequências de um estilo de vida como esse e a necessidade de integrar alguma forma de atividade física em nossas rotinas diárias de maneira consistente.

FISIOLOGIA DA MOBILIDADE

O movimento é realizado por meio da ação combinada do sistema musculoesquelético e do sistema nervoso. O movimento não se limita à movimentação física que podemos ver acontecendo. Envolve também atividades essenciais de suporte à vida invisíveis a olho nu (i.e., respiração, digestão, circulação). Os principais componentes de movimento incluem ossos, músculos, articulações e nervos:

- Os **ossos** (esqueleto) fornecem a estrutura para o movimento. Ossos fracos produzem uma estrutura fraca, que pode desmoronar a qualquer momento e, assim, impedir a mobilidade. Ossos fracos podem ser comparados às estruturas que foram construídas pelo primeiro e pelo segundo porquinhos, sendo que ambas foram facilmente derrubadas pelo lobo mau. No entanto, a casa que foi construída com tijolos passou no teste.
- As **articulações** são os pontos onde os ossos encontram-se. Existem três tipos diferentes de articulações: **sinartrose** ou articulações fibrosas, que não possibilitam movimento (suturas cranianas); **anfiartrose** ou articulações cartilaginosas que possibilitam algum movimento (vértebras) e **diartrose** ou articulações **sinoviais**, que possibilitam movimento máximo. As articulações sinoviais contribuem para a maior parte da mobilidade. Os **ligamentos** são faixas flexíveis de tecido fibroso que ligam os ossos um ao outro. Um ligamento lacerado altera a estabilidade de uma articulação e pode prejudicar o movimento.
- A contração e o relaxamento do **músculo** em conjunção com os **tendões** (estruturas fortes, em forma de tubo, que ligam os músculos aos ossos) produzem movimento. A ação produzida imita a ação que ocorre durante o jogo de "cabo de guerra." A corda representa o tendão que liga um osso ao outro. A ação de puxar do membro da equipe representa o relaxamento e a contração do músculo e o movimento real da equipe representa o movimento do osso.
- Assim como os ossos não conseguem mover-se sem músculos e tendões, os músculos não conseguem mover-se sem o auxílio do sistema nervoso cen-

tral (SNC). O SNC controla a contração e o relaxamento muscular, que por sua vez provoca a flexão (o dobrar) e a extensão (o esticar), que em última instância resultam em movimentos bem coordenados.

FATORES QUE INFLUENCIAM A MOBILIDADE

Um grande número de variáveis afeta o nível de atividade de uma pessoa, como suas preferências pessoais, valores, crenças, disponibilidade de recursos e saúde (Quadro 9.1). ❷

QUADRO 9.1
Fatores que influenciam a mobilidade 2

- Estágio de desenvolvimento
- Tipo de trabalho
- Ambiente doméstico
- Estado geral de saúde (nutrição, atividade física, estado mental)
- Intervenções terapêuticas (que exigem imobilidade)
- Lesões traumáticas
- Doenças ou distúrbios (musculoesqueléticos, neurológicos, cardiovasculares, respiratórios)

Algumas variáveis que influenciam a mobilidade podem ser controladas ou modificadas, mas outras não. Por exemplo, uma pessoa pode fazer uma escolha sobre se deseja ter um estilo de vida sedentário ou um estilo de vida ativo. Uma pessoa pode escolher subir pelas escadas ou de elevador ou andar ou dirigir um carro; mas não pode decidir se tem ou não um defeito congênito do sistema esquelético que prejudica a mobilidade. Tal exemplo fornece um contraste simplista entre os fatores de influência controláveis e incontroláveis. Diferenciar entre as duas categorias nem sempre é tão simples. Infelizmente, vivemos em uma sociedade na qual os recursos nem sempre são distribuídos de forma equitativa. Assim, o que normalmente seria considerado uma variável controlável pode muito bem ser incontrolável para um determinado indivíduo. Por exemplo, uma família sem-teto pode não ter recursos para fornecer uma dieta balanceada, o que pode resultar em anemia ferropriva, que por sua vez poderia alterar o nível de atividade de uma pessoa. É por essa razão que o enfermeiro utiliza o processo de enfermagem como base para atender às necessidades dos pacientes. Isso possibilita ao enfermeiro investigar com precisão a situação de cada paciente individualmente e desenvolver, de maneira colaborativa, um plano eficaz de cuidados.

EFEITOS DA IMOBILIDADE ❸

Os efeitos da imobilidade são profundos. Ela afeta o bem-estar físico e psicossocial de uma pessoa. As consequências variam desde incapacidade de realizar atividades simples da vida diária (p. ex., alimentar-se, vestir-se, maquiar-se) até limitações mais importantes, tais como dificuldades respiratórias, problemas circulatórios, isolamento social, depressão e falência financeira. A Tabela 9.1 fornece uma lista dos efeitos físicos e psicossociais mais comuns da imobilidade.

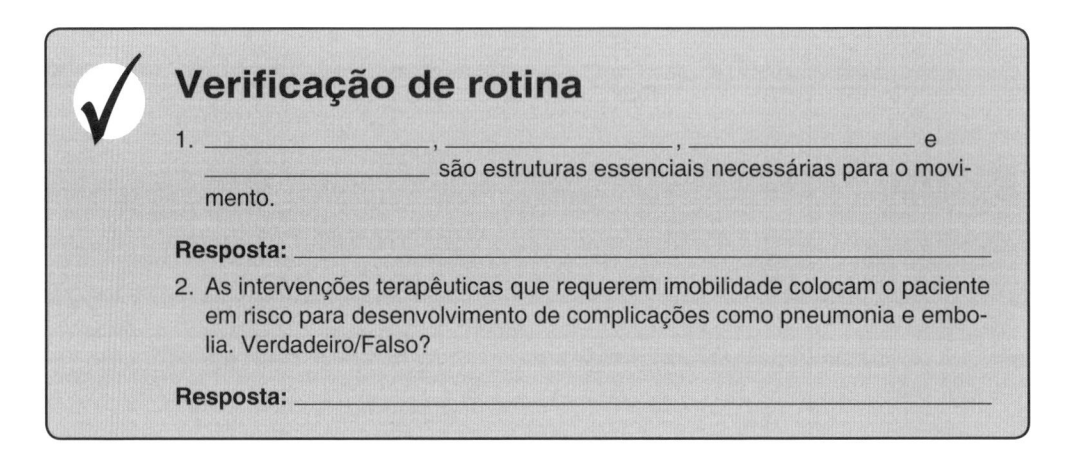

Verificação de rotina

1. _____, _____, _____ e _____ são estruturas essenciais necessárias para o movimento.

   Resposta: _____

2. As intervenções terapêuticas que requerem imobilidade colocam o paciente em risco para desenvolvimento de complicações como pneumonia e embolia. Verdadeiro/Falso?

   Resposta: _____

TABELA 9.1
Efeitos da imobilidade sobre os sistemas corporais ❸

Tegumentar	• Ruptura da pele, formação de úlcera por pressão

Musculoesquelético	• Atrofia muscular: fraqueza e contraturas
	  – Fraqueza
	  – Contraturas
	  – Redução da mobilidade articular
	  – Quedas
	• Desmineralização óssea

Nervoso	• Privação sensorial
Endócrino	• Função hormonal alterada • Redução do metabolismo • Intolerância à atividade

Cardiovascular	• Aumento da carga de trabalho cardíaca
	• Trombos
	• Êmbolos
	  – AVC
	  – IAM
	  – Parada respiratória
	• Hipotensão ortostática

(Continua)

TABELA 9.1
Efeitos da imobilidade sobre os sistemas corporais 3 (*continuação*)

Respiratório	• Pneumonia • Troca de gases prejudicada
Digestivo	• Anorexia • Constipação
Urinário	• Infecções do trato urinário • Incontinência urinária (bexiga excessivamente esticada) • Cálculos renais (pedras nos rins)
Psicossocial	• Estresse • Interrupção do sono • Depressão • Isolamento social • Alteração nos papéis e relações • Imagem corporal e autoestima alteradas • Sexualidade alterada

O PROCESSO DE ENFERMAGEM E A MOBILIDADE

O processo de enfermagem garante que uma abordagem sistemática seja usada para atender as necessidades relacionadas com a mobilidade do paciente. O resultado esperado é que o paciente faça as atividades em nível ideal e permaneça livre de lesões. Quando a mobilidade é comprometida, o objetivo é evitar as complicações e restaurar a mobilidade tanto quanto possível.

Investigação 5

Durante a investigação, o enfermeiro coleta informações sobre a capacidade funcional do paciente para mobilidade, sua percepção do que seja um nível de atividade aceitável, bem como o impacto que a imobilidade pode ter sobre ele. Para obter um banco de dados completo e preciso, o enfermeiro deve observar o paciente enquanto ele ou ela está de pé, sentado e deitado, e durante a deambulação (conforme tolerado pelo paciente). Observações específicas que devem ser feitas incluem:

- Alinhamento do corpo (escoliose, cifose, lordose)
- Marcha, equilíbrio e coordenação
- Amplitude de movimento (ROM; ativa e passiva)
- Deformidades articulares e desvios musculoesqueléticos (alterações artríticas, tônus muscular)
- Desvios neurológicos
- Sinais de desconforto e intolerância à atividade (indícios não verbais, bem como relatos verbais)

- Risco de quedas
- Resultados de exames diagnósticos (raios X, ressonância magnética nuclear, exames laboratoriais)
- Intervenções terapêuticas atuais e medicamentos que possam causar impacto sobre a mobilidade
- Sinais de complicações (p. ex., ruptura da pele, pneumonia, depressão, isolamento social)

Diagnósticos de enfermagem

As informações coletadas durante a investigação levam à identificação de diagnósticos de enfermagem. O enfermeiro, com as informações fornecidas pelo paciente, identifica e prioriza diagnósticos de enfermagem específicos para o paciente. O Capítulo 2 fornece orientações específicas sobre como identificar com sucesso os diagnósticos de enfermagem pertinentes. É importante que o enfermeiro lembre de que os diagnósticos de enfermagem nem sempre significam que existe um problema. Eles também têm como objetivo a manutenção e melhora dos padrões funcionais atuais. Alguns diagnósticos de enfermagem adequados para atender às necessidades de mobilidade de um paciente incluem:

- Mobilidade física prejudicada
- Intolerância à atividade
- Risco de quedas
- Déficit no autocuidado
- Integridade da pele prejudicada
- Interação social prejudicada

Planejamento

O planejamento envolve a identificação dos resultados esperados e os meios ou intervenções para assegurar que os resultados serão alcançados. Nesse ponto, o enfermeiro considera, também, como implementar o plano de cuidados de maneira segura. Conseguir mobilidade de forma segura depende, em parte, do uso de boa mecânica corporal. A **mecânica corporal** é descrita como o modo como o indivíduo usa ossos, músculos e articulações para criar movimento. O uso de mecânica corporal adequada evita lesões do sistema musculoesquelético. Para alcançá-la mecânica corporal adequada, o indivíduo deve manter o alinhamento e o equilíbrio adequados durante o movimento (Quadro 9.2).

Implementação

As intervenções para mobilidade inserem-se em duas grandes categorias: as intervenções de promoção da saúde e as restaurativas. As primeiras mantêm

> **QUADRO 9.2**
> Dicas para mecânica corporal adequada 4
>
> - Primeiramente planeje a tarefa (p. ex., levantamento, transferência).
> - Possibilite ao paciente ajudar o máximo possível.
> - Procure ajuda, conforme necessário.
> - Use dispositivos mecânicos, conforme necessário.
> - Use movimentos suaves, coordenados, em vez de movimentos bruscos.
> - Contraia os músculos glúteos e os abdominais para levantar.
> - Empurre, deslize ou puxe, em vez de levantar ou carregar, quando possível.
> - Gire o corpo inteiro, *não torça o corpo*!
> - Estabeleça uma base de apoio larga.
>   - Pés firmemente plantados no chão
>   - Um pé um pouco à frente do outro pé
>   - Joelhos levemente dobrados
> - Use grandes músculos da perna; *não use os músculos das costas*!
> - Carregue objetos perto do corpo.
> - Evite esticar para pegar objetos.
> - Ajuste a cama à altura da cintura, se possível.
>
> Ensine os membros da família e os pacientes a usar os mesmos princípios em casa.

o nível ideal de funcionamento e têm como alvo os indivíduos que estão em risco de sofrer as consequências de serem fisicamente inativo. As intervenções restaurativas almejam os indivíduos que atualmente estão vivenciando algum nível de imobilidade e são implementadas para minimizar o impacto negativo da imobilidade e restaurar o nível ideal de funcionamento.

Promoção da saúde

É muito importante incentivar todas as pessoas (desde a infância até a idade avançada) a serem ativas. Isso não significa que todos devem procurar ser um corredor de maratonas; em vez disso, cada um deve identificar objetivos pessoais para atividade e trabalho para atingir um nível de funcionamento ideal. De acordo com o relatório do Surgeon General sobre atividade física e saúde, "a atividade física regular que é realizada na maioria dos dias da semana reduz o risco de desenvolver algumas das principais causas de doença e de morte nos Estados Unidos". Existem dois componentes essenciais para o sucesso de um programa de promoção de atividade física:

1. Identificar atividades prazerosas que o indivíduo seja capaz de fazer.
2. Consistência na realização das atividades.

Assim, o enfermeiro deve trabalhar em estreita colaboração com o paciente para adaptar um programa que atenda aos critérios anteriores. 6

Intervenções restaurativas 🗝

Como dito anteriormente, o objetivo das intervenções restaurativas é evitar complicações associadas à imobilidade e ajudar o paciente a atingir seu nível ideal de funcionamento. Intervenções específicas necessárias dependem da natureza da imobilidade do paciente, bem como da fase de recuperação. Por exemplo, durante o período pós-operatório imediato de um paciente que foi submetido a cirurgia para colocação de prótese total de quadril, a meta pode ser evitar complicações agudas da imobilidade por meio de intervenções, tais como posicionamento do paciente, exercícios de respiração e outros. Depois de alguns dias, é possível adicionar intervenções para promover o aumento do movimento. Quando o paciente está pronto para receber alta, as instruções sobre os exercícios independentes para serem usados em casa podem ser o foco. A discussão a seguir destaca as intervenções de enfermagem que podem ser utilizadas para o paciente que está passando por alteração na mobilidade.

Posicionamento e transferência

Os pacientes imóveis precisam da ajuda de um profissional de enfermagem para mudar de posição ou mover-se de um local para outro (p. ex., da cama para uma cadeira, da cama para a maca). O posicionamento e a transferência são uma questão de conforto pessoal ou podem ser uma parte das intervenções previstas para evitar complicações e promover a função ideal. Ao posicionar ou transferir um paciente, o profissional deve:

- Planejar como a atividade será realizada antes do início.
- Usar boa mecânica corporal.
- Possibilitar ao paciente ajudar o máximo possível.
- Usar dispositivos de apoio (lençóis, cinto de transferência, elevadores mecânicos, outra pessoa).
- Garantir o alinhamento corporal adequado (pode exigir travesseiros, talas, suporte para os pés).
- Evitar pressão, principalmente sobre as proeminências ósseas (cotovelos, calcanhares, sacro).
- Desenvolver um programa de reposicionamento (no mínimo, a cada duas horas se não houver contra indicações).

Exercício para amplitude de movimento

A mobilidade articular é mantida por meio da realização de exercícios de amplitude de movimento. Tais exercícios podem ser realizados de maneira ativa ou passiva. Nos exercícios ativos, o paciente realiza o movimento de maneira independente. Os passivos requerem a ajuda de um profissional ou um dispositivo mecânico. Antes do início dos exercícios, deve-se estabelecer o grau de movimento que pode ser alcançado sem causar lesão.

ALERTA DE ENFERMAGEM • Cautela na amplitude de movimento

Ao realizar exercícios passivos de amplitude de movimento, nunca estenda a articulação além do ponto de resistência. Suspenda imediatamente os exercícios se o paciente queixar-se de dor.

Deambulação

Para promover a segurança e evitar lesões ao paciente e ao enfermeiro, deve-se avaliar se o primeiro está pronto para andar. A deambulação real não deve ser tentada até que o paciente tenha a força e a coordenação necessárias para realizar a tarefa. Pode ser necessária a evolução em etapas, começando com o sentar na cama e, em seguida, progredindo para **balançar das pernas** (sentado à beira do leito com as pernas em posição pendente). Deve-se adiar o caminhar caso o paciente queixe-se de tonturas ou se houver evidências de que ele apresenta hipotensão ortostática. Os dispositivos auxiliares, como um cinto de transferência, uma bengala, muletas ou andador devem ser usados quando necessário (Fig. 9.1).

Avaliação

A consistência é essencial para que um plano bem-sucedido promova um estilo de vida ativo. A construção de oportunidades para avaliar o plano torna-se fundamental para assegurar que ele seja adequado e, mais importante, que não seja abandonado. Além disso, as consequências da imobilidade com frequência evoluem rapidamente (p. ex., ruptura da pele, pneumonia). Assim, a avaliação das intervenções e do alcance dos resultados relacionados com a imobilidade deve ser conduzida em uma base regular, para minimizar os desfechos negativos.

- A parte superior da muleta deve ficar 5 cm abaixo da axila.
- O paciente deve colocar o peso do corpo sobre os braços, **não** sobre os ombros e axilas.
- O uso das mãos para segurar as muletas deve ser ajustado de modo a possibilitar que o cotovelo flexione 15 a 30° (possibilita que o cotovelo estenda completamente quando é dado um passo).
- As pontas de borracha devem ser secas e substituídas quando desgastadas.
- As muletas devem ser posicionadas 15 cm na frente de cada pé e 15 cm do lado de cada pé.

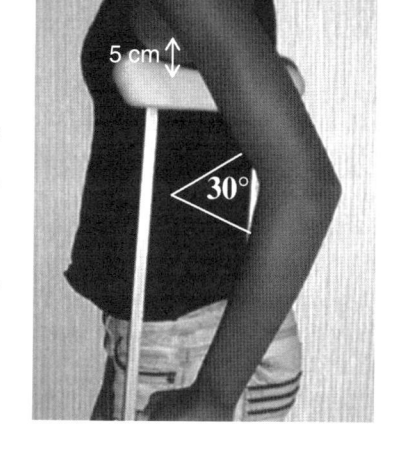

FIGURA 9.1 Uso adequado de muletas.

CONCLUSÃO

Os benefícios da atividade física têm sido bem documentados, da mesma maneira que as consequências da inatividade. Os enfermeiros são desafiados a convencer os pacientes sobre os benefícios da atividade física. Uma maneira de conseguir isso é servindo de modelo para eles. O enfermeiro também deve trabalhar de forma colaborativa com o paciente para desenvolver metas atingíveis individualizadas para a atividade física. Quando o paciente realmente apresenta a imobilidade, o enfermeiro deve auxiliar na prevenção de complicações dessa condição e ajudá-lo a alcançar seu nível ideal de funcionamento. Fazer isso requer a adoção de medidas que atendam às necessidades psicossociais, bem como às necessidades físicas.

QUESTÕES DE REVISÃO

1. _____ conectam os ossos aos ossos.
   a. Articulações
   b. Ligamentos
   c. Músculos
   d. Tendões

2. **Qual das seguintes articulações possibilita a maior quantidade de movimento?**
   a. Anfiartrose
   b. Diartrose
   c. Metartrose
   d. Sinartrose

3. **Todos os itens a seguir são princípios adequados de mecânica corporal, EXCETO:**
   a. Carregar objetos perto do corpo.
   b. Evitar esticar o corpo para alcançar objetos.
   c. Travar os joelhos ao levantar um objeto.
   d. Girar todo o corpo; não torcer seu corpo.

4. **Qual das seguintes alternativas representa uma consequência do imobilismo?**
   a. Alteração da sexualidade
   b. Anorexia
   c. Constipação
   d. Todas as alternativas anteriores

5. **Ao ensinar um paciente a andar de muleta, o enfermeiro deve assegurar-se de que:**
   a. Cada muleta é posicionada 15 cm para o lado de cada um dos pés e 15 cm na frente de cada pé.

❓ QUESTÕES DE REVISÃO

b. O segurar com a mão é posicionado de modo a possibilitar que o braço fique completamente estendido antes de dar um passo.
c. A parte superior da muleta encaixa-se confortavelmente na axila.
d. b e c.
e. Todas as alternativas anteriores.

6. **Ao desenvolver um plano para a integração da atividade na vida de uma pessoa, o enfermeiro deve:**
   a. Pedir ao paciente para identificar as atividades das quais ele gosta.
   b. Incentivar o paciente a inscrever-se em um programa de exercícios estruturado.
   c. Enfatizar o benefício de engajar-se em algum tipo de atividade na maioria dos dias da semana.
   d. a e c.
   e. Todas as alternativas anteriores.

RESPOSTAS

Verificação de rotina
1. Ossos, músculos, articulações e nervos.
2. Verdadeiro

Questões de revisão
1. b   2. b   3. c   4. d   5. a   6. d

REFERÊNCIAS

Craven RF, Hirnle CJ: *Fundamentals of Nursing: Human Health and Function*, 5th ed. Philadelphia: Lippincott, 2006.

Daniels R: *Nursing Fundamentals: Caring & Clinical Decision Making*. New York: Delmar Thompson Learning, 2004.

Potter PA, Perry AG: *Fundamentals of Nursing*, 6th ed. St. Louis: Mosby Elsevier, 2005.

WEBSITES

American College of Foot and Ankle Surgeons: *Instructions for Using Crutches*. Disponível em http://www.footphysicians.com/footankleinfo/crutches.htm.

Centers for Disease Control and Prevention: *The Link Between Physical Activity and Morbidity and Mortality*. Disponível em http://www.cdc.gov/nccdphp/sgr/mm.htm.

capítulo **10**

Sensorial e cognitivo

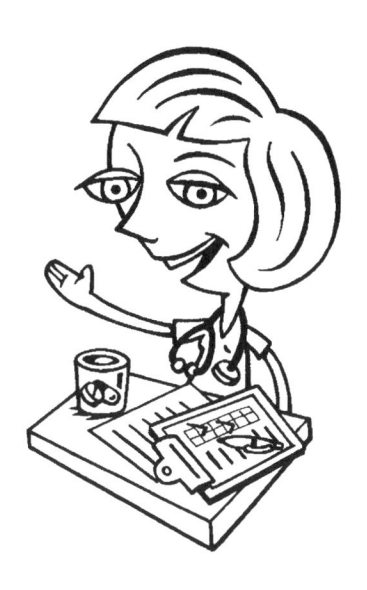

Objetivos da aprendizagem
Ao final do capítulo, o leitor será capaz de:

1. Identificar os oito mecanismos de recepção sensorial internos e externos.
2. Descrever como os estímulos ambientais atingem o cérebro para processamento cognitivo.
3. Identificar e descrever quatro componentes da cognição.
4. Distinguir entre memória imediata, remota e de longo prazo.
5. Discutir fatores que influenciam a função sensorial e cognitiva.
6. Explicar a diferença entre déficit e privação sensoriais.
7. Diferenciar delírio, demência, ilusões e alucinações.
8. Descrever as quatro formas de afasia.
9. Identificar informações que devem ser coletadas durante a investigação do estado mental.
10. Listar cinco diagnósticos de enfermagem da NANDA aceitos para pacientes que apresentam alterações sensoriais e cognitivas.
11. Discutir as intervenções de promoção da saúde direcionadas a evitar disfunções sensoriais e cognitivas.
12. Descrever intervenções que ajudam a minimizar o impacto negativo de um déficit sensorial.
13. Discutir maneiras de evitar ou minimizar a privação sensorial e a sobrecarga sensorial tanto no ambiente doméstico como no de cuidados agudos.
14. Discutir intervenções adequadas para os pacientes que apresentam disfunção cognitiva.

PALAVRAS-CHAVE

Afasia
Afeto
Alucinação
Cerume
Congênito
Delírio
Demência
Equilíbrio

Glaucoma
Ilusão
Linguagem expressiva
Linguagem receptiva
Memória
Ototoxicidade
Propriocepção

VISÃO GERAL

A capacidade do indivíduo de interagir com seu ambiente está subordinada à presença das funções sensorial e cognitiva íntegras. Os sentidos são locais receptores de estímulos ambientais. A ausência da capacidade de ver, ouvir, sentir odores, gosto ou tato afeta a qualidade das interações com o ambiente. A ausência simultânea de todas as funções sensoriais é equivalente à perda completa da capacidade de interagir com o ambiente. Isso não só interfere nas interações agradáveis ou desejáveis, mas também apresenta questões de segurança. Da mesma maneira, para processar os estímulos encontrados por meio dos sentidos, o cérebro deve estar íntegro. A cognição é a maneira como se dá significado aos estímulos recebidos pelos sentidos. Este capítulo apresenta uma visão geral da recepção, percepção e cognição sensorial. Também incluímos aqui uma discussão dos fatores de influência, alterações comuns e cuidados de enfermagem de pacientes com alterações sensoriais e da função cognitiva.

FISIOLOGIA DA FUNÇÃO SENSORIAL E COGNITIVA

Agora, neste exato momento, você está recebendo estímulos; seus nervos estão transportando esses estímulos para o cérebro, onde estão sendo processados, e você, por sua vez, está respondendo. Isso está acontecendo em segundos. Na ausência de processamento sensorial e cognitivo, você seria incapaz de ler e compreender o que está impresso nesta página, e também não seria capaz de parar de ler o que está nesta página, quando precisasse de uma pausa! O processo de recepção sensorial, percepção e resposta sensorial é um processo flexível. Como já foi demonstrado, ocorre de forma rápida e, ironicamente, sem a necessidade de se pensar muito sobre isso. Para os próximos parágrafos, cada componente do processo será discutido em "câmera lenta" para fornecer a compreensão básica da relação entre as funções sensoriais e cognitivas e o processamento de estímulos.

Recepção sensorial ❶

Há milhões de estímulos nos ambientes externos e internos de uma pessoa. Os estímulos do ambiente externo são recebidos por meio dos órgãos sensoriais.
Os órgãos sensoriais incluem:

- Olhos: sentido da visão
- Orelhas: sentido da audição
- Nariz: sentido do olfato
- Língua: sentido do paladar pelas papilas gustativas na língua
- Terminações nervosas na pele: sentido do tato

Os estímulos mediados pelo ambiente interno são responsáveis pela consciência de:

- Posição e movimento (também chamadas de **propriocepção**)
- Tamanho, forma e textura dos objetos
- Grandes órgãos localizados no interior do corpo (p. ex., estômago, fígado, coração)

Processamento cognitivo dos estímulos ❷

Os nervos, a medula espinal e o cérebro compõem o sistema nervoso. O sistema nervoso é o meio pelo qual um indivíduo é capaz de interpretar e responder aos estímulos. Os estímulos sensoriais (externos e internos) trafegam para o cérebro através dos nervos periféricos ou cranianos. Os estímulos recebidos através dos nervos periféricos trafegam para o cérebro pela medula espinal. Os nervos cranianos, no entanto, originam-se no cérebro. Os estímulos viajam pelo tronco cerebral ou "estação de transmissão", onde são avaliados para determinar quais serão processados de imediato, quais serão transmitidos para um local de armazenamento (memória) e quais serão descartados (Fig. 10.1). Vários processos cognitivos influenciam o destino final dos estímulos recebidos pelo cérebro.

Componentes cognitivos ❸

Consciência

O sistema de ativação reticular (SAR), que está localizado no tronco cerebral, regula o nível de consciência. É necessário um estado consciente para processar estímulos sensoriais. De fato, uma das maneiras pela qual os enfermeiros avaliam o nível de consciência é como o indivíduo responde a determinados tipos de estímulos (p. ex., se responde a comandos verbais ou a estímulos dolorosos).

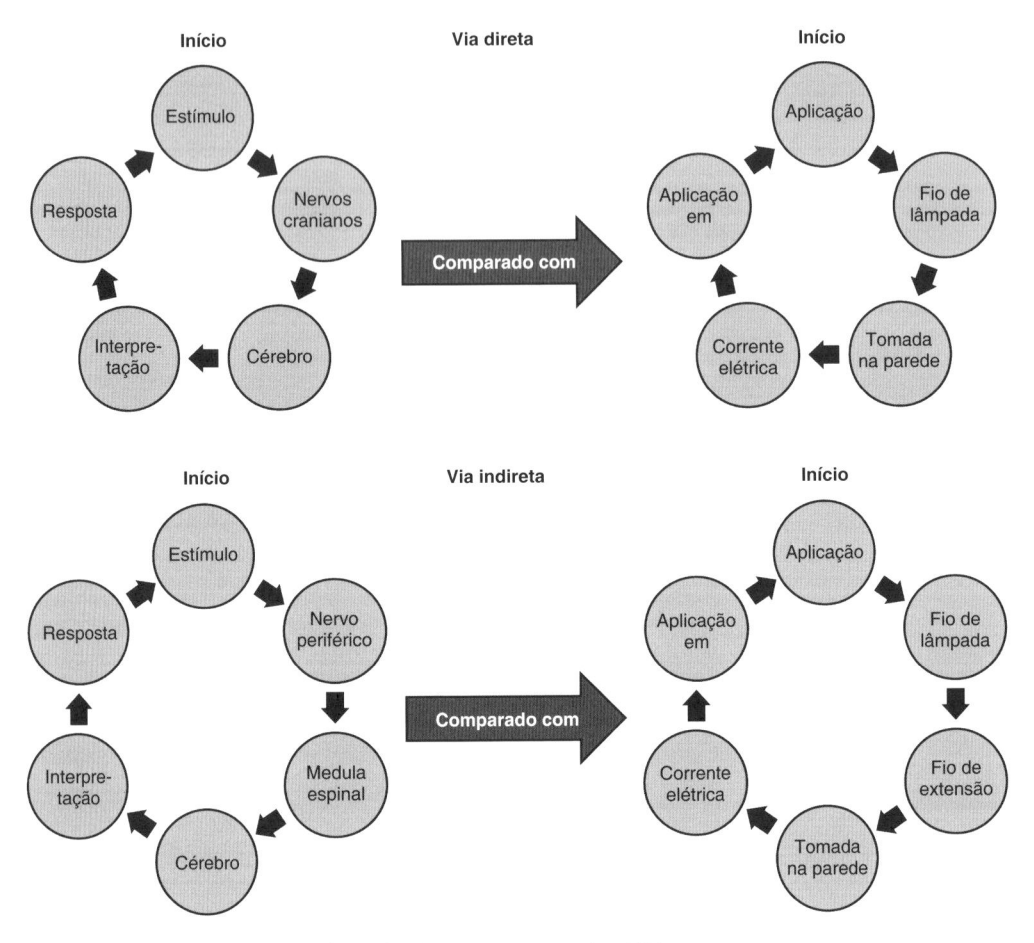

FIGURA 10.1 Processamento de estímulos *versus* corrente elétrica.

Pensamento e julgamento

Quando um indivíduo consciente é apresentado a estímulos, ele considera o que foi apresentado e, posteriormente, faz um julgamento sobre como responder. O estado da pessoa influencia a solidez de seu julgamento. Considerando que indivíduos que não estão em contato com a realidade ou estão desorientadas podem fazer julgamentos ruins, aqueles que estão em contato com a realidade e orientados em relação a pessoa, local e tempo são capazes de fazer julgamentos bons.

Memória

A **memória** é o simples armazenamento de informações para uso posterior. Como discutido, o indivíduo é apresentado a milhões de estímulos de forma simultânea e alguns deles são armazenados na memória. As informações armazenadas na memória são recuperadas conforme a necessidade para interpretar os estímulos que requerem resposta imediata. Por exemplo, uma pessoa que teve reação adversa a um medicamento no passado armazena essa informação, e se esse fármaco for recomendado para uso no futuro, ela recupera da memória o fato de que anteriormente teve reação adversa àquele medicamento. Essa informação é então utilizada para julgar que curso de ação tomar (p. ex., notificar o médico de que o medicamento causou reação adversa anterior e solicitar um fármaco alternativo). Existem três níveis de memória:

- **Memória imediata**: A capacidade de recuperar a informação por um breve período de tempo (p. ex., visualizar o segredo de um cofre em uma folha de papel e mantê-lo na memória tempo suficiente para ir até o cofre e abri--lo)
- **Memória intermediária ou recente**: Lembrança de estímulos armazenados nas últimas 24 horas (p. ex., recordar o que você comeu no café da manhã de ontem)
- **Memória de longo prazo ou remota**: Lembrar-se de eventos que ocorreram mais cedo na vida (p. ex., um adulto lembra ter aprendido a andar de bicicleta quando criança)

Linguagem

A linguagem é o principal meio de recepção e resposta a estímulos e inclui a capacidade de falar as palavras, escrevê-las de maneira significativa em um meio escrito (p. ex., papel, quadro-negro) e compreender ou entender a língua falada e as palavras escritas. A capacidade de falar e escrever palavras é chamada de **linguagem expressiva** e a capacidade de compreender as palavras faladas e escritas é chamada de **linguagem receptiva**.

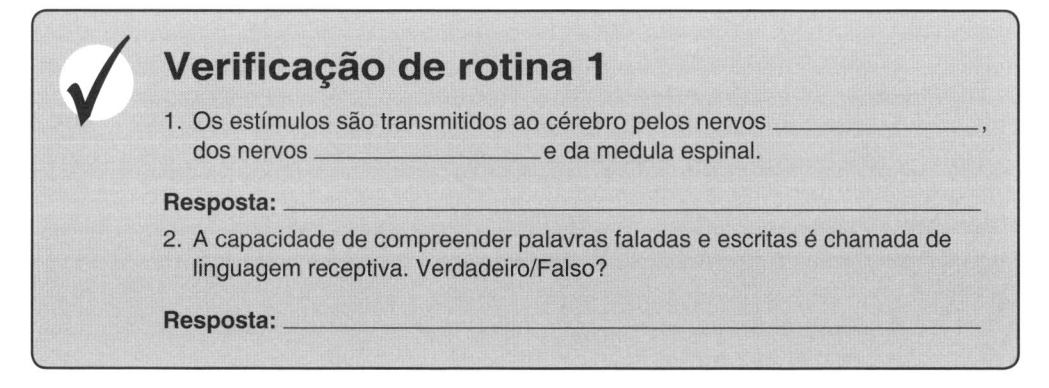

Verificação de rotina 1

1. Os estímulos são transmitidos ao cérebro pelos nervos _____, dos nervos _____ e da medula espinal.

   Resposta: _____

2. A capacidade de compreender palavras faladas e escritas é chamada de linguagem receptiva. Verdadeiro/Falso?

   Resposta: _____

FATORES QUE INFLUENCIAM A FUNÇÃO SENSORIAL E COGNITIVA

Diversas variáveis influenciam as interpretações individuais de estímulos sensoriais. Alguns dos fatores de influência comuns são idade, ambiente, experiências passadas, estilo de vida, cultura, desvios de saúde e medicamentos.

Idade

A percepção sensorial varia dependendo da idade e do estado de desenvolvimento do indivíduo. Durante a infância, a imaturidade dos órgãos sensoriais e do sistema nervoso, bem como experiências de vida limitadas, fazem com os lactentes tenham respostas mais generalizadas aos estímulos ambientais. Por exemplo, enquanto um lactente responde a ruídos como uma batida de palmas alta com o seu corpo inteiro (reflexo do sobressalto), uma criança mais velha ou adulto pode virar sua cabeça para localizar a fonte do ruído. A percepção sensorial diminui quando o indivíduo envelhece. A visão e a audição podem ser menos aguçadas, resultando em tempos de resposta mais lentos em idosos. O conhecimento sobre as variações na capacidade funcional relacionado à idade ou ao estágio de desenvolvimento deve ser levado em consideração no planejamento de cuidados de enfermagem.

As características da função cognitiva também variam em diferentes estágios do desenvolvimento na vida de um indivíduo. A cognição aumenta quando o sistema nervoso amadurece e ocorre a interação ativa com o ambiente. A idade em si não pode ser usada para prever a função cognitiva em adultos mais velhos. Em vez disso, parece que o nível de atividade cognitiva na qual o indivíduo se engaja é mais um fator determinante.

Ambiente

A quantidade e o tipo de estímulos presentes no ambiente de um indivíduo influenciam sua função sensorial e cognitiva. Uma pessoa que vive em um ambiente isolado por qualquer período de tempo pode tornar-se desorientada e incapaz de responder a estímulos quando reintroduzida em seu ambiente habitual. Da mesma maneira, um indivíduo que é bombardeado com excesso de estímulos pode tornar-se confuso e ter dificuldade para determinar quais estímulos responder e quais descartar.

Estilo de vida e experiências anteriores

Práticas cotidianas, como hábitos alimentares, consumo de líquidos e hábitos de sono afetam a função cognitiva. Pular refeições, bem como não consumir certos tipos de alimentos, pode privar o cérebro de nutrientes e eletrólitos essenciais para a função cognitiva adequada. O cérebro não só precisa de determinados nutrientes para funcionar de forma adequada; ele também necessita de períodos de descanso e relaxamento para assimilar informações e recuperá-las. A privação de sono interfere na capacidade de concentração e processamento das dicas ambientais. Quando uma pessoa faz o seguinte comentário: "Estou tão cansado que não consigo pensar direito", ele pode estar falando simbolicamente, mas na verdade sua função cognitiva está, literalmente, abaixo do ideal. Assim, aconselhar uma pessoa a "ter uma boa noite de sono antes de fazer uma prova amanhã" é uma dica bastante prudente.

As pessoas que estão acostumadas com um ambiente silencioso com um mínimo de estimulação podem ter dificuldade de adaptar-se a ambientes ruidosos e vice-versa. Outras características de estilo de vida que podem afetar a função sensorial e cognitiva incluem atividades do ambiente de trabalho e de lazer. Trabalhar em local onde há presença constante de barulho alto ou ouvir música em volume muito alto pode levar à deficiência auditiva ao longo do tempo. É importante recomendar o uso de protetores auriculares e orientar aqueles que ouvem música em alto volume sobre as possíveis consequências. Também é importante incentivar os pacientes, em especial adultos idosos, a "manter suas mentes ativas" (p. ex., leitura, palavras cruzadas e encontros sociais).

O estresse é outra variável que pode alterar as funções sensoriais e cognitivas. Quando alguém sofre um elevado nível de estresse (p. ex., trabalho, família, financeiros, relacionamentos) pode ter dificuldade de concentração, tomar decisões precipitadas e ficar vulnerável a riscos de segurança devido a um mau julgamento ou por não perceber os sinais ambientais.

As experiências de vida também desempenham um papel significativo no nível de função sensorial e cognitiva. Quanto mais experiências de vida uma pessoa teve, mais opções ela tem de responder aos vários estímulos encontrados. Por exemplo, quem nunca pisou em um formigueiro pode pisar em um e sofrer picadas de formigas. No entanto, a próxima vez que vir um formigueiro, ficará mais inclinado a evitar pisar nele.

Cultura, valores e crenças

A cultura e o sistema de valores de um indivíduo influencia a interpretação do estímulo do ambiente, bem como a maneira como responde aos estímulos. Por exemplo, a língua varia de acordo com a cultura e pode interferir na percepção sensorial e cognição em determinados contextos específicos (p. ex., receber cuidados de saúde em um local onde sua língua nativa não é falada). Além disso, a maneira como o indivíduo percebe a si próprio tem o potencial de limitar ou expandir as suas habilidades cognitivas. Uma criança que foge da brincadeira de soletrar por ter limitação visível de vocabulário pode, na verdade, estar perdendo uma oportunidade de expandir sua capacidade de expressar-se. Entretanto, uma pessoa muito confiante pode enfrentar desafios e territórios desconhecidos (p. ex., aulas avançadas, línguas estrangeiras, equipe de debate na escola) e usar essas atividades para expandir suas habilidades cognitivas.

Desvios de saúde

As condições que afetam diretamente os sentidos, como surdez congênita ou adquirida e cegueira, interferem na percepção sensorial. Além disso, infecções, demência, acidente vascular cerebral, distúrbios metabólicos, hipertensão, esclerose múltipla e traumatismo craniano podem levar, indiretamente, a alterações tanto na função sensorial como cognitiva. A avaliação dos pacientes para detecção de fatores de risco, o incentivo à utilização de estratégias preventivas de saúde e a inclusão de orientações sobre saúde são estratégias que podem ser usadas para ajudar a minimizar a ocorrência de deficiências secundárias aos desvios de saúde citados anteriormente. Quando os desvios de saúde não podem ser evitados, a equipe de saúde deve trabalhar em colaboração com o paciente para promover o seu nível ideal de função sensorial e cognitiva.

Medicamentos

Os fármacos podem ter efeito negativo sobre a função cognitiva e sensorial. Os medicamentos para o sistema nervoso central, como analgésicos narcóticos, sedativos, antidepressivos e antipsicóticos podem prejudicar a função cognitiva, provocando sonolência, confusão e reflexos retardados. Outros medicamentos podem causar alterações na percepção sensorial. Por exemplo, o antibiótico gentamicina, quando administrado em doses elevadas, pode causar danos ao aparelho auditivo (**ototoxicidade**) e, posteriormente, causar deficiência auditiva. As anestesias espinal e peridural também alteram a função sensorial e cognitiva temporariamente ou, em alguns casos, como naqueles em que há lesão do nervo, o quadro torna-se permanente.

ALERTA DE ENFERMAGEM • Ototoxicidade à gentamicina

A gentamicina é um antibiótico que pode causar ototoxicidade. Uma maneira de limitar essa ocorrência é monitorando o nível terapêutico do medicamento. O médico pode solicitar os níveis máximos e mínimos do fármaco quando o paciente está tomando gentamicina. É importante certificar-se de que os exames são solicitados e coletados no momento correto para assegurar a precisão dos valores laboratoriais.

ALTERAÇÃO DA FUNÇÃO SENSORIAL E COGNITIVA

Geralmente passamos o dia sem pensar muito nas atividades dos "bastidores" que são necessárias para o funcionamento "normal". Dedicamos pouca ou nenhuma atenção para o delicado equilíbrio que é mantido até que algo de errado aconteça. É possível que ocorram alterações sensoriais devido a um déficit real ou podem estar relacionadas com privação ou sobrecarga ambiental. A deficiência cognitiva acentuada pode ser causada por déficits de atenção, perda de memória, pensamento desorganizado ou transtorno de linguagem. Esta seção discute as alterações sensoriais e cognitivas mencionadas anteriormente. No entanto, é importante manter em mente que essa discussão não esgota a lista de possíveis alterações cognitivas e sensoriais.

Alterações sensoriais

Déficit sensorial

Os déficits sensoriais são o resultado direto de lesões em órgãos sensoriais e envolvem perda real de visão, audição, paladar, olfato ou tato. No caso de déficit sensorial, o indivíduo é incapaz de processar os estímulos por meio de determinado sentido. Esse déficit pode ser temporário (p. ex., perda temporária da capacidade de perceber o toque após anestesia peridural) ou permanente (p. ex., cegueira secundária ao glaucoma). O início pode ser súbito ou lento. A pessoa geralmente é capaz de se preparar adaptando-se melhor quando o início é lento.

Privação sensorial 6

A privação sensorial, embora pareça muito com o *déficit sensorial*, não tem o mesmo significado. A privação sensorial ocorre devido à exposição limitada ou de má qualidade a estímulos sensoriais. As pessoas com déficits sensoriais também apresentam privação sensorial. No entanto, uma pessoa que tem privação sensorial pode ou não ter déficit sensorial. Por exemplo, um prisioneiro que é colocado em uma cela na escuridão total não tem déficit sensorial, pois sua visão encontra-se íntegra. No entanto, ele está sob alto risco para situações de privação sensorial (visual) por causa da escuridão total, sons mínimos e falta de interação com outros indivíduos. A má qualidade das informações sensoriais também leva à privação sensorial. Por exemplo, uma pessoa que está ouvindo uma canção pela primeira vez pode responder cantando ou dançando ao mesmo tempo em que a ouve. No entanto, se a música é repetida várias vezes, ela vai, subsequentemente, tornar-se insensível à música por causa da monotonia (má qualidade).

Sobrecarga sensorial

A sobrecarga sensorial ocorre quando alguém é exposto a mais estímulos sensoriais do que pode processar. O excesso pode estar relacionado com o número de estímulos encontrados em determinado momento ou com a qualidade do estímulo (p. ex., ruído alto pode causar sobrecarga sensorial). O resultado final é que o indivíduo pode apresentar fluxo rápido de pensamento, ansiedade, incapacidade de pensar claramente, desorientação e falta de sono. Os doentes agudos internados em unidades de terapia intensiva (UTI), onde há atividade constante em curso (p. ex., equipamentos bipando, alarmes soando, visitas e exames frequentes) estão sob alto risco para sobrecarga sensorial. O mesmo é verdadeiro para pacientes recentemente diagnosticados com uma doença grave ou terminal. Se o indivíduo é exposto a uma quantidade enorme de informações de difícil compreensão, ele pode ser sobrecarregado e tornar-se incapaz de processá-las e, mais tarde, sentir a sobrecarga sensorial.

Alterações cognitivas

Algumas das alterações cognitivas mais comuns que um indivíduo pode apresentar incluem atenção alterada, perda de memória, pensamento desorganizado e deficiência de linguagem. Podem ocorrer alterações cognitivas secundárias às deficiências sensoriais ou por outras razões.

Atenção alterada

As pessoas que se distraem facilmente podem ter dificuldade em completar tarefas que envolvam concentração por um período de tempo mais longo. Todos os indivíduos, em algum momento, têm algum déficit de atenção (p. ex., ter de ler a mesma passagem várias vezes antes de entender seu significado porque sua mente desvia para outras coisas). No entanto, quando a distração de um indivíduo persiste ao longo do tempo, a capacidade de aprender, participar de relações interpessoais significativas e realizar atividades da vida diária torna-se prejudicada.

Comprometimento da memória

A memória é o meio pelo qual armazenamos informações para uso futuro. Quase toda atividade que realizamos exige o uso de memória. Quando você descasca uma banana pela primeira vez, você tem que descobrir como isso é feito. Todas as outras vezes subsequentes, você a descasca como se fosse algo habitual. A perda da memória pode ser por curto, médio ou longo prazo (ver discussão anterior sobre memória) e ser temporária ou permanente, dependendo da causa subjacente; ela ocorre como resultado de traumatismo craniano, como efeito adverso de determinado medicamento ou secundária a determinados processos patológicos (p. ex., acidente vascular cerebral, alcoolismo, infecções cerebrais, tumores). Imagine as consequências da perda de memória. Realizar atividades simples da vida diária se tornaria uma tarefa monumental, pois cada vez que a tarefa fosse realizada seria como a primeira vez. Imagine as implicações para você, como estudante de enfermagem, ter de executar cada habilidade que aprende no curso básico como se fosse a primeira vez que a realiza. Levaríamos uma vida inteira para prestar os cuidados de enfermagem!

Pensamento desorganizado 🔑

Todos nós ficamos confusos em um momento ou outro em nossas vidas e, na maioria dos casos, colocamos a culpa da nossa confusão em outra pessoa (p. ex.: "Você está me confundindo!" ou "Isso é confuso!"). No entanto, há ocasiões em que a confusão torna-se um problema mais grave. Duas formas comuns de confusão são o delírio e a demência. O **delírio** é um estado de confusão caracterizado por um início repentino que, na maioria dos casos, é de curto prazo. A apresentação varia desde ficar ansioso, agitado e com medo até ficar apático e com reação limitada. O paciente com doenças acompanhadas por febre alta pode ter períodos de delírio. Além disso, determinados medicamentos desencadeiam o delírio. A **demência**, entretanto, geralmente tem início lento e é irreversível. Ela não é uma doença em si; em vez disso, ocorre secundária a doenças como acidente vascular cerebral e doença de Alzheimer. O indivíduo que sofre de demência perde sua capacidade de fazer coisas que eram habituais no passado, como vestir-se, pagar suas próprias contas ou ir a lugares de maneira independente sem se perder. Uma pessoa que antes era muito agradável de ter por perto pode tornar-se rude e até mesmo violenta. Familiares e amigos de pessoas que sofrem de demência necessitam de apoio e ajuda para compreender e lidar com as alterações nos seus entes queridos.

ALERTA DE ENFERMAGEM • Síndrome do pôr do sol

A síndrome do pôr do sol geralmente ocorre durante a transição entre o dia e noite (ao pôr ou nascer do sol). O paciente apresenta diferentes níveis de confusão, risco de perambular e ter ilusões, alucinações ou ambas. É importante identificar gatilhos específicos e promover a segurança do paciente.

Indivíduos que sofrem de delírio ou demência também podem ter ilusões, alucinações ou ambas. Quando uma pessoa tem uma **ilusão,** ela acredita, sem exceção, que algo é verdadeiro quando não o é. Por exemplo, pode acreditar que a equipe de enfermagem está tentando envenená-la com os medicamentos que estão sendo administrados. Nesse caso, nada que qualquer um disser vai convencê-la do contrário. A **alucinação** é uma percepção anormal que envolve um dos cinco sentidos. O paciente pode relatar ver, ouvir ou sentir algo que na realidade não existe (p. ex., insetos rastejando sobre seu corpo ou ouvir vozes). O fundamental para responder aos que sofrem delírios e alucinações é o estabelecimento de uma relação de confiança; isso confere ao cuidador mais força ao tentar reorientar o paciente à realidade. Também é aconselhável reconhecer o que a ilusão ou alucinação causa no indivíduo, mas também declarar a circunstância "real". Por exemplo, se ele pensa que existem insetos rastejando na parede, é adequado dizer "Eu sei que você está chateado, mas eu não vejo o que você está descrevendo." Seria incorreto manter a falsa percepção.

Deficiência de linguagem

A deficiência de linguagem, também conhecida como **afasia**, ocorre de quatro maneiras: expressiva, de percepção, anômica e global. O indivíduo é intelectualmente íntegro, mas sua linguagem é prejudicada devido a uma lesão (p. ex., AVC, infecção cerebral) nas partes do cérebro que controlam a linguagem. Os tipos de afasia são:

- **Afasia expressiva**: dificuldade em falar ou escrever pensamentos. O indivíduo encontra-se frequentemente muito frustrado porque o problema não é saber o que dizer, mas sim como verbalizar as palavras. Em consequência, fala devagar e suas palavras podem ser entrecortadas.
- **Afasia de percepção**: o indivíduo não consegue entender a linguagem falada (verbal e escrita), embora possa ser capaz de falar com fluência.
- **Afasia anômica**: o indivíduo tem dificuldade para recordar o nome correto de objetos, lugares ou eventos que deseja comunicar (p. ex., o objeto é uma bola, mas a pessoa tem muita dificuldade para lembrar a palavra *bola*).
- **Afasia global**: perda total da linguagem de percepção e expressiva. O indivíduo tem dificuldade ou é incapaz de falar, ler, escrever ou entender a língua falada.

Verificação de rotina 2

1. _____ ocorre como resultado da perda de função de um dos sentidos e _____ ocorre devido à falta ou à má qualidade dos estímulos ambientais.

   Resposta: _____

2. Enquanto o delírio é um estado de confusão permanente, de início lento, a demência ocorre de maneira mais súbita e geralmente é temporária. Verdadeiro/Falso?

   Resposta: _____

PROCESSO DE ENFERMAGEM E FUNÇÃO SENSORIAL E COGNITIVA

O cuidado de enfermagem para o paciente que sofre alterações sensoriais ou cognitivas varia dependendo da natureza da(s) alteração(ões), bem como do nível de impacto sobre a capacidade individual de satisfazer as suas necessidades diárias. Para garantir que estas sejam atendidas de forma adequada, o enfermeiro deve avaliar com precisão a função sensorial do paciente e seu estado mental, bem como o impacto de eventuais alterações identificadas. Fazer isso facilita o desenvolvimento de um plano global individualizado de atendimento que inclui a identificação acurada do problema e definição de prioridades, intervenções adequadas e a estratégia de implementação efetiva.

Investigação

A investigação da função sensorial inclui determinar se o paciente tem dificuldade para ouvir, ver, cheirar, sentir gosto ou se tem problemas com o tato. Além de perguntar sobre o nível de função de cada um, o enfermeiro deve realizar uma avaliação objetiva da função sensorial (Tab. 10.1). Além disso, ele deve conhecer o impacto das alterações na capacidade do indivíduo de realizar atividades da vida diária, bem como sobre o seu bem-estar psicossocial. Informações sobre o ambiente do paciente e possíveis fontes de privação sensorial ou sobrecarga devem ser obtidos. A investigação do estado mental inclui a coleta de informações sobre o indivíduo: **9**

- Aparência geral e apresentação
- Nível de consciência e orientação de si próprio, lugar e tempo
- Processos de pensamento (memória, julgamento, capacidade de resolução de problemas)
- Comunicação e linguagem (capacidade de ler, escrever e conversar)
- O estado emocional, como humor e **afeto** (p. ex., apático, eufórico ou amplas variações) e adequação do afeto (p. ex., um indivíduo ri [inadequado] ou chora [adequado] pela morte de alguém)
- Função motora (marcha, postura, força muscular e tônus, bem como expressões faciais)

Cada um dos fatores de contribuição discutidos anteriormente neste capítulo (i.e., idade e desenvolvimento, uso de drogas e fármacos, desvios de saúde e estilo de vida) também deve ser considerado durante a avaliação do paciente.

Diagnóstico de enfermagem

Os diagnósticos de enfermagem aceitos para pacientes que sofrem alguma deficiência sensorial e cognitiva incluem: **10**

- Deficiência de percepção sensorial
- Confusão aguda
- Confusão crônica
- Deficiência de processos de pensamento
- Deficiência de comunicação verbal

Embora os diagnósticos antes identificados sejam os únicos diretamente relacionados a deficiência sensorial e cognitiva, muitos outros podem existir,

TABELA 10.1
Investigação sensorial

Sentido	Investigação

Visão	• Informe-se sobre:
	  – Problemas com visão
	  – História familiar
	  – Uso de dispositivos de assistência (óculos, lentes de contato, lupa)
	  – Lesões oculares
	• Observe defeitos estruturais do olho.
	• Realize exames da visão (Snellen, Ishihara e glaucoma).
	• Observe para detecção de estrabismo, lacrimejamento dos olhos e a colocação voluntária de materiais de leitura (perto do rosto ou longe do rosto).

Audição	• Informe-se sobre:
	  – Problemas de audição (dificuldade auditiva, zumbido nos ouvidos)
	  – Nível de ruído no ambiente de trabalho
	  – Uso de aparelho auditivo
	  – Medicação
	• Realizar avaliação auditiva (Rinne, Weber, audiômetro).

Paladar	• Informe-se sobre:
	  – Medicação atual
	  – Fumante ou não
	  – Problemas de apetite
	  – Doenças (infecções respiratórias, gengivite, paralisia de Bell)
	  – Problemas com olfato
	• Testar a capacidade do paciente para diferenciar entre doce, salgado, ácido e amargo.
	• Verifique exames laboratoriais solicitados pelo médico para detecção de deficiências de vitamina B_{12} e zinco.

Olfato	• Informe-se sobre:
	  – Doenças recentes (gripe, sinusite crônica, lesões na cabeça)
	  – Medicação em uso
	  – Alergias
	  – Exposição a produtos químicos tóxicos
	• Examine as narinas para detecção de pólipos.
	• Teste o sentido de cheiros comuns (alimentos, perfumes).

Tato	• Informe-se sobre:
	  – Medicação
	  – Lesões cerebrais e cirurgias
	  – Dormência e formigamento
	• Teste a capacidade de perceber:
	  – Toque leve
	  – Pressão firme
	  – Objeto cortante
	  – Objeto rombudo
	  – Temperatura (quente, frio)

dependendo das circunstâncias específicas que envolvem a deficiência. Exemplos de outros possíveis diagnósticos de enfermagem incluem:

- Desempenho de papel ineficaz
- Deficiência de adaptação
- Memória prejudicada
- Risco de lesão
- Risco de sentimento de impotência
- Déficit no autocuidado (especificar o tipo)
- Baixa autoestima situacional
- Isolamento social
- Perambulação

Planejamento e implementação

O objetivo final do tratamento é evitar a ocorrência de deficiências sensoriais e cognitivas. Para atingi-lo, o enfermeiro deve abordar o cuidado do paciente de maneira pró-ativa. Metas adicionais para os indivíduos que já estão sofrendo deficiências sensoriais ou cognitivas incluem segurança, assistência ao paciente para que atinja seu nível funcional ideal e evitar mais deterioração ou complicações secundárias.

Promoção da saúde

A promoção da saúde relacionada à proteção sensorial começa antes mesmo do nascimento. As mulheres grávidas são ensinadas a evitar a exposição a doenças transmissíveis, como a rubéola, que podem causar cegueira **congênita** (adquirida antes do nascimento). Durante os anos da infância, as crianças estão em risco para deficiência auditiva permanente se sofrerem infecções de ouvido repetidas; por isso, é importante ensinar aos pais as maneiras de minimizar a ocorrência desse tipo de infecções. Os exames de visão e audição são importantes tanto para crianças como para adultos. Estes, em especial os afro-americanos, podem estar em risco para o desenvolvimento de **glaucoma** (aumento da pressão nos olhos), que pode causar cegueira. Lesões associadas ao glaucoma não podem ser revertidas, mas podem ser prevenidas com medicamentos, se detectadas antes de qualquer dano real ocorrer. Também é importante proteger os olhos e os ouvidos. Devem ser usados óculos de proteção sempre que houver perigo de um objeto estranho atingir os olhos (p. ex., durante o trabalho de corte do gramado, soldagem, algumas atividades desportivas). A exposição constante a ruídos altos (p. ex., música alta, barulho de uma fábrica) pode causar deficiência auditiva. Durante determinados períodos de desenvolvimento, as crianças são inclinadas a colocar objetos estranhos em suas orelhas ou nariz, o que pode resultar em deficiências sensoriais secundárias a lesões. As deficiências auditivas também são causadas por formação de **cerume** (cera). Os profissionais de saúde realizam com segurança uma irrigação para remover a cera formada no ouvido. Os pacientes devem ser ensinados que é não é seguro usar cotonetes e grampos de cabelo para remover o cerume.

O desenvolvimento cognitivo saudável requer escolhas de estilo de vida saudáveis, como alimentação adequada e exercícios, evitar maus hábitos (p. ex., tabagismo, uso abusivo de álcool, uso de drogas recreativas) e evitar lesões traumáticas (p. ex., acidentes automobilísticos, lesões por arma de fogo). A orientação e ensino antecipatórios sobre as estratégias de promoção de saúde mencionadas anteriormente devem ser integradas ao plano de cuidados para o paciente, independentemente do caso apresentado por ele. É óbvio que, o enfermeiro estabelece prioridades e assegura que as circunstâncias são adequadas para o ensino da saúde. Por exemplo, se o paciente apresenta-se no setor de emergência em estado crítico após um acidente de automóvel, não é apropriado falar sobre saúde preventiva naquele momento. No entanto, antes de o paciente receber alta, é adequado discutir estratégias de direção segura. Os enfermeiros devem aproveitar cada oportunidade que se apresenta (p. ex., consultas médicas de rotina, feiras de saúde da comunidade, provas escolares) para orientar os indivíduos sobre as estratégias para promover a função sensorial e cognitiva ideal.

Intervenções para déficits sensoriais

Visão

Pessoas que usam óculos devem fazer exames oftalmológicos regulares e trocar os óculos quando necessário. A ampliação e a impressão ampliada também são benéficas. Os indivíduos que usam lentes de contato devem limpá-las regularmente com as soluções corretas. Não fazer isso pode levar ao desenvolvimento de infecções e maior deficiência visual. Os pacientes cegos beneficiam-se de ter seu ambiente organizado de maneira definida para que acostumem a se locomover. Outras modificações ambientais que ajudam a promover a independência e a segurança incluem ajustes na iluminação, retirada de tapetes, remoção de soleiras das portas irregulares e instalação de rampas e corrimãos, quando as rampas não podem ser instaladas.

Audição

No passado, muitos pacientes com problemas auditivos recusaram-se a usar aparelhos auditivos por serem estigmatizados por outras pessoas. Atualmente, tais aparelhos são projetados para serem pouco perceptíveis. Enfermeiros e demais profissionais de saúde que interagem com pacientes deficientes auditivos precisam orientá-los sobre os novos tipos de aparelhos auditivos, ajudá-los a identificar recursos para a obtenção de aparelhos auditivos e incentivá-los a usar seus aparelhos auditivos regularmente. A amplificação sonora em dispositivos domésticos, tais como campainhas, televisões e telefones também são úteis. É importante possibilitar tempo extra para as pessoas com deficiência auditiva responderem. Além disso, indivíduos com dificuldades de audição podem solicitar os serviços de um intérprete em determinadas situações. As orelhas também influenciam o equilíbrio. Assim, algumas daquelas precauções tomadas para promover a segurança das pessoas com deficiência visual também são necessárias para pacientes idosos com alterações do **equilíbrio**.

Paladar e olfato

O paladar e o olfato funcionam juntos. A incapacidade de sentir os aromas dos alimentos afeta o apetite do paciente. A boa higiene oral, o reforço dos sabores dos alimentos e a variedade de textura, bem como servi-los individualmente, em vez de misturá-los, pode aumentar a capacidade de sentir o gosto de um alimento. Além de afetar o paladar, a diminuição do sentido do olfato leva a riscos de segurança. As pessoas usam esse sentido para detectar gases perigosos, fumaça, alimentos estragados e outras coisas potencialmente inseguras no ambiente. Os sensores visuais de gás, rótulos de recipientes de alimentos e detectores de fumaça podem ser necessários para promover a segurança.

Tato

Pacientes com o sentido do tato alterado estão em risco de desenvolver úlceras por pressão. O reposicionamento frequente, o uso de roupas de cama sem rugas e a prevenção de contato da pele com agentes irritantes são algumas das maneiras de minimizar esse risco. O paciente também pode ser orientado a confiar na leitura do termômetro para saber a temperatura da água e evitar queimaduras, bem como as temperaturas do tempo para decidir como vestir-se. No extremo oposto do espectro estão os pacientes com hiperestesia, ou sensibilidade excessiva da pele ao tato (p. ex., pacientes com herpes ou dor do nervo). Nesse caso, o objetivo é limitar o contato para promover conforto. Também é necessário ensinar o paciente sobre o uso adequado de medicamentos para tratamento da dor nervosa.

Intervenções para a privação e sobrecarga sensorial

A privação sensorial pode ocorrer mesmo na ausência de déficits sensoriais (déficits de visão, audição, olfato, paladar, tato). As modificações do ambiente doméstico, bem como dos locais para cuidados agudos e de longo prazo que possivelmente minimizam a privação sensorial incluem:

- Música
- Quadros e fotos pessoais de familiares e amigos
- Relógios

- Cores claras nas paredes
- Abertura de persianas durante o dia
- Incentivo à interação social quando possível (com enfermeiros, família, amigos, outros pacientes, quando necessário, visitas de animais de estimação)
- Série de exercícios de movimento e reposicionamento dos pacientes acamados

Quando o paciente está inconsciente, os membros da equipe de saúde não devem presumir que ele não ouve o que está acontecendo no ambiente. O paciente deve ser tratado com respeito. O enfermeiro deve conversar com o paciente e incentivar os membros da família a fazerem o mesmo durante as visitas. Acredita-se que o toque também é benéfico.

As pessoas que sofrem sobrecarga sensorial irão beneficiar-se de um ambiente mais calmo. No local de cuidados agudos, especialmente na UTI, o enfermeiro deve fazer todas as tentativas de organizar os cuidados para minimizar o número de vezes que o paciente é acordado. O cuidado deve ser fornecido sem pressa. Deve-se manter iluminação fraca, a menos que tratamentos exijam o contrário. O nível de ruído deve ser mantido no mínimo, tanto quanto possível. O estresse também deve ser mantido em nível mínimo, e qualquer dor que o paciente sinta deve ser tratada de maneira eficaz e em tempo hábil.

Intervenções para deficiência cognitiva

Pessoas que sofrem deficiência cognitiva, especialmente quando há manifestação de confusão, exigem reorientação frequente (da realidade e ambiental). A utilização de programas escritos e listas de verificação são úteis. As instruções simples, que enfocam um item de cada vez devem ser fornecidas. Talvez seja preciso ajuda para realização de atividades da vida diária. Por razões de segurança, é necessário o estabelecimento dos limites do ambiente. No ambiente de cuidados agudos, sob circunstâncias extremas, nas quais há perigo de que o indivíduo prejudique a si mesmo ou a outros, as contenções podem ser necessárias. A prescrição médica é sempre necessária para a sua utilização. As contenções somente são utilizadas durante o tempo em que forem absolutamente necessárias. Os pacientes que requerem o uso desses dispositivos devem ser verificados com frequência.

ALERTA DE ENFERMAGEM • Uso de contenções

O uso de dispositivos de contenção exige a prescrição médica. As contenções *nunca* devem ser usadas para a comodidade da equipe. Os pacientes que as necessitam devem ser monitorados com frequência e liberados o mais rápido possível.

A comunicação pode ser prejudicada quando um paciente tem déficit cognitivo. Nesses casos, métodos alternativos de comunicação são usados, e deve-se utilizar um tempo extra. Quando a comunicação verbal está prejudicada, a escrita pode ser uma alternativa. Às vezes, o paciente precisa fazer desenhos em vez de usar palavras ou talvez precise usar gestos. Deve-se incentivar a interação social conforme apropriado para o nível de função e prontidão do paciente.

Avaliação

A avaliação da eficácia dos cuidados de enfermagem ao paciente que sofre de deficiência sensorial ou cognitiva é baseada nas metas iniciais propostas:

1. prevenção
2. segurança
3. obtenção de função ideal
4. prevenção de mais deterioração

O plano de cuidados é avaliado em uma base contínua e ajustado de acordo com a necessidade. Para pacientes que são atendidos em ambientes de cuidados agudos, também é importante, no momento da alta, que o plano de cuidados seja avaliado e modificado para suprir as necessidades do paciente e da família no domicílio ou na comunidade.

CONCLUSÃO

Este capítulo apresentou as informações fundamentais sobre as funções sensorial e cognitiva normais, assim como sobre os desvios comuns. A revisão da fisiologia normal e dos fatores de influência foi apresentada como a base para compreender a aplicação do processo de enfermagem para o atendimento de pacientes com deficiências sensoriais e cognitivas. Os principais conceitos incluídos no capítulo são:

- Os sentidos (visão, audição, olfato, paladar, tato) são os receptores dos estímulos ambientais.
- A cognição é o meio pelo qual é conferido um significado aos estímulos recebidos por meio dos sentidos.
- Os principais componentes da cognição incluem consciência, julgamento, memória e linguagem.
- A memória é dividida em três subcategorias: memória imediata, recente (dentro de 24 horas) e de longo prazo (lembrança de períodos anteriores da vida).
- A capacidade de falar e escrever é a linguagem expressiva e a capacidade de compreender as palavras faladas e escritas é a linguagem receptiva.

- Enquanto o déficit sensorial envolve o comprometimento de um dos sentidos, a privação sensorial ocorre devido a uma exposição limitada ou de má qualidade a estímulos sensoriais.
- Os pacientes internados em UTIs estão em risco de sobrecarga sensorial.
- Enquanto o delírio é um estado de confusão que ocorre de maneira súbita e em geral é temporário, a demência tem início lento e é permanente.
- A investigação do estado mental inclui a avaliação do nível de consciência, dos processos de pensamento, da capacidade de comunicação, da função motora e do estado emocional.
- Diagnósticos de enfermagem aceitos para pacientes que têm deficiências sensorial e cognitiva incluem percepção sensorial perturbada, confusão aguda e crônica, distúrbios dos processos de pensamento e comprometimento da comunicação verbal.
- O cuidado de enfermagem para pacientes com deficiências sensorial e cognitiva está centrado na promoção da segurança, do nível de funcionamento ideal do indivíduo e em evitar a maior deterioração do paciente.

QUESTÕES DE REVISÃO

1. Memória _____ é a capacidade do paciente de recordar eventos ou informações armazenadas nas últimas 24 horas.
    a. Imediata
    b. Recente
    c. Remota
    d. De longo prazo

2. Os estímulos ambientais são recebidos por qual dos seguintes órgãos sensoriais?
    a. Olhos
    b. Boca
    c. Pele
    d. a e c
    e. Todas as alternativas anteriores

3. Qual dos seguintes itens o enfermeiro deve considerar um fator de risco significativo para comprometimento da função sensorial e cognitiva?
    a. Ausência de sono recente
    b. Tocar em uma banda de rock
    c. História de hipertensão
    d. Todas as alternativas anteriores

QUESTÕES DE REVISÃO

4. **Qual dos seguintes medicamentos pode causar deficiências sensoriais ou cognitivas?**
   a. Determinados antibióticos
   b. Medicamentos epidurais ou espinais
   c. Narcóticos
   d. b e c
   e. Todas as alternativas anteriores

5. **Todas as informações a seguir são importantes ao avaliar um paciente com suspeita de alteração do paladar, EXCETO:**
   a. Resultado de teste de Rinne
   b. Sentido do olfato
   c. Hábito de fumar
   d. Nível de Vitamina B_{12}
   e. Nível de zinco

6. **Um paciente diz que existem insetos rastejando na parede. Quando você observa a mesma parede, não há nenhuma evidência de insetos. Sua MELHOR resposta ao paciente seria:**
   a. Mudar o assunto da conversa.
   b. Reconhecer a preocupação do paciente, ao mesmo tempo em que diz a ele que não há insetos na parede.
   c. Fingir matar os insetos na parede.
   d. Chamar uma terceira pessoa ao local para dizer ao paciente que não há insetos na parede.

7. **Todas as intervenções a seguir podem ser utilizadas, sem limitação, para o paciente que apresenta confusão, EXCETO:**
   a. Reorientação frequente
   b. Instruções escritas e listas de verificação
   c. Restrições
   d. Orientação simples de uma etapa

8. **Um membro da família está visitando um paciente idoso que tem doença de Alzheimer. Ele fica agitado e não reconhece quem o está visitando. Qual das seguintes ações por parte do enfermeiro seria mais benéfica? O enfermeiro deve instruir o membro da família a:**
   a. Aceitar o declínio inevitável e continuar a visitar "como um amigo".
   b. Aumentar a frequência das visitas para melhorar a lembrança do paciente.
   c. Relembrar o paciente quantas vezes for necessário que o visitante é membro da sua família.
   d. Colocar fotos de familiares, marcadas com seus nomes, e objetos pessoais durante a visita.

❓ QUESTÕES DE REVISÃO

RESPOSTAS

Verificação de rotina 1
1. Periféricos, cranianos.
2. Verdadeiro

Verificação de rotina 2
1. Déficit sensorial, privação sensorial.
2. Falso

Questões de revisão
1. b   2. d   3. a   4. e   5. a   6. b   7. c   8. d

REFERÊNCIAS

Craven RF, Hirnle CJ: *Fundamentals of Nursing: Human Health and Function*, 5th ed. Philadelphia: Lippincott, 2006.

Daniels R: *Nursing Fundamentals: Caring & Clinical Decision Making*. New York: Delmar Thompson Learning, 2004.

Potter PA, Perry AG: *Fundamentals of Nursing*, 6th ed. St. Louis: Mosby Elsevier, 2005.

WEBSITES

American Association of Neurological Surgeons: *Anatomy of the Brain*. Disponível em http://www.neurosurgerytoday.org/what/patient_e/anatomy1.asp.

American Geriatrics Society: *Delirium (Sudden Confusion)*. Disponível em http://www.healthinaging.org/agingintheknow/chapters_ch_trial.asp?ch=57.

Mayo Clinic: *Sundowning: Late-Day Confusion*. Disponível em http://www.mayoclinic.com/print/sundowning/HQ01463/METHOD=print.

MedlinePlus: *Aging Changes in the Senses*. Disponível em http://www.nlm.nih.gov/medlineplus/ency/article/004013.htm.

MedlinePlus: *Aphasia*. Disponível em http://www.nlm.nih.gov/medlineplus/aphasia.html.

MedlinePlus: *Memory Loss*. Disponível em http://www.nlm.nih.gov/medlineplus/ency/article/003257.htm.

MedlinePlus: *Taste-impaired*. Disponível em http://vsearch.nlm.nih.gov/vivisimo/cgibin/query-meta?v%3Aproject=medlineplus&query=Mental+Status+Evaluation.

Merck: *The Merck Manuals Online Medical Library*. Disponível em http://www.merck.com/mmhe/index.html.

NIH Senior Health: *Problems with Smell*. Disponível em http://nihseniorhealth.gov/problemswithsmell/aboutproblemswithsmell/01.html.

A Place for Mom: *Sundowners Syndrome*. Disponível em http://alzheimers.aplaceformom.com/articles/sundowners-syndrome/.

capítulo 11
Sono e conforto

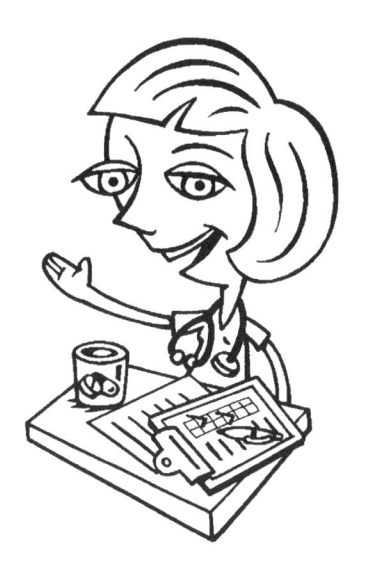

Objetivos da aprendizagem
Ao final do capítulo, o leitor será capaz de:

1. Diferenciar entre sono e repouso.
2. Discutir as características de cada fase do ciclo do sono.
3. Discutir fatores que influenciam a capacidade de um indivíduo para obter sono e repouso.
4. Discutir os efeitos e consequências de distúrbios do sono.
5. Discutir informações que devem ser obtidas quando é avaliado o padrão e a qualidade do sono.
6. Discutir intervenções que podem ser utilizadas para evitar, minimizar ou resolver os distúrbios do sono.
7. Descrever o processo de transmissão da dor.
8. Descrever a diferença entre as sensações de dor mediadas pelas fibras A e aquelas mediadas pelas fibras C.
9. Diferenciar dor aguda de dor crônica.
10. Descrever as várias fontes de dor.
11. Discutir as variáveis que afetam a experiência de dor de um indivíduo.
12. Descrever as ferramentas objetivas que podem ser usadas para avaliar o nível de dor de um indivíduo.
13. Listar outras informações, além da quantidade de dor que deve ser coletada durante a fase de avaliação do processo de enfermagem.
14. Discutir as intervenções não farmacológicas que podem ser incluídas como parte do plano de tratamento da dor.
15. Descrever as três categorias de agentes farmacológicos utilizados para tratamento da dor.

PALAVRAS-CHAVE

Alodinia
Analgésicos adjuvantes
Dor aguda
Dor crônica
Dor neuropática
Dor referida
Dor somática
Dor superficial ou cutânea
Dor visceral
Idiopática
Limiar de dor
Modular
Neurônio
Neurotransmissores
Nociceptores
Parestesia
Repouso
Ritmo circadiano
Sono
Teoria do sistema porta para controle da dor
Tolerância à dor

VISÃO GERAL

Imagine estar ativamente envolvido em alguma forma de atividade 24 horas por dia, sete dias por semana, 365 dias por ano. Apenas pensar sobre isso já é cansativo. Assim, se não por qualquer outro motivo, precisamos dormir para ganhar energia e sermos capazes de desenvolver atividades sem enfrentar cansaço excessivo. Pela mesma razão, é difícil imaginar ter que passar por cada dia de sua vida sentindo desconforto. Este capítulo apresenta informações básicas sobre a fisiologia do sono e da dor, fatores de influência para os dois, os efeitos da privação do sono, os efeitos da dor aguda e crônica, estratégias para ajudar os pacientes a obterem o sono e o repouso adequados e a evitarem ou controlarem a dor e seu impacto negativo na vida diária.

SONO E REPOUSO

O **sono** é um estado alterado reversível da consciência caracterizado por um mínimo de atividade. Embora possa ser difícil acordar algumas pessoas do sono, isso é possível. A reversibilidade é o principal fator que diferencia o sono de outros estados indesejáveis de alteração da consciência, por exemplo, o coma. O **repouso**, no entanto, é um estado de relaxamento consciente. Pode envolver o relaxamento de todo o corpo ou apenas o descanso de uma parte específica do corpo. Por exemplo, um leitor ávido pode fazer uma pausa da leitura para descansar os olhos. O repouso é uma experiência mais subjetiva, pois o que é tranquilo e relaxante para uma pessoa pode ser estressante para outra.

Fisiologia do sono

O sono ocorre em ciclos alternados com períodos de vigília. O ciclo sono/vigília geralmente segue o **ritmo circadiano** ou um ciclo dia/noite de 24 horas. A maioria das pessoas está acordada e ocupada durante o dia e dorme à noite. É claro que existem exceções a tal regra, principalmente profissionais que necessitam trabalhar à noite ou em turnos rotativos. Além do ciclo sono/vigília, o sono em si, na verdade, ocorre em estágios que progridem de maneira cíclica. Há cinco estágios do sono (Tab. 11.1). Os Estágios 1 até 4 são chamados de sono sem movimento ocular rápido (NREM) e variam de um estágio de sono muito leve, no Estágio 1, até sono muito profundo nos Estágios 3 e 4 (nota: estes são discutidos como um só estágio, o Estágio 3, em algumas fontes). Durante o sono NREM, os indivíduos apresentam diminuição na temperatura, pulso, pressão arterial, respiração e tônus muscular. Acredita-se que as demandas reduzidas da função corporal tenham um papel restaurador, tanto fisiológica como psicologicamente. O Estágio 5 é chamado de sono com movimentos oculares rápidos (REM). O estágio REM do sono é caracterizado pelo aumento do nível de atividade em comparação com os estágios NREM. Os benefícios do sono REM parecem estar relacionados com a melhora dos processos mentais e de saúde emocional.

Fatores que influenciam o sono e o repouso

Os requisitos para o sono variam muito entre os indivíduos. As variáveis que influenciam a quantidade e qualidade do sono incluem:

Idade e estágio de desenvolvimento

Recém-nascidos passam a maior parte do seu tempo dormindo (cerca de 16 horas em um período de 24 horas). Muito desse tempo é gasto no estágio REM. Em geral, conforme as crianças evoluem ao longo da infância, o número de horas gasto para dormir reduz e a quantidade de tempo gasta no estágio REM também diminui; a exceção é dos adolescentes e pré-adolescentes, que parecem exigir mais horas de sono durante os estirões de crescimento. A qualidade do sono durante a infância pode ser influenciada por medos, pesadelos e o nível de atividade da criança imediatamente antes de deitar. A quantidade e os intervalos de sono mudam na idade adulta. Os idosos tendem a despertar mais durante a noite e tirar mais "sonecas" durante o dia, especialmente após a aposentadoria.

Influências psicossociais

As variáveis psicossociais que afetam a capacidade para dormir de uma pessoa, bem como a qualidade do seu sono incluem:

- **Papéis e relações**: Pessoas casadas por vezes têm dificuldade para adormecer sem seus parceiros. A morte de um cônjuge pode ter o mesmo impacto. Em contrapartida, os problemas de sono de um dos cônjuges (p. ex., ronco, apneia do sono) muitas vezes interferem na qualidade do sono do parceiro.

TABELA 11.1
Estágios e ciclos do sono

	Sono de movimentos oculares não rápidos (NREM)				Movimento ocular rápido
	Estágio 1	Estágio 2	Estágio 3	Estágio 4	Estágio 5
Nível de sono	Sono mais leve	Sono leve	Sono um pouco mais profundo	Sono profundo	—
Padrão de EEG	Ondas cerebrais ficam lentas; ondas teta estão presentes	Ondas cerebrais ficam mais lentas com surtos de fusos do sono	Ondas cerebrais lentas chamadas de ondas delta	Mesmo que Estágio 3 do sono com ondas cerebrais lentas chamadas ondas delta	Ondas beta, que são semelhantes àquelas presentes quando a pessoa está acordada
Descrição	• Dura apenas alguns minutos • Sonolência: a pessoa pode dizer se não está adormecida; acorda com facilidade • Sinais vitais, tônus muscular e metabolismo começam a desacelerar • Pode relatar a sensação de queda acompanhada de espasmo muscular como se fosse pegá-lo	• Dura até 20 minutos • Ainda muito fácil de acordar a pessoa do sono • Sinais vitais, tônus muscular e metabolismo continuam a desacelerar	• Dura 15-30 minutos • Difícil de acordar a pessoa; pode ficar desorientada por um tempo se acordada durante esse estágio do sono • Sinais vitais regulares, mas lentos; relaxamento completo; pouco a nenhum movimento • Sonambulismo, falar durante o sono, enurese e pesadelos podem ocorrer, especialmente em crianças	• Mesmo que para Estágio 3 do sono	• Dura a média de 20 minutos • Quantidade de REM aumenta conforme a noite progride; primeiro período de REM começa aproximadamente em 110 minutos do ciclo do sono • Sinais vitais erráticos • Movimentos oculares rápidos podem ser observados com as pálpebras fechadas • Sonhos vívidos, coloridos • Algumas vezes é relatada a sensação de estar paralisado

Ciclo do sono

Estágio 1 ⇨ Estágio 2 ⇨ Estágio 3 ⇨ Estágio 4
⇧ ⇩
REM ⇦ Estágio 2 ⇦ Estágio 3

Pais de crianças pequenas ou doentes também podem sofrer interrupções frequentes do sono.
- **Padrões de trabalho**: A hora do dia que uma pessoa trabalha, assim como a estabilidade de suas horas de trabalho, pode tornar difícil estabelecer um padrão de sono. A luz do dia e ruídos do ambiente também tornam mais difícil para o indivíduo adormecer e manter-se adormecido.
- **Depressão/Estresse**: Qualquer tipo de estresse, seja ele devido ao trabalho ou gerado por questões pessoais, pode causar problemas para adormecer ou continuar dormindo. A depressão costuma ter o mesmo efeito. Os problemas do sono são ainda mais complicados porque a pessoa muitas vezes tenta dormir para evitar a depressão; assim, além de estar deprimida, ela fica frustrada por causa da falta de sono.

Estilo de vida

- **Atividade e padrões de exercícios**: Embora o aumento da atividade e de exercícios tenham um benefício global, o momento correto é muito importante para promover o sono ideal. Envolver-se em atividades e exercícios físicos perto da hora de dormir interferem na habilidade de adormecer. É melhor fazer exercícios cedo o suficiente para permitir que o corpo esfrie e relaxe.
- **Hábitos alimentares**: A quantidade e os tipos de alimentos ingeridos podem afetar a quantidade e a qualidade do sono obtidas. Comer muito ou ingerir alimentos com alto teor de gordura ou picantes pouco antes de dormir pode causar desconforto abdominal, indigestão e, posteriormente, levar a problemas para adormecer e permanecer dormindo. Consumir alimentos ou bebidas com cafeína e álcool também tendem a impedir um sono repousante. Entretanto, tentar dormir com fome também interfere no sono. O desconforto e o ruído de um estômago "roncando" pode ser distração suficiente para impedir que alguém adormeça.

Condições ambientais

A temperatura ambiente, o nível de ruído e a quantidade de iluminação afetam a capacidade de dormir confortavelmente e sem interrupções. As pessoas precisam de diferentes condições ambientais para adormecer e permanecer dormindo. Algumas dormem melhor em um ambiente frio, mas outras preferem um ambiente aconchegante e quentinho. Alguns indivíduos necessitam de algum nível de ruído (p. ex., televisão, música) para adormecer, mas outros precisam de um ambiente perfeitamente tranquilo para dormir. Da mesma maneira, alguns conseguem dormir com sirenes, tempestades, música alta e risos sem nenhum conhecimento dos acontecimentos, mas outros despertam com a queda de um alfinete.

A quantidade de luz no ambiente também influencia a capacidade de adormecer e continuar dormindo. Algumas pessoas precisam de luz noturna para adormecer, e outras preferem a escuridão completa. Aquelas que trabalham à noite e dormem durante o dia podem ter dificuldade para adormecer por causa da luz do sol. Um quarto sem janelas ou um local com persianas que bloqueiam a luz por completo são opções para facilitar o sono de indivíduos que fazem parte dessa categoria.

Desvios de saúde

Pessoas que têm algum tipo de doença aguda são suscetíveis a problemas de sono. A dificuldade para respirar, dor, temperatura elevada e prurido são exemplos de responsáveis específicos que interferem no sono durante uma doença aguda. Problemas de saúde crônicos, como artrite, enfisema, doenças cardíacas e obesidade também podem atrapalhar o sono. As alterações normais do organismo como gravidez ou menopausa, também podem tornar difícil a obtenção da quantidade adequada de repouso e sono.

Intervenções clínicas

A mudança do ambiente e de rotinas individuais na hora de dormir associada à hospitalização muitas vezes leva a dificuldades para dormir. Medicamentos (prescritos e isentos de prescrição) também podem causar alterações no sono. Em alguns casos, o problema está relacionado com o efeito desejado do fármaco; em outros, é o resultado de um efeito adverso (não intencional). Por exemplo, uma pessoa que toma laxante pode ser despertada pela vontade de evacuar (efeito desejado). No entanto, um indivíduo pode tomar um antibiótico para infecção e desencadear uma erupção cutânea (efeito não intencional) que interfere em sua capacidade de dormir.

Efeitos dos distúrbios do sono

Existem vários distúrbios do sono (Tab. 11.2), sendo caracterizados por incapacidade de adormecer, interrupção do sono, presença de comportamentos incomuns durante o sono, ou momento inadequado de episódios de sono. O efeito dos distúrbios do sono é de grande alcance e até perigoso em algumas situações. A quantidade e a qualidade inadequadas de sono têm sido associadas à ocorrência de:

- Deficiência da memória ou confusão
- Depressão
- Alteração das habilidades de enfrentamento ou alterações de humor
- Desempenho motor reduzido
- Aumento da ocorrência de acidentes automobilísticos, domésticos e relacionados ao trabalho

TABELA 11.2
Distúrbios do sono

Distúrbio	Descrição
Insônia	Dificuldade de adormecer ou de se manter dormindo. Causas incluem: • Estresse situacional • *Jet lag* • Doenças • Uso excessivo de hipnóticos • Hábitos ruins de sono Insônia pode evoluir para um ciclo com o indivíduo sentindo mais dificuldade para adormecer e continuar adormecido devido a sua expectativa de problemas de sono.
Privação do sono	Períodos prolongados de sono inadequado (quantidade e/ou qualidade). Fatores de contribuição incluem: • Doença ou hospitalização • Uso de fármacos (terapêutico ou recreacional) • Padrão de trabalho • Estresse • Ambiente do sono
Narcolepsia	Sono excessivo durante o dia. Episódios em geral duram de 10 a 15 minutos: • Início rápido de REM (15-20min) • Pode ocorrer paralisia do sono • Podem ocorrer sonhos vívidos • Cataplexia (súbita fraqueza muscular) pode causar queda do indivíduo
Parassonias	Ocorrem atividades durante o sono que normalmente acontecem quando a pessoa está acordada: • Sonambulismo • Falar dormindo • Enurese Outras atividades dessa categoria incluem: • Pesadelos • Ranger de dentes
Apneia do sono	Períodos de apneia que duram 10 ou mais segundos, enquanto o indivíduo está adormecido. Fatores que contribuem para apneia do sono incluem: • Uso de álcool • Obesidade • Tabagismo • Posição ao dormir (dormir de costas) • Obstruções do tecido mole • Deformidades do osso da mandíbula Ronco e sono diurno são duas manifestações comuns que acompanham a apneia do sono. Dispositivos CPAP e cirurgia, assim como modificações do estilo de vida, podem beneficiar pacientes com apneia do sono.

CPAP = pressão positiva contínua de via aérea.

- Respostas imunes deficientes
- Doença cardiovascular
- Diabetes
- Obesidade
- Depressão

ALERTA DE ENFERMAGEM • Perigos do sono

Os enfermeiros devem ensinar aos pacientes que estão em risco de sonolência diurna secundária a distúrbios do sono a ter cautela ao dirigir e operar máquinas perigosas.

Verificação de rotina 1

1. Estágios 1 a 4 do ciclo do sono são chamados de sono _____ e o Estágio 5 do ciclo do sono é chamado de sono _____.

Resposta: _____

2. Acredita-se que fazer exercícios pouco antes de ir dormir melhora a capacidade do indivíduo de adormecer. Verdadeiro/Falso?

Resposta: _____

3. Liste cinco consequências associadas a quantidades inadequadas de sono.

Resposta:

O processo de enfermagem e distúrbios do sono/repouso

No ambiente de cuidados intensivos, a enfermagem, que normalmente é uma profissão de ajuda, pode de fato contribuir para problemas de perturbação do sono. O enfermeiro usa o processo de enfermagem para minimizar a ocorrência de distúrbios do sono decorrentes de intervenções de enfermagem e outras intervenções clínicas. Esses profissionais também agem para promover comportamentos com sono saudável para os indivíduos na comunidade, bem como ajudam pacientes que estão se recuperando de doenças a restaurar os níveis ideais de repouso e sono.

Investigação

Tradicionalmente, o fundamento de uma investigação eficaz é construído sobre uma base equilibrada de dados subjetivos e objetivos. No entanto, ao investigar o padrão de sono, a percepção do indivíduo sobre a qualidade e adequação do seu atual padrão é o fator mais importante para determinar se há um problema. Assim, o enfermeiro deve assegurar que as informações sobre a percepção do paciente em relação à adequação e qualidade do sono são incluídas quando é feita a coleta de dados. Além disso, cada uma das variáveis mencionadas anteriormente durante a discussão dos fatores que influenciam o sono deve ser considerada durante a investigação (i.e., idade, estágio de desenvolvimento, estado civil, alimentação, nível de atividade, ambiente físico, local de trabalho). Também é útil o paciente manter um diário de sono para registrar informações sobre os padrões do seu sono.

Diagnósticos de enfermagem

Como mencionado anteriormente, as necessidades de sono são bastante individualizadas. O mesmo é verdadeiro para os diagnósticos de enfermagem aplicáveis a um paciente que está tendo dificuldade para dormir. Os dois diagnósticos de enfermagem da North American Nursing Diagnosis Association (NANDA) diretamente relacionados com o sono são o padrão de sono perturbado e a privação de sono. Existem inúmeros outros diagnósticos de enfermagem pertinentes, dependendo de circunstâncias específicas que afetam as dificuldades individuais de sono. Exemplos de alguns diagnósticos apropriados incluem:

- Intolerância à atividade
- Enfrentamento ineficaz
- Fadiga
- Padrão respiratório ineficaz
- Dor (crônica ou aguda)
- Memória prejudicada
- Risco de lesão

Planejamento

O planejamento da assistência a um paciente que sofre de alteração no padrão de sono gira em torno daquilo que ele percebe como suas necessidades. Metas realistas e resultados mensuráveis devem ser desenvolvidos com cuidado e em colaboração com o paciente. É importante lembrar que o indivíduo controla seus comportamentos de sono e que talvez seja necessário um tempo adicional para mudar comportamentos aprendidos anteriormente. Ao planejar as intervenções, o enfermeiro deve levar em consideração os recursos do paciente disponíveis, bem como a sua disposição para fazer as mudanças sugeridas. Se o paciente não aceita o plano de cuidados, a adesão ao tratamento com as ações necessárias tem probabilidade de ser baixa e as metas/resultados esperados não serão alcançados.

Implementação

As intervenções de enfermagem que promovem o repouso e o sono são principalmente voltadas para o controle de determinadas variáveis de influência (p. ex., ambiente onde se dorme, estresse, dieta), que estão causando o problema. Em alguns casos, a correção é muito simples e fácil de ser feita, mas em outras situações, pode ser complexa e apenas controlar o problema em vez de eliminá-lo completamente. Por exemplo, uma correção simples para uma criança com dificuldade para dormir por que tem medo do escuro é a de colocar uma pequena luminária no quarto. Entretanto, as intervenções para resolver problemas de um paciente com apneia do sono podem ser mais complexas. Os testes indispensáveis para diagnosticar o problema, a obtenção do material necessário para controlá-lo, a vontade do paciente para usar os equipamentos prescritos e o impacto do distúrbio do sono do paciente sobre o cônjuge ou outras pessoas significativas têm que ser abordados. Em alguns casos, o médico prescreve fármacos para controlar os distúrbios do sono. Quando este for o caso, o enfermeiro orienta o paciente sobre o uso adequado do medicamento e possíveis efeitos adversos. Para uma pessoa que está hospitalizada ou que reside em um abrigo para assistência de longo prazo, os distúrbios do sono podem estar relacionados com as intervenções necessárias como parte do plano de cuidados. Os enfermeiros devem fazer todos os esforços para coordenar os cuidados com o objetivo de minimizar as interrupções do sono. O ruído ambiental deve ser controlado tanto quanto possível, mas não à custa dos cuidados seguros (p. ex., unidades de terapia intensiva onde os alarmes servem para funções de preservação da vida). Uma estratégia adicional para facilitar um padrão de sono eficaz para indivíduos hospitalizados e residentes

---

ALERTA DE ENFERMAGEM • Perigos do uso de hipnóticos

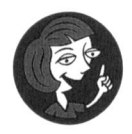

Os pacientes com doenças respiratórias e que também recebem prescrição de hipnóticos devem ser cuidadosamente monitorados para detecção de sinais de depressão respiratória. Os pacientes ambulatoriais que utilizam hipnóticos também devem ser advertidos sobre o potencial de depressão respiratória e instruídos sobre que medidas adotar.

de abrigos de assistência a longo prazo é integrar medidas que os pacientes usam em casa para promover o sono ideal ao plano de cuidados, sempre que possível. O Quadro 11.1 inclui uma lista de intervenções que podem ser usadas para promover o sono.

QUADRO 11.1
Intervenções para o sono

- **Modificações do ambiente (de acordo com as preferências individuais)**
  - Ajuste a iluminação
  - Regule a temperatura ambiente
  - Ajuste o nível de ruído
  - Use o quarto apenas para dormir
- **Promova o relaxamento**
  - Aumento da atividade e exercícios físicos durante o dia
  - Evite atividades físicas intensas e exercícios pouco antes de deitar
  - Massagem nas costas
  - Banho quente
- **Estabeleça um ritual do sono**
  - Horário regular para ir dormir
  - Atividade leve (p. ex., leitura, música suave, ver programas de televisão leves)
  - Lanche na hora de dormir (especialmente alimentos que contêm L-triptofano, como o leite)
- **Solucione o estresse e a ansiedade**
  - Evite a resolução de problemas (p. ex., questões de trabalho ou de família) na hora de dormir
- **Intervenções farmacológicas**
  - Hipnóticos e sedativos (para uso a curto prazo, apenas; o uso a longo prazo pode piorar os problemas do sono)
  - Benzodiazepínicos (mais seguro do que hipnóticos e sedativos)
  - Produtos fitoterápicos (consultar um médico antes)
- **Outras estratégias para pacientes internados e em locais de assistência a longo prazo**
  - Organize ou agrupe os cuidados
  - Imite o ambiente de casa e os rituais para ir dormir
  - Controle os ruídos exclusivos do ambiente de cuidados de saúde

---

Avaliação

Embora resultados mensuráveis sejam incluídos no plano de cuidados para avaliar se as metas são cumpridas, a verdadeira medida do sucesso é saber se o paciente percebe que está obtendo sono e repouso adequados. A quantidade de tempo que ele relata que está dormindo pode ser aparentemente suficiente, mas a percepção dele pode ser diferente. Atingir a meta de satisfação pode ser um desafio, mas por meio da colaboração contínua com o paciente, alcançá-la é possível e será muito gratificante.

> **Verificação de rotina 2**
>
> 1. Durante a hospitalização, as intervenções de enfermagem podem interferir na capacidade do paciente de dormir. Verdadeiro/Falso?
>
>   Resposta: _____
>
> 2. Liste dois diagnósticos de enfermagem da NANDA diretamente relacionados com o sono.
>
>   Resposta:
>
>   _____
>   _____
>
> 3. _____ devem ser usados com cautela em pacientes com problemas respiratórios.
>
>   Resposta: _____

DOR E CONFORTO

Segundo uma definição fornecida pelo dicionário *Merriam-Webster*, dor é "uma sensação corporal básica induzida por um estímulo nocivo, recebido por terminações nervosas nuas, caracterizada por desconforto físico (como formigamento, latejamento ou dor) e, normalmente, leva a uma ação evasiva". Que descrição impressionante. Tudo que está incluído nessa definição é verdade; porém, o ponto principal é que a dor é uma experiência única e pessoal com base na percepção individual de diversos estímulos. Por exemplo, o que é nocivo para um indivíduo pode não ser nocivo para outro. Além disso, as variações fisiológicas de cada pessoa podem alterar o processamento de estímulos potencialmente dolorosos. Em última análise, isso significa que o que é considerado desconfortável ou doloroso para uma pessoa pode ser totalmente aceitável para outra. Os profissionais de saúde (inclusive os enfermeiros) devem estar cientes da obrigação de avaliar com precisão os pacientes para detecção de dor e desenvolver planos individualizados de cuidados para tratamento. A discussão a seguir irá concentrar-se no entendimento básico da fisiologia da dor, fatores que influenciam essa experiência e a utilização do processo de enfermagem para atender às necessidades do paciente para maior conforto e controle ou eliminação da dor.

Fisiologia da dor

Quando uma pessoa é exposta a um estímulo doloroso, ela em geral reage de imediato. Assim sendo, pode-se concluir erradamente que a dor é um processo simples. Ao contrário, é bastante complexa (Fig. 11.1). Os receptores da dor, também chamados de **nociceptores**, estão localizados em várias partes

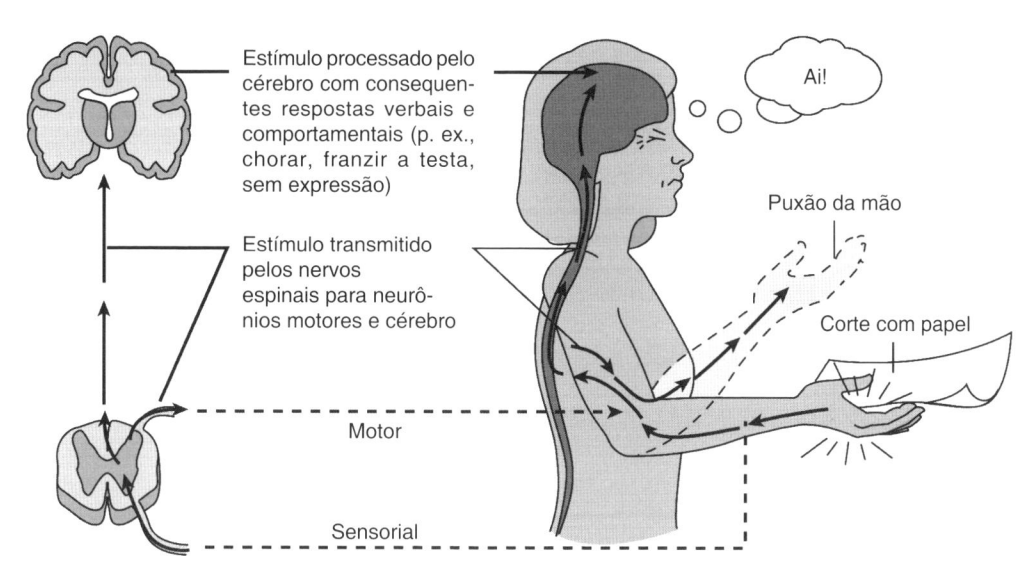

FIGURA 11.1 Transmissão do estímulo doloroso.

do corpo (pele, músculos, vasos sanguíneos e órgãos). Quando um estímulo capaz de produzir dor (térmico, químico ou de pressão) entra em contato com os nociceptores, as substâncias químicas chamadas **neurotransmissores** são liberadas. Neurotransmissores convertem o estímulo em uma carga elétrica. Esses produtos químicos (prostaglandinas, endorfinas) também agem no sentido de aumentar ou inibir a transmissão do sinal doloroso e, assim, influenciar a percepção global da dor pelo indivíduo. Uma vez no ambiente dos neurotransmissores, o impulso é transmitido para a medula espinal por meio de dois tipos diferentes de fibras nervosas, as fibras A, rápidas, e as fibras C, mais lentas. As primeiras são responsáveis pela transmissão de uma sensação imediata, aguda e localizada no local da lesão original, enquanto as fibras C produzem uma sensação de dor mais generalizada, de longa duração.
❽ Enquanto ainda na coluna vertebral, o impulso da dor pode trafegar para um **neurônio** motor (célula nervosa). O impulso motor, em seguida retorna para os músculos perto da área da lesão original e causa movimento no local (p. ex., o puxão observado quando um dedo é picado ou toca um ferro quente). O impulso original ainda, subsequentemente, atinge o cérebro. Uma vez lá, o impulso da dor é processado no contexto das experiências passadas do indivíduo com a dor, assim como as expectativas culturais e outras variáveis psicossociais. O impulso da dor em seguida inicia o seu percurso descendente para longe do cérebro pela medula espinal e de volta para o local original da lesão. Durante essa viagem, os neurotransmissores são outra vez liberados e podem influenciar a dor da mesma maneira como mencionado anteriormente. A atividade interpretativa que ocorre no cérebro também determina respostas generalizadas ao estímulo (p. ex., o choro, respostas verbais).

Várias teorias têm sido desenvolvidas na tentativa de explicar como neurotransmissores, nervos espinais e o cérebro funcionam em conjunto para **mo-**

dular (influenciar ou alterar) a experiência dolorosa. O mais popular deles é a **teoria da porta para controle da dor**, que sugere que "portas" ao longo do trato nervoso, bem como no cérebro, abrem e fecham sob o poder de influências fisiológicas, cognitivas, sensoriais, emocionais e comportamentais. Quando as portas são abertas, os impulsos de dor são autorizados a continuar a trafegar ao longo dos nervos e para o cérebro. Quando elas são fechadas, o impulso da dor é bloqueado. Massagem, opiáceos, estimulação (p. ex., estimulação nervosa elétrica transcutânea [TENS]), acupuntura e acupressão são algumas das terapias conhecidas por fechar a porta e inibir a transmissão da dor.

Para agrupar tudo isso, pense em quando você corta o dedo com um pedaço de papel. Inicialmente, poderá sentir uma sensação de ardor no local exato do corte (sob a influência das fibras A, rápidas). Ao mesmo tempo, pode puxar o dedo para longe do papel (sob a influência do impulso que passa por cima do neurônio motor). No entanto, ao longo dos próximos dias, a sensação torna-se mais generalizada, e a área ao redor do corte pode ficar "dolorida" (sob a influência das fibras C, de duração mais lenta). Além disso, o nível de dor exato dependerá da liberação do neurotransmissor (estímulos de inibição ou aumento), de como foi a experiência anterior de corte com papel e como se espera que você lide com a dor. Isso ajuda a explicar por que uma pessoa pode classificar seu nível de dor como 1 (um mínimo de dor), mas outra com o mesmo tipo de lesão marca a experiência como um 8 (dor intensa).

Tipos de dor

Existem várias maneiras de caracterizar ou classificar a dor. Esta pode ser descrita por seu início e duração, bem como pela sua origem ou fonte.

Início da dor

A **dor aguda** tem início rápido e curta duração. Está associada a lesão tecidual ou doença e, geralmente, desaparece com ou sem tratamento quando a cura ocorre. Além disso, acredita-se que esse tipo de dor tem um papel protetor ao alertar-nos para os danos, fazendo com que adotemos medidas para evitar mais danos. Isso não significa que a dor aguda não é grave. Ao contrário, pode ser grave e realmente interferir no processo de cicatrização. Por exemplo, quando alguém que tem pneumonia sente dor intensa no peito, esta tende a limitar o movimento da pessoa que talvez evite tossir para minimizar a dor. Isso, por sua vez, pode, na verdade, piorar a situação, por possibilitar que as secreções continuem a acumular nos pulmões. Assim, a intervenção da equipe de saúde torna-se muito importante para minimizar a dor (p. ex., ensinando ao paciente uma técnica para tossir, administrando medicamentos prescritos). A dor aguda também pode interferir na capacidade de realizar atividades da vida diária que antes eram consideradas naturais. Felizmente, na maioria dos casos de dor aguda, os efeitos negativos são de curta duração e a pessoa pode subsequentemente retornar a um estilo de vida "normal".

A **dor crônica** persiste após a fase de cura, geralmente seis meses ou mais. Não tem função protetora e é fonte de sofrimento inútil a ponto de a qualidade de vida global do indivíduo sofrer um impacto negativo. Câncer e artrite são duas condições associadas com frequência à dor crônica. Uma das características mais difíceis dessa dor é que às vezes não é possível determinar exatamente o que está causando-a (**idiopática**). A vida pode tornar-se bastante transtornada, e o indivíduo sentir-se incapaz de trabalhar, socializar ou até mesmo realizar atividades básicas da vida diária. As pessoas que vivenciam dor crônica podem mostrar-se frustradas ou agitadas, ter sentimentos de desesperança, e ficarem deprimidas a ponto de até mesmo considerar o suicídio como uma opção. Elas também são às vezes rotuladas como "hipocondríacas" devido ao seu pedido constante de medicamentos para dor ou a suas frequentes mudanças de um médico para outro. Ao contrário, quem sofre de dor crônica e apresenta esses comportamentos pode simplesmente estar tentando encontrar alívio para seu sofrimento constante.

ALERTA DE ENFERMAGEM • Precaução contra o suicídio

A dor crônica é um fator de risco para tentativas de suicídio. O enfermeiro deve questionar os pacientes que têm dor crônica sobre pensamentos suicidas e avaliar para detecção de outros sinais de que o indivíduo pode estar em risco. Deve-se implementar um plano de segurança se o paciente estiver em risco de suicídio.

Fontes da dor

Há duas fontes principais de dor. A dor nociceptiva é aquela que resulta de algum tipo de lesão ou doença. A **neuropática** é a que resulta de disfunção real do nervo. A nociceptiva pode ser ainda mais decomposta, de acordo com suas origens específicas:

- **Dor superficial ou cutânea** é proveniente de terminações nervosas localizadas na pele. Como dito anteriormente, estímulos nocivos (químicos, térmicos ou mecânicos) acionam as terminações nervosas (neste caso, localizadas na pele) para iniciar a resposta à dor. A resposta inicial é localizada na área de lesão, mas pode tornar-se generalizada.
- **Dor somática** é não localizada e, na maioria das vezes, provém de músculos, tendões e ligamentos.
- A **dor visceral** origina-se nos diferentes órgãos do corpo, não localizada e é mais lentamente transmitida. O paciente pode identificá-la em uma área remota do órgão real a partir do qual ela se origina. Esse tipo é chamado de **dor referida**.

A dor neuropática ocorre devido a algum tipo de dano real aos nervos que estão envolvidos na transmissão dos estímulos dolorosos. A dor neuropática, também chamada de *dor nervosa*, com frequência é descrita como uma queimação ou sensação de formigamento (**parestesia**). Algumas pessoas também comparam-na com um choque elétrico. Os pacientes que apresentam dor do nervo também descrevem muitas vezes o que normalmente são considerados estímulos não dolorosos, como um toque leve, como sendo dolorosos (**alodinia**). Por exemplo, o paciente que tem herpes pode queixar-se de que até mesmo o toque da roupa na área afetada produz dor severa.

Verificação de rotina 3

1. _____ são responsáveis pela transmissão de sensações de dor imediatamente localizada.

Resposta: _____

2. A dor aguda tem função protetora. Verdadeiro/Falso?

Resposta: _____

3. Liste as três categorias de estímulos capazes de produzir dor.

Resposta:

Fatores que influenciam o conforto e a dor

A dor é uma experiência altamente individualizada. Muitas variáveis influenciam o modo como uma pessoa percebe e responde à dor. Segue-se uma abordagem breve sobre algumas das variáveis de influência mais comuns.

Idade

Pessoas de todas as idades sentem dor. No entanto, os dados da experiência variam, dependendo da idade do indivíduo. O equívoco de que recém-nascidos não sentem "verdadeira dor" porque seus nervos são imaturos já foi descartado há muito tempo. Eles, de fato, sentem dor. No entanto, suas respostas à dor são mais generalizadas (i.e., movimento corporal total e choro) do que localizadas. Além disso, os recém-nascidos dependem de seus cuidadores reconhecerem sinais de dor e controlar a exposição aos estímulos dolorosos, protegendo-os, assim, de lesões. Conforme uma criança fica mais velha, ela irá demonstrar respostas mais localizadas à dor e pode, subsequentemente, verbalizar a localização, a intensidade e a qualidade da dor.

Os adolescentes podem evitar expressar a dor para satisfazer as expectativas de seus pares.

Envelhecer não é uma condenação automática à dor. Deve-se ensinar isso aos pacientes idosos. Caso contrário, eles podem aceitar a dor como uma parte "normal" do processo de envelhecimento e perder oportunidades para o alívio. Embora a dor não venha automaticamente com a idade, os idosos estão em maior risco de ter distúrbios que são acompanhados de dor. Assim, os prestadores de cuidados de saúde e demais membros da equipe de saúde, incluindo enfermeiros, devem investigar a dor quando interagirem com adultos mais velhos. Os membros da equipe de saúde também devem ter em mente que, na presença de transtornos que afetam o estado mental, os pacientes idosos podem ter dificuldades em comunicar suas experiências de dor.

Estado psicológico

A dor geralmente é maior quando o indivíduo está cansado, agitado, deprimido ou apresentando um elevado nível de estresse. Isso cria um ciclo vicioso, pois o aumento da dor aumenta o nível de fadiga, estresse, agitação e depressão. Sem intervenção, esse ciclo vai continuar, e o manejo da dor será cada vez mais difícil.

Hereditariedade

Acredita-se que a constituição genética influencia a experiência de dor ao influenciar tanto o **limiar da dor**, o nível no qual são percebidos os estímulos dolorosos, como a sua **tolerância à dor**, ou seja, quanta dor a pessoa está disposta a suportar. Por exemplo, durante as aulas de Lamaze, o treinador do parto pode ser instruído a beliscar a gestante para simular as dores do parto. O treinador começa com um beliscão leve e progride para um mais forte para simular a crescente intensidade da dor do parto. Uma gestante pode perceber o beliscão mais cedo do que outra gestante (limiar da dor). Além disso, a gestante pode dar instruções para o treinador parar mais cedo do que outra gestante porque ela não está disposta a sentir qualquer outro desconforto associado ao beliscar (tolerância à dor).

Experiências prévias

As experiências prévias influenciam as experiências futuras com dor de maneira negativa ou positiva. Se a experiência passada do indivíduo resultou em um desfecho positivo e meios eficazes de controlar a dor foram identificados, então ele tem mais chances de estar preparado para administrar de maneira eficaz em ocorrências futuras de dor semelhante. No entanto, se a experiência não resultou em desfecho positivo, então ele é propenso a ser apreensivo, ter medo e estar despreparado para lidar com situações semelhantes no futuro.

Cultura e sistema de apoio

Os recursos disponíveis para lidar com a dor, incluindo a presença de um sistema de apoio, desempenham um papel significativo na maneira como lidamos com ela. Em algumas culturas, a expressão livre da dor (p. ex., o choro, movimentos corporais e outras expressões verbais) é completamente aceitável. Outras culturas proíbem com rigor as manifestações de dor. Nesses casos, o silêncio e a ausência de qualquer tipo de sinais não verbais é esperada. Os valores culturais e familiares também podem determinar a resposta masculina à dor, diferente da feminina ou uma resposta à dor pelos adultos diferente da resposta dada pelas crianças. As crenças culturais e familiares não influenciam apenas como as dores são expressas; elas também influenciam nas intervenções que são aceitáveis. Alguns pais recusam narcóticos como opção para o controle da dor em crianças, com medo da dependência. Certas pessoas podem acreditar que o aconselhamento, terapia de grupo, o uso de imagens e outras intervenções não são formas legítimas de tratamento.

O processo de enfermagem e a dor

A dor é um dos motivos mais frequentes pelo qual as pessoas procuram atendimento médico. A dor, particularmente a crônica, embora não seja considerada uma condição ameaçadora à vida no sentido tradicional, pode ser tão incapacitante e mortal como um infarto agudo do miocárdio, um acidente vascular cerebral, uma convulsão ou um câncer. A identificação precisa e seu impacto são fatores essencias para garantir a formulação de um plano eficaz de atendimento ao paciente com dor.

Investigação

A informação mais importante obtida durante a investigação é a percepção do paciente de sua experiência de dor. Várias ferramentas foram desenvolvidas para documentar de maneira objetiva a percepção do nível de dor. Os pacientes que estão mentalmente alertas podem ser convidados a avaliar sua dor em uma escala de 1 a 10, sendo 1 a quantidade mínima de dor e 10 o pior nível de dor. Pode-se mostrar para crianças de 3 anos de idade e mais velhas e adultos, em particular aqueles que são analfabetos, rostos com números correspondentes e pedir para identificar aquele que melhor se correlaciona com o seu nível de dor. As faces vão de uma face sorrindo (sem dor, que é classificada como 1) até uma face com sobrancelhas franzidas e lágrimas (pior dor, que é classificada como 10). Também foram desenvolvidas ferramentas para uso com pacientes que não conseguem se comunicar. Além da obtenção de um escore de dor, o enfermeiro deve também coletar informações sobre:

- Localização da dor (localização anatômica, difusa, localizada)
- Qualidade da dor (queimação, formigamento, dor latejante)
- Fatores agravantes (o que a torna ainda pior)

◐ Fatores de alívio (o que a torna melhor)
◐ Efeitos (efeitos sobre as atividades da vida diária, trabalho, escola, interação social)
◐ Tratamentos atuais e anteriores, incluindo eficácia

Além disso, o enfermeiro deve incluir informações relativas a todas as variáveis de influência discutidas anteriormente (i.e., idade ou estágio de desenvolvimento, experiências passadas com a dor, padrão de sono, estado psicológico, cultura, sistema de apoio). A investigação inicial deve ser acompanhada por reavaliações frequentes.

Diagnósticos de enfermagem

Os dois diagnósticos primários para pacientes com dor são dor aguda e crônica. Outros diagnósticos relacionados aplicáveis incluem, mas não estão limitados a:

◐ Conhecimento deficiente
◐ Padrão de sono prejudicado
◐ Desesperança
◐ Interação social prejudicada
◐ Mobilidade física prejudicada
◐ Baixa autoestima (crônica ou situacional)
◐ Falta de adesão ao tratamento
◐ Sentimento de impotência
◐ Risco de lesão
◐ Déficit no autocuidado

Planejamento

Definir metas, identificar os resultados esperados e planejar o cuidado exige a colaboração entre os membros da equipe de saúde e o paciente. Também requer que o enfermeiro considere outros problemas coexistentes que o paciente pode estar sofrendo ou sob risco de sofrer (ver diagnósticos de enfermagem anteriores). De modo ideal, o paciente gostaria de ter sua dor completamente resolvida. Em alguns casos, isso pode ser possível. No entanto, em outros casos, não é possível atingir o alívio completo da dor. Quando o alívio completo da dor não é uma opção, o enfermeiro e outros membros da equipe de saúde devem trabalhar com o paciente para identificar um nível aceitável de dor. O paciente deve estar envolvido na identificação de possíveis intervenções. Os prós e contras de várias intervenções e uma discussão de possíveis entraves para o sucesso da implementação delas também devem ser incluídos. A discussão aberta e honesta, bem como a escuta ativa, são obrigatórias. A falha em reconhecer as preferências e as preocupações do paciente, as falsas promessas e estratégias coercitivas definem o cenário para o fracasso do plano de cuidados (Quadro 11.2).

> **QUADRO 11.2**
> **Alívio realista da dor – seja honesto!**
>
> A dor não pode ser aliviada por completo em todos os casos. Isso é especialmente verdadeiro para os indivíduos com dor crônica. Os enfermeiros devem ser honestos com seus pacientes sobre o nível de alívio da dor que se pode esperar!

Implementação

Um tratamento eficaz da dor deve começar com o uso de estratégias para controlar a exposição aos estímulos dolorosos. Por exemplo, o enfermeiro pode pré-medicar um paciente que está prestes a sofrer um processo doloroso para prevenir ou minimizar a ocorrência da dor. Os pacientes também podem usar os dispositivos de apoio, como camas e cadeiras modificadas para atingir posições que irão ajudar a minimizar a dor. A orientação preventiva é outra estratégia a ser usada para difundir a experiência da dor. Quando as pessoas não sabem o que esperar, elas frequentemente esperam o pior. Essa mentalidade torna os pacientes vulneráveis a sentir um maior grau de dor do que se eles fossem informados sobre o que esperar e aprendessem estratégias para lidar com a situação. Por exemplo, um paciente que é ensinado de antemão como proteger o abdome quando tossir após a cirurgia abdominal provavelmente terá mais sucesso no controle da dor do que aquele que não recebe as mesmas instruções até depois da cirurgia. Para os que apresentam dor crônica, é importante ensinar-lhes maneiras de modificar seus estilos de vida (p. ex., modificações de dieta, exercícios, manejo do estresse, mecânica corporal) para administrar a sua dor.

O manejo da dor exige a combinação de intervenções independentes, dependentes e interdependentes. As intervenções podem ser divididas em duas grandes categorias: não farmacológicas e farmacológicas. No entanto, isso não significa que uma categoria é implementada excluindo a outra. Na verdade, na maioria dos casos, o manejo eficaz da dor do paciente implicará em uma combinação de ambas as intervenções.

Intervenções não farmacológicas

As intervenções não farmacológicas (Fig. 11.2) são classificadas como cognitivas, comportamentais ou físicas. As cognitivas e comportamentais são projetadas para alterar a percepção da dor pelo paciente, bem como ajudá-lo a alcançar o seu controle. Exemplos dessas intervenções incluem *biofeedback*, distração, imaginação dirigida, hipnose, meditação, reenquadramento e relaxamento. As intervenções físicas, no entanto, oferecem algum nível de conforto; elas incluem estimulação cutânea (p. ex., acupuntura, acupressão, massagem, aplicação de calor e frio e estimulação TENS), posicionamento e higiene.

Estratégias de promoção da saúde	Intervenções físicas
• Ensinar ao paciente maneiras de prever e tratar situações e procedimentos dolorosos • Conhecer os gatilhos (p. ex., alimentos, movimentos, estressores psicológicos) • Sempre praticar boa mecânica corporal	• Verificar existência de roupas constritivas • Reposicionamento • Remover rugas das roupas de cama • Manter livre de irritantes (p. ex., urina, fezes, vazamento de sondas) • Massagem e terapia vibratória • Acupressão e acupuntura • Estimulação nervosa elétrica transcutânea (TENS) • Aplicações de calor e frio • Estimulação contralateral (estimular área oposta à área afetada)
Intervenções cognitivas	**Intervenções comportamentais**
• Orientação antecipada • Distração (p. ex., ver TV, ler um livro, ouvir música) • Imagens mentais dirigidas (p. ex., imagine estar vendo o pôr do sol em uma praia enquanto sente uma brisa leve vinda da água) • Hipnose (bloqueio da dor por meio de sugestão ou substituição de outro sentimento enquanto a pessoa está em estado mental alterado)	• Relaxamento • Meditação • *Biofeedback* (motivação do paciente importante)

(centro: **Intervenções não farmacológicas**)

FIGURA 11.2 Intervenções não farmacológicas para dor.

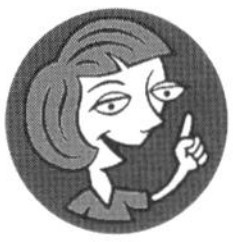

ALERTA DE ENFERMAGEM • Segurança da intervenção física
- Não utilizar TENS em pacientes com marca-passo
- Cuidados na aplicação de calor
    1. Espere 24 horas após uma lesão para aplicar calor!
    2. Evite o uso de calor quando houver circulação prejudicada!
    3. Saiba a causa da dor antes da aplicação de calor!

Intervenções farmacológicas 15

Alguns agentes farmacológicos (p. ex., ácido acetilsalicílico, paracetamol, ibuprofeno) podem ser comprados sem exigência de prescrição, mas outros exigem a prescrição de um médico. A responsabilidade pela administração de medicamentos para dor baseia-se, principalmente, no enfermeiro; é ele que determina quando administrá-los, a eficácia, e se existe a necessidade de notificar o médico para ajustes nos fármacos prescritos. Opções farmacológicas incluem analgésicos não opioides, opioides (narcóticos) e **analgésicos adju-**

vantes. Estes são medicamentos primariamente utilizados para tratar outros distúrbios, mas que também foram comprovados como eficazes no tratamento da dor. Exemplos de analgésicos adjuvantes incluem os anticonvulsivantes, antidepressivos e corticosteroides. Ao utilizar opioides, o enfermeiro deve monitorar o paciente para depressão respiratória. Os fármacos podem ser administrados por via tópica, oral, intramuscular, intravenosa, peridural ou intratecal. O tipo de dor, o tipo de medicamento, a origem da dor, a duração desejada e a preferência do paciente são alguns fatores considerados na determinação da via de administração mais adequada. A anestesia controlada pelo paciente também é usada e melhora significativamente a satisfação do manejo da dor, pois o paciente pode adaptá-la as suas necessidades exclusivas. O indivíduo deve ser monitorado de forma rigorosa para assegurar a intervenção precoce em caso de problemas. Além disso, deve-se ensinar aos pacientes que não se pode usar uma *overdose* enquanto estiver usando esse tipo de anestesia. A Figura 11.3 fornece informações adicionais sobre opções farmacológicas comuns utilizadas no tratamento da dor.

ALERTA DE ENFERMAGEM • Antagonistas opioides

A naloxona é um antagonista opioide comum que deve ser mantido à disposição para reverter depressão respiratória que pode ocorrer como reação adversa a um opioide ou quando há *overdose* de opioides.

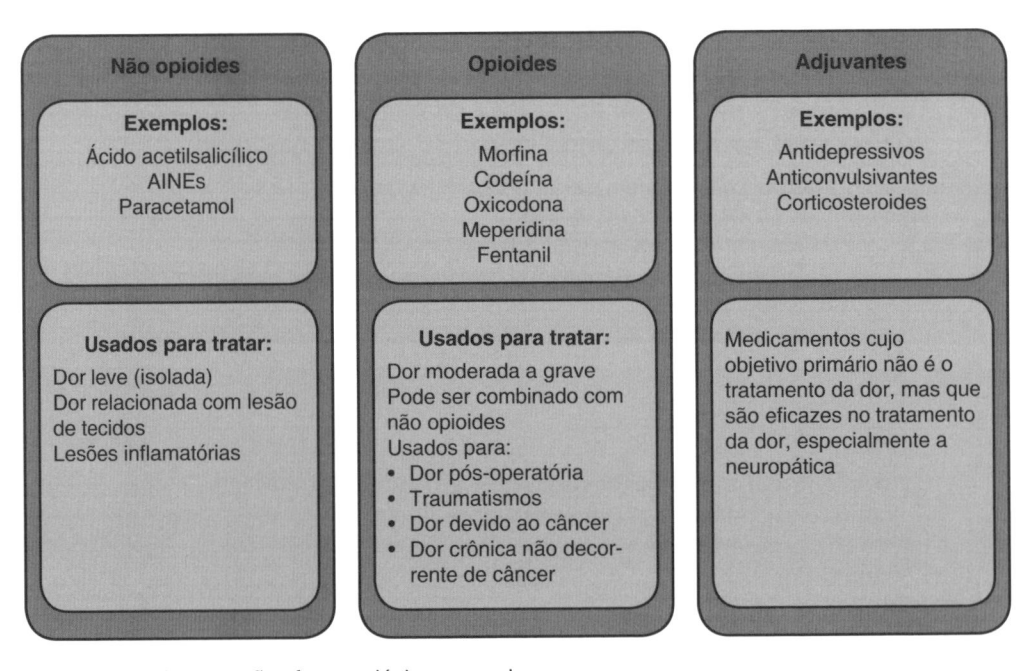

Não opioides	Opioides	Adjuvantes
Exemplos: Ácido acetilsalicílico AINEs Paracetamol	**Exemplos:** Morfina Codeína Oxicodona Meperidina Fentanil	**Exemplos:** Antidepressivos Anticonvulsivantes Corticosteroides
Usados para tratar: Dor leve (isolada) Dor relacionada com lesão de tecidos Lesões inflamatórias	**Usados para tratar:** Dor moderada a grave Pode ser combinado com não opioides Usados para: • Dor pós-operatória • Traumatismos • Dor devido ao câncer • Dor crônica não decorrente de câncer	Medicamentos cujo objetivo primário não é o tratamento da dor, mas que são eficazes no tratamento da dor, especialmente a neuropática

FIGURA 11.3 Intervenções farmacológicas para dor.

Avaliação

O paciente é a fonte mais confiável para avaliar se a dor desapareceu ou atingiu um nível aceitável. À primeira vista, a avaliação parece ser uma tarefa muito simples de ser concluída. No entanto, isso nem sempre ocorre. Em alguns casos, o enfermeiro tem de descobrir se o paciente aderiu ao plano de tratamento da dor recomendado, se ele é hipocondríaco ou se está escondendo a dor, por medo de se tornar viciado em determinados tipos de medicamentos. Abordar os obstáculos durante a fase de planejamento minimiza resultados menos desejáveis durante a avaliação. Esta fase é também o momento em que o enfermeiro deve ser solidário com o paciente e incentivá-lo, pois quando o plano não aborda de maneira eficaz a questão da dor, ele pode sentir-se inútil e até mostrar sinais de depressão.

CONCLUSÃO

Embora o sono e a dor sejam duas questões diferentes do cuidado do paciente, ambos partilham o fato de que a adequação de cada um (i.e., do sono e do alívio da dor) depende principalmente da percepção do indivíduo. Assim, atender à necessidade de cada paciente pode ser um grande desafio. Não importa quão desafiador, o enfermeiro, bem como outros membros da equipe de saúde, devem levar a sério as necessidades de sono e alívio da dor de seus pacientes. Não fazer isso pode custar caro ou mesmo ser fatal. Para abordar as necessidades de sono e dor de maneira eficaz tais profissionais devem ter um claro entendimento da fisiologia subjacente da dor e do sono, conhecer as opções de tratamento, ter a mente aberta e participar ativamente de todas as fases do planejamento da assistência (investigação por meio da avaliação).

(?) QUESTÕES DE REVISÃO

1. **O indicador mais confiável da adequação da quantidade e da qualidade do sono é:**
   a. O número de horas de sono relatado pelo paciente
   b. A percepção declarada do paciente sobre a adequação do seu padrão de sono
   c. A quantidade registrada durante o sono diário do paciente
   d. Resultados do estudo do sono

QUESTÕES DE REVISÃO

2. Qual das seguintes variáveis deve ser incluída na coleta das informações sobre o padrão de sono de um indivíduo?
   a. Dieta
   b. Horário de trabalho
   c. Estado civil
   d. a e b
   e. Todas as alternativas anteriores

3. Durante o sono NREM geralmente os indivíduos apresentam qual dos seguintes itens?
   a. Diminuição da temperatura, pulso e respiração
   b. Aumento do tônus muscular
   c. Aumento da atividade cerebral
   d. Inúmeros sonhos vívidos
   e. Todas as alternativas anteriores

4. Um paciente internado em unidade de terapia intensiva muito agitado está tendo dificuldade para dormir. Que intervenção irá promover um sono melhor para tal paciente em estado crítico?
   a. Administrar um medicamento para dormir
   b. Manter a televisão ligada para bloquear o barulho de outros alarmes
   c. Permitir que a família permaneça à beira do leito para conversar com o paciente
   d. Agrupar os cuidados e evitar tarefas não essenciais

5. Um paciente é admitido no setor de emergência com *overdose* de opioide. Qual medicamento deve ser administrado para reverter os efeitos do opioide?
   a. Flumazenil (Romazicon)
   b. Dimercaprol (BAL em óleo)
   c. Naloxona (Narcan)
   d. Sulfato de atropina (atropina)

6. Um enfermeiro administra medicamento para dor em um paciente uma hora antes da fisioterapia agendada. Uma hora depois, um fisioterapeuta auxilia o paciente na deambulação no corredor. Que tipo de intervenção é essa ação de enfermagem?
   a. Uma intervenção iniciada pelo enfermeiro
   b. Uma intervenção iniciada pelo médico
   c. Uma intervenção colaborativa
   d. Uma intervenção de cuidados indireta

7. Uma paciente queixa-se de dor intensa após mastectomia bilateral. O marido dela explica ao enfermeiro que ele não quer que sua esposa receba analgésicos porque ela pode tornar-se dependente. Qual ação de enfermagem é a mais adequada?

QUESTÕES DE REVISÃO

a. Relatar o pedido do marido ao médico e medicar a paciente
b. Respeitar a opinião do marido e parar de medicar a paciente
c. Pedir ao marido para sair do quarto e administrar medicamento para dor
d. Orientar o marido sobre a dor pós-operatória e a ação dos analgésicos

8. **Na teoria do sistema "porta de controle da dor", os mecanismos de propagação podem ser encontrados em quais estruturas?**
    a. Células de substância gelatinosa no interior do corno dorsal da medula espinal e tálamo
    b. Medula espinal e sistema nervoso central
    c. Nervos periféricos, músculos cardíacos e músculos respiratórios
    d. Cérebro, nervos motores e sistema respiratório

9. **O ponto em que uma pessoa se torna consciente da dor é:**
    a. Resposta comportamental
    b. Resposta fisiológica
    c. Percepção
    d. Limiar de dor

10. **A teoria comportamental que envolve o fornecimento de informações a respeito de respostas fisiológicas e formas de exercer controle voluntário sobre as respostas para obter alívio não farmacológico da dor é:**
    a. Relaxamento
    b. *Biofeedback*
    c. Imagens mentais dirigidas
    d. Massagem

RESPOSTAS

Verificação de rotina 1
1. Movimentos oculares não rápidos, movimentos oculares rápidos.
2. Falso.
3. Qualquer um dos seguintes itens são consequências associadas a quantidades inadequadas de sono:
    Memória deficiente ou confusão
    Depressão
    Habilidades de enfrentamento alteradas ou alterações de humor
    Desempenho motor reduzido
    Aumento da ocorrência de acidentes automobilísticos, domésticos e relacionados ao trabalho
    Respostas imunes prejudicadas
    Doença cardiovascular
    Diabetes

> ## ❓ QUESTÕES DE REVISÃO
>
> **Verificação de rotina 2**
> 1. Verdadeiro
> 2. Padrão de sono perturbado
>   Privação de sono
> 3. Hipnóticos
>
> **Verificação de rotina de 3**
> 1. Fibras A
> 2. Verdadeiro
> 3. Química
>   Térmica
>   Mecânica
>
> **Questões de revisão**
>
> | | | | | |
> |---|---|---|---|---|
> | 1. b | 2. e | 3. a | 4. d | 5. c |
> | 6. c | 7. d | 8. b | 9. d | 10. b |

REFERÊNCIAS

Craven RF, Hirnle CJ: *Fundamentals of Nursing: Human Health and Function*, 5th ed. Philadelphia: Lippincott, 2006.

Daniels R: *Nursing Fundamentals: Caring & Clinical Decision Making*. New York: Delmar Thompson Learning, 2004.

Potter PA, Perry AG: *Fundamentals of Nursing*, 6th ed. St. Louis: Mosby Elsevier, 2005.

WEBSITES

Healthy Roads Media: *About Your Pain*. Disponível em http://www.healthyroadsmedia.org/english/Files/flv/engpain.htm.

How Stuff Works: *How Pain Works*. Disponível em http://health.howstuffworks.com/pain5.htm.

Institute for Clinical Systems Improvement: *Assessment and Management of Acute Pain Treatment Algorithm*. Disponível em http://www.guideline.gov/algorithm/6371/NGC-6371_2.html.

Institute for Clinical Systems Improvement: *Assessment and Management of Chronic Pain Treatment Algorithm*, part 1. Disponível em http://www.guideline.gov/algorithm/6693/NGC-6693_1.html.

Institute for Clinical Systems Improvement: *Assessment and Management of Chronic*

Pain Treatment Algorithm, part 2. Disponível em http://www.guideline.gov/algorithm/6693/NGC-6693_2.html.

MedlinePlus: *Pain.* Disponível em http://www.nlm.nih.gov/medlineplus/pain.html.

MedlinePlus: *Pain: Treatment.* Disponível em http://www.nlm.nih.gov/medlineplus/pain.html#cat3.

National Pain Foundation: *Chronic Pain and Suicide Risk.* Disponível em http://www.nationalpainfoundation.org/articles/290/chronic-pain-and-suicide-risk.

National Sleep Foundation: Disponível em http://www.sleepfoundation.org/atf/cf/%7BF6BF2668-A1B4-4FE8-8D1A-A5D39340D9CB%7D/Sleep-Wake_Cycle.pdf.

National Sleep Foundation: *Diet, Exercise and Sleep.* Disponível em http://www.sleepfoundation.org/article/sleep-topics/diet-exercise-and-sleep.

National Sleep Foundation: Disponível em http://www.sleepfoundation.org/site/c.huIXKjM0IxF/b.4809783/k.5FBD/Diet_Exercise_and_Sleep.htm.

NIH Pain Consortium: *Pain Intensity Scales.* Disponível em http://painconsortium.nih.gov/pain_scales/index.html.

Nursing Times: *Anatomy and Physiology of Pain.* Disponível em http://www.nursingtimes.net/ntclinical/2008/09/anatomy_and_physiology_of_pain.html.

Pain. In *Merriam-Webster Dictionary*. Disponível em http://www.merriam-webster.com/dictionary/pain.

capítulo 12

Oxigenação

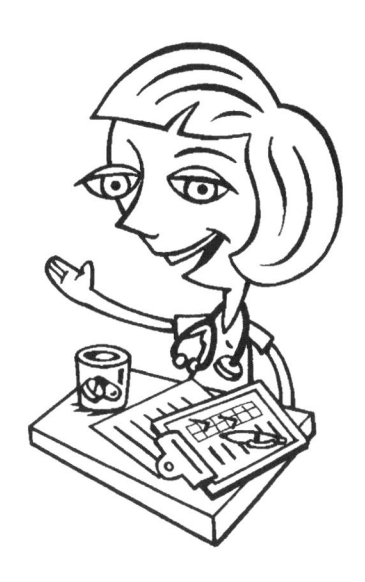

Objetivos da aprendizagem
Ao final do capítulo, o leitor será capaz de:

1. Descrever brevemente o processo de oxigenação.
2. Identificar a idade e os fatores de desenvolvimento que influenciam o processo de oxigenação.
3. Discutir como a dieta influencia na oxigenação.
4. Discutir como as escolhas de estilo de vida influenciam na oxigenação.
5. Identificar desvios de saúde que contribuem para a oxigenação deficiente.
6. Descrever manifestações de oxigenação deficiente.
7. Identificar dados objetivos e subjetivos que devem ser coletados durante a investigação do paciente que tem uma alteração potencial ou real na oxigenação.
8. Identificar diagnósticos de enfermagem adequados para o paciente que tem uma alteração na oxigenação.
9. Discutir intervenções que podem ser utilizadas para evitar ou resolver a oxigenação deficiente.
10. Descrever ações que podem ser tomadas para evitar complicações durante os cuidados e a aspiração de uma traqueostomia.
11. Discutir por que a avaliação é fundamental para o paciente com oxigenação deficiente.

PALAVRAS-CHAVE

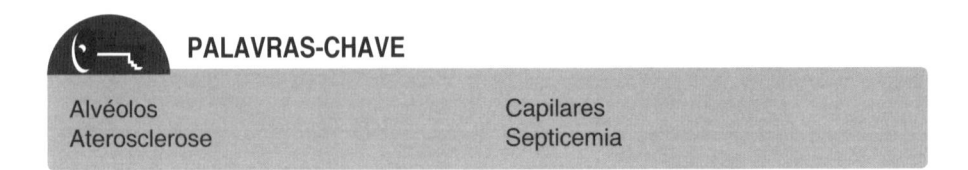

Alvéolos
Aterosclerose
Capilares
Septicemia

VISÃO GERAL

O oxigênio é o gás de sustentação da vida, transportado para as células do corpo por meio dos sistemas respiratório e cardiovascular. Em circunstâncias normais, o processo de oxigenação ocorre de modo involuntário. No entanto, quando o corpo é privado de oxigênio, o indivíduo reconhece imediatamente os efeitos. Em outras palavras, "você só perde seu oxigênio quando seu poço fica seco". Este capítulo apresenta uma visão geral do processo de oxigenação, fatores que influenciam, suas alterações e a utilização do processo de enfermagem para abordar as alterações na oxigenação.

FISIOLOGIA DA OXIGENAÇÃO

O oxigênio entra no trato respiratório pelo nariz e pela boca. Em seguida, é transportado pelas vias respiratórias (traqueia, faringe e brônquios) para os **alvéolos**, que são bolsas de ar cercadas por capilares. Os **capilares** são pequenos vasos sanguíneos, com paredes finas, que possibilitam a troca gasosa fácil. Esta começa quando o oxigênio inalado passa pelas paredes dos capilares ao redor dos alvéolos e é captado pelas células sanguíneas que estão circulando dentro dos capilares. O oxigênio captado pelas células sanguíneas nos capilares é transportado para o coração e, então, bombeado pelo corpo através da aorta. A aorta ramifica para as artérias menores e arteríolas menores ainda, que em seguida tornam-se capilares. As paredes muito finas dos capilares possibilitam a difusão do oxigênio para as células de vários tecidos do corpo (Fig. 12.1).

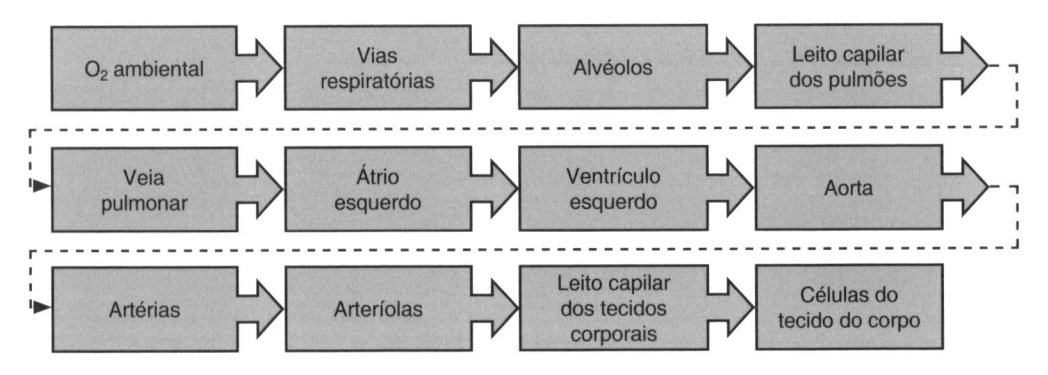

FIGURA 12.1 Fisiologia da oxigenação.

FATORES QUE INFLUENCIAM A OXIGENAÇÃO

Fatores fisiológicos

Diversos sistemas trabalham juntos para tornar a oxigenação normal possível. Já descrevemos o papel que os pulmões e o coração desempenham na oxigenação, mas também é importante reconhecer que outros processos exercem influência direta no bom funcionamento dos pulmões e do coração. O diafragma, um músculo grande localizado logo abaixo dos pulmões, auxilia na inalação e exalação de gases nos pulmões. A contração e o relaxamento dos músculos cardíacos tornam possível ao coração bombear sangue de maneira eficiente. A contração e o relaxamento de ambos dependem da sinalização adequada do sistema neurológico. Os vasos sanguíneos também são feitos de músculos lisos, que auxiliam na circulação do sangue rico em oxigênio para o tecido-alvo.

Idade e estágio do desenvolvimento

Um sistema respiratório e um sistema imune imaturos, junto com um coração menor, colocam as crianças em tenra idade em maior risco de oxigenação deficiente. Os adultos idosos também estão em risco de oxigenação prejudicada, pois a capacidade funcional dos pulmões e do coração diminui com a idade do indivíduo (Tab. 12.1).

TABELA 12.1
Idade e fatores de influência do desenvolvimento

Característica	Efeito
Crianças em tenra idade	
• Vias respiratórias curtas, estreitas • Sistema imune imaturo	↑ Risco de infecções respiratórias
• Número menor de vias respiratórias e alvéolos	↑ Frequência respiratória
• Músculos respiratórios imaturos	Respiração abdominal
• Coração imaturo	↑ Frequência cardíaca
Adultos idosos	
• ↓ Elasticidade dos pulmões	Troca gasosa menos eficaz
• ↓ Cílios no trato respiratório • ↓ Força da tosse	Depuração ineficaz da via respiratória, que causa ↑ risco de infecção
• ↓ Elasticidade dos vasos sanguíneos	Distribuição menos eficaz de oxigênio para os tecidos

Fatores ambientais

Diversas variáveis do ambiente afetam a capacidade de um indivíduo de atender suas demandas de oxigênio. Poluentes e alergenos no ar (p. ex., pólen, fumaça, produtos químicos tóxicos), bem como o fumo passivo, podem danificar o tecido pulmonar e gerar consequências a longo prazo, como câncer de pulmão e doença pulmonar obstrutiva crônica (DPOC). Altas altitudes também prejudicam a oxigenação porque há uma diminuição da quantidade de oxigênio no ar inspirado.

Dieta

As consequências de uma má alimentação estão bem documentadas. O conteúdo alimentar, assim como a quantidade de alimento ingerido, pode causar problemas que exercem impacto direto sobre a oxigenação.

Conteúdo alimentar

Alto teor de gordura, alimentos com elevado teor de colesterol estão associados a formação de placa nos vasos sanguíneos, também conhecida como **aterosclerose**. Essa formação ocorre em qualquer vaso sanguíneo. Se ela ocorre nas artérias coronárias, o indivíduo está em risco de um infarto agudo do miocárdio. Se as artérias que conduzem ao cérebro são bloqueadas, há a possibilidade de um acidente vascular cerebral. Se os vasos nas extremidades estão bloqueados, então a pessoa irá sofrer uma doença arterial periférica, que pode causar dor, formigamento e úlceras. Dietas com alto teor de gordura, de colesterol e de sódio também predispõem o indivíduo à hipertensão. O consumo de grandes quantidades de cafeína pode aumentar a frequência cardíaca e a pressão arterial. A má nutrição também aumenta o risco de infecção e pode causar anemia, sendo que ambas aumentam a carga de trabalho cardíaco.

Quantidade de alimentos

A obesidade aumenta o trabalho do coração, o que diminui a eficácia deste como uma bomba e, subsequentemente, resulta em insuficiência cardíaca. A obesidade também limita o movimento do tórax que, por sua vez, diminui o espaço para a expansão do pulmão e limita a inalação de oxigênio. As pessoas obesas geralmente são menos ativas. A inatividade pode interferir na força dos músculos, incluindo aqueles que ajudam na respiração e os cardíacos ("se você não o usa, perde-o").

Estilo de vida

A maneira como um indivíduo escolhe viver a sua vida também contribui para a deficiência de oxigenação. Alguns exemplos de escolhas de estilos de vida e consequências associadas incluem:

- Um estilo de vida sedentário aumenta o trabalho cardíaco, pois promove a obesidade e diminui a força dos músculos (p. ex., diafragma e coração).
- O tabagismo está associado a distúrbios respiratórios crônicos e câncer. Além disso, a nicotina provoca constrição das artérias coronárias e aumenta a pressão arterial (aumentando a carga de trabalho sobre o coração). Ao mesmo tempo, a nicotina aumenta a quantidade de monóxido de carbono no sangue, que provoca diminuição na quantidade de oxigênio disponível para a circulação para os tecidos do corpo.
- O uso abusivo de fármacos e álcool está associado aos seguintes riscos:
  - Narcóticos e grandes quantidades de álcool podem causar depressão respiratória.
  - A aspiração pode ocorrer secundária à intoxicação alcoólica.
  - Usuários de drogas IV têm risco aumentado de **septicemia** (infecções no sangue) e vasos sanguíneos danificados pelas picadas repetidas.
  - A parada cardíaca é conhecida por ocorrer em algumas pessoas que abusam de cocaína.

Alterações de saúde

As alterações de saúde diretamente relacionadas com a função respiratória e cardiovascular, bem como aquelas relacionadas a outras funções do corpo, têm o potencial de influenciar a oxigenação. Muitos dos desvios mencionados ocorrem secundários às escolhas de vida pouco saudáveis (p. ex., alimentação, tabagismo, sedentarismo). Assim, uma intervenção essencial é o ensino de saúde para prevenir, controlar ou reverter o impacto dos efeitos adversos dessas escolhas. Exemplos de desvios do sistema respiratório incluem:

- Pneumonia
- DPOC
- Hipoventilação (colapso pulmonar, DPOC)
- Hiperventilação (ansiedade, infecções, drogas, desequilíbrios acidobásicos, febre)

Exemplos de desvios da saúde cardiovascular incluem:

- Arritmia
- Doença arterial coronariana (relacionada com formação de placa)
- Hipertensão
- Infarto agudo do miocárdio
- Insuficiência da função da válvula cardíaca
- Anemia
- Hipovolemia (hemorragia maciça, desidratação grave)
- Doença vascular periférica
- Defeitos congênitos (de nascimento)

Outros desvios de saúde que podem alterar a oxigenação incluem:

- Dor (p. ex., cirurgia abdominal, fraturas de costelas), o que provoca respiração superficial

- Infecções ou cicatrização de feridas (aumento da demanda de oxigênio)
- Distúrbios neurológicos (p. ex., lesões na medula espinal, síndrome de Guillain-Barré)
- Distúrbios musculares (acometem músculos utilizados para respiração e músculos cardíacos)
- Ingestão de objetos estranhos (p. ex., alimentos, brinquedos)
- Gravidez (o útero aumentado diminui o espaço para a expansão do pulmão e provoca falta de ar)

> ### Verificação de rotina
>
> 1. _____, que é encontrada nos cigarros, diminui a quantidade de oxigênio disponível para distribuição para os tecidos do corpo.
>
> **Resposta:** _____
>
> 2. _____ são pequenos vasos sanguíneos com paredes finas que possibilitam a troca gasosa fácil.
>
> **Resposta:** _____
>
> 3. Cite quatro fatores ambientais que afetam a capacidade de uma pessoa de atender as suas necessidades de oxigênio.
>
> **Resposta:** _____

ALTERAÇÕES NA OXIGENAÇÃO

As alterações na oxigenação têm o potencial de acometer todos os sistemas do corpo. Por quê? Porque os sistemas corporais são constituídos de órgãos, que são constituídos de tecidos e estes, de células que dependem do oxigênio para realizar seu trabalho. Por exemplo, a falta de oxigênio no cérebro pode causar alterações do estado mental. Se o cérebro é privado de oxigênio por um longo tempo, o dano será mais grave e pode ser permanente (p. ex., acidente vascular cerebral, paralisia, coma). Se você tiver de olhar para cada sistema do corpo, você pode identificar um exemplo de como a privação de oxigênio pode alterar a função de cada um deles. Ainda mais significativo é o fato de que as mudanças que ocorrem na função corporal como resultado da deficiência de oxigenação exercem um impacto sobre a capacidade funcional do indivíduo. As atividades que eram consideradas normais (p. ex., tomar banho, comer, ir ao banheiro sozinho) agora se tornam um grande desafio. Uma pessoa pode não ser capaz nem mesmo de falar e dar alguns passos sem ficar ofegante.

Alguns indícios sinalizam que o paciente está com problemas de oxigenação, incluindo:

- Ansiedade, confusão, desorientação
- Alterações nos sinais vitais (temperatura, respiração, pulso, pressão arterial)
- Falta de ar
- Cianose (sinal tardio)
- Retrações na parede torácica
- Sons respiratórios anormais
- Tosse
- Líquido nos pulmões e aumento da produção de escarro
- Dor no peito (de natureza respiratória ou cardíaca)
- Sopro cardíaco
- Baqueteamento dos dedos das mãos e dos pés (com ausência crônica de oxigênio)
- Enchimento capilar inferior a três segundos
- Edema
- Coloração escura da pele e úlceras (privação de oxigênio nos tecidos periféricos)
- Cãibras musculares

PROCESSO DE ENFERMAGEM E OXIGENAÇÃO

Lembre-se de que o foco do processo de enfermagem é a identificação da resposta do paciente aos processos humanos ou de vida e o desenvolvimento de um plano de cuidados em colaboração com o paciente para promover a saúde, bem como restaurar a função ideal quando há alteração da saúde.

Investigação

Os dados coletados durante a investigação ajudam o enfermeiro a determinar as respostas potenciais e reais do paciente às alterações na oxigenação. Em alguns casos, o paciente pode apresentar angústia aguda. Quando este for o caso, o enfermeiro deve concentrar-se na coleta de informações essenciais para abordar a crise imediata. Conduz-se uma investigação mais detalhada para os pacientes que são estáveis e não apresentam angústia aguda. Os dados devem ser coletados a partir do paciente, da avaliação física e exames laboratoriais e procedimentos. Consulte a Tabela 12.2 para uma lista mais abrangente de dados que devem ser obtidos.

Diagnósticos de enfermagem

Os diagnósticos de enfermagem para o paciente que apresenta alterações na oxigenação incluem aqueles relacionados à função respiratória e à função car-

TABELA 12.2
Dados de investigação para oxigenação deficiente potencial e real

Dados do paciente (subjetivos)	Avaliação física (objetivos)	Exames laboratoriais e diagnósticos (objetivos)
Hábitos (hábitos alimentares e de exercícios, uso abusivo de fármacos e álcool) Capacidade de realizar atividades da vida diária	Estado respiratório (p. ex., tosse, sons respiratórios anormais, retrações, cianose, quantidade e conteúdo de escarro)	Resultados laboratoriais (p. ex., hemograma completo, enzimas cardíacas, níveis de colesterol, triglicerídeos)
Doenças pregressas e atuais	Alterações do estado mental (p. ex., ansiedade, confusão)	Exames de TC e radiografias do tórax
Medicamentos e alergias	Sinais vitais e peso	Teste de função pulmonar
História familiar	Sopro cardíaco	Teste cutâneo TB
Padrão de sono	Baqueteamento dos dedos das mãos e dos pés	ECG, ecocardiograma
Ambiente (casa e trabalho)	Enchimento capilar < 3 segundos	Teste de estresse
Dor torácica (de natureza respiratória ou cardíaca)	Edema	Cateterismo cardíaco
Falta de ar	Pele (cor, umidade, temperatura)	

TC = tomografia computadorizada; ECG = eletrocardiograma; TB = tuberculose.

diovascular. Diagnósticos relacionados também devem ser incluídos se os dados apoiam a presença de tais diagnósticos. A Tabela 12.3 identifica exemplos de diagnósticos para pacientes para pacientes com alteração na oxigenação.

Planejamento

Metas e resultados para pacientes com alteração na oxigenação potencial ou real são altamente individualizados e orientados pelos dados coletados durante a investigação. As metas e os resultados devem ser realistas em termos de expectativas e prazos para o paciente e ser coerentes com os seus desejos. A não adesão ao tratamento tem maior probabilidade de ocorrer se o paciente não internalizar as metas e os estabelecidos. Consulte o Quadro 12.1 para obter um exemplo de meta e resultados para o paciente que apresenta alteração na oxigenação.

TABELA 12.3

Diagnósticos de enfermagem para oxigenação deficiente potencial e real 🔴

Respiratório	Cardiovascular	Relacionados
• Desobstrução ineficaz das vias aéreas • Padrão de respiração ineficaz • Troca gasosa prejudicada • Ventilação espontânea prejudicada	• Débito cardíaco diminuído • Perfusão tecidual ineficaz (tipo específico: cerebral, periférico, renal e assim por diante)	• Ansiedade • Intolerância à atividade • Déficit de autocuidado • Baixa autoestima crônica • Enfrentamento ineficaz • Enfrentamento familiar incapacitado • Volume de líquidos excessivo • Risco de infecção • Nutrição desequilibrada • Padrão de sono perturbado • Manutenção do lar prejudicada • Conhecimento deficiente

QUADRO 12.1
Metas e resultados esperados

Meta

O paciente vai demonstrar troca gasosa eficaz

Resultados esperados

- Saturação de oxigênio (SaO_2) será entre 90 e 100%
- Hemoglobina será 12-14 g/dL para mulheres e 14-18 g/dL para homens
- Enchimento capilar será inferior a três segundos
- Mucosas estarão com cor rosada

Implementação

Assim como as metas e os resultados são motivados pelos dados, as intervenções de enfermagem são impulsionadas pelas metas e resultados esperados. O ensino é uma intervenção primária tanto para o paciente que está sob risco de oxigenação alterada como para o que está passando por uma alteração real na oxigenação. É importante que o enfermeiro adapte as instruções para um nível que o paciente ou o cuidador entenda. A validação pode ser atingida fazendo com que um deles reafirme as instruções ou realize as demonstrações. Os exemplos de intervenções incluem:

> **ALERTA DE ENFERMAGEM • Oxigenoterapia**
> É importante que o enfermeiro enfatize para o paciente que é muito perigoso fumar durante a oxigenoterapia.

- Evitar infecções respiratórias, por meio de vacinações (p. ex., pneumococos e influenza)
- Reduzir ou eliminar reações alérgicas (p. ex., teste cutâneo, dessensibilização, medicamentos de emergência)
- Oferecer programas de cessação do tabagismo (Quadro 12.2)
- Tratar a dispneia com intervenções independentes e colaborativas (p. ex., posicionamento, medicamentos)
- Manter as vias respiratórias abertas, com intervenções independentes e colaborativas (p. ex., tosse, líquidos, umidificador, nebulizador, fisioterapia respiratória, drenagem postural, aspiração, posicionamento, espirometria de incentivo, cuidados com via aérea artificial) (Quadro 12.3)
- Realizar ressuscitação cardiopulmonar

QUADRO 12.2
Dicas de segurança

Cuidado!
- O fumo passivo causa doenças cardíacas e câncer de pulmão em não fumantes.
- O tabaco sem fumaça (tabaco de mascar e rapé) também provoca câncer.

Avaliação

As paradas respiratória e cardíaca podem resultar rapidamente em deficiência de oxigenação. A avaliação do estado do paciente e da eficácia das intervenções deve ser contínua. Para prevenir a ocorrência de situações com risco de morte, o enfermeiro deve ler as dicas com precisão e resposta rápida.

> **ALERTA DE ENFERMAGEM • Importância da cianose**
> Cianose das mucosas no interior da boca é, mais provavelmente, um sinal de cianose central, uma condição muito grave. É provável que coloração azulada dos leitos ungueais seja atribuível a extremidades frias.

A avaliação das metas, os resultados esperados e a eficácia das intervenções também são importantes para o paciente que não está tendo um episódio

QUADRO 12.3
Dica de procedimento: cuidado da via aérea artificial e aspiração

O perigo de comprometimento da oxigenação durante o cuidado de uma via artificial é muito real e assustador, especialmente para estudantes e enfermeiros novatos. As dicas a seguir são apresentadas para destacar as etapas que irão minimizar o risco de comprometimento da oxigenação.

Dica	Justificativa
Ao mudar os fixadores de uma traqueostomia, tenha uma segunda pessoa disponível para segurar o tubo de traqueostomia no lugar.	Se o paciente tosse, o tubo de traqueostomia pode ser deslocado, cortando assim a fonte de oxigênio do paciente.
Antes de aspirar a traqueostomia, hiperinsufle ou hiperoxigene (ou ambos) o paciente com um ambu ligado à fonte de oxigênio.	Hiperinsuflação ou hiperoxigenação diminui o risco de hipoxia e atelectasia que podem ocorrer durante a aspiração de traqueostomia.
Apenas manuseie o cateter de aspiração com a mão dominante em luva esterilizada.	Isso controla o risco de infecções respiratórias secundárias à introdução de microrganismos potencialmente infecciosos na traqueia pelo cateter de aspiração.
Insira o cateter na traqueia (preferivelmente durante inalação) *sem* aplicar aspiração até que sinta resistência. Em seguida, puxe de volta cerca de 1,2 cm antes de aplicar aspiração.	Isso evita lesão ao tecido dentro da traqueia, que pode ocorrer se o cateter estiver sobre a parede interna da traqueia, e diminui o risco de hipoxia.
Enquanto retira o cateter da traqueia com um movimento de rotação, aplique aspiração intermitente.	A aspiração intermitente e a rotação do cateter removem secreções sem lesionar a parede interna da traqueia
Faça a aspiração, com inserção e retirada, em um período de tempo não superior a 5 a 10 segundos.	Isso evita hipoxia.
Hiperinsufle e hiperoxigene antes de cada ciclo de aspiração.	Isso evita hipoxia.
Se em qualquer momento durante a aspiração o paciente mostrar sinais de angústia respiratória, descontinue e administre oxigênio.	Isso evita parada respiratória.

agudo de oxigenação alterada. Se as metas e os resultados esperados não forem atingidos, o enfermeiro deve determinar se é porque as intervenções não são eficazes, as metas ou resultados esperados são inadequados ou o paciente não aderiu ao tratamento. Em qualquer uma destas situações, o plano deve ser revisado colaborativamente para melhor atender às necessidades do indivíduo. O monitoramento contínuo e as revisões são particularmente importantes para o paciente que está em risco de alterar ou que já alterou a oxigenação.

CONCLUSÃO

As consequências da oxigenação tecidual insuficiente podem ser expressivas. Para intervir de forma efetiva, o enfermeiro deve ter conhecimento do processo de oxigenação, do impacto da oxigenação prejudicada e das manifestações de oxigenação deficiente. Este capítulo forneceu uma visão geral de cada um dos itens anteriores, bem como das intervenções para promover a oxigenação. Os conceitos mais importantes apresentados incluem:

- Os sistemas respiratório e cardiovascular desempenham um papel central na oxigenação.
- Idade, estágio de desenvolvimento, exercícios, condições ambientais, escolhas do estilo de vida e estado de saúde influenciam o processo de oxigenação.
- A oxigenação deficiente afeta a função de todos os sistemas do corpo.
- Tanto os achados comportamentais como fisiológicos fornecem indícios sobre se o paciente está apresentando oxigenação deficiente.
- A oxigenação deficiente, se não for corrigida, resulta em rápida deterioração do estado de saúde do paciente a ponto de parada cardiorrespiratória.
- O ensino sobre saúde é um componente importante do plano de cuidados para pacientes que têm alteração real ou potencial na oxigenação.
- Vacinas e programas de cessação do tabagismo são duas intervenções preventivas para pacientes que estão sob risco de deficiência na oxigenação.
- As intervenções incluídas no plano de cuidados para doentes com oxigenação deficiente envolvem tratamentos de nebulização, oxigenoterapia, medicamentos, fisioterapia respiratória, aspiração, ressuscitação cardiopulmonar e manejo da via aérea artificial.
- A avaliação rápida e precisa de pacientes com deficiência de oxigenação é fundamental para prevenir situações de risco de morte.

QUESTÕES DE REVISÃO

1. Qual das seguintes alternativas é um sinal tardio de oxigenação deficiente?
    a. Ansiedade
    b. Tosse
    c. Cianose
    d. Enchimento capilar em menos de três segundos

QUESTÕES DE REVISÃO

2. **Qual das seguintes alternativas pode ocorrer como resultado de formação de placa nos vasos sanguíneos?**
   a. Acidente vascular cerebral
   b. Ataque cardíaco
   c. Doença arterial periférica
   d. Todas as alternativas anteriores

3. **Qual dos seguintes pacientes está em risco de apresentar alterações na oxigenação?**
   a. Um paciente com uma infecção aguda.
   b. Uma criança que está engasgada com um brinquedo.
   c. Um paciente no pós-operatório após dor abdominal.
   d. b e c
   e. Todas as alternativas anteriores

4. **Qual das seguintes alternativas deve ser incluída ao ensinar aos pacientes sobre as modificações que podem ser feitas para promover a oxigenação?**
   a. Evitar o fumo passivo é tão importante quanto evitar fumar.
   b. Mesmo uma bebida alcoólica ocasional aumenta o risco de aspiração.
   c. O tabaco aspirado e o rapé são alternativas aceitáveis ao tabagismo.
   d. a e b.
   e. Todas as alternativas anteriores.

5. **Para aspiração de uma traqueostomia com segurança, o enfermeiro deve:**
   a. Introduzir o cateter de aspiração ao aplicar aspiração.
   b. Interromper a aspiração caso o paciente apresente algum sinal de desconforto respiratório.
   c. Concluir o ciclo de aspiração em um período de 10 a 20 segundos.
   d. Todas as alternativas anteriores.

RESPOSTAS

Verificação de rotina
1. Nicotina
2. Capilares
3. Alergenos
   Poluentes
   Fumo passivo
   Alta altitude

Questões de revisão
1. c   2. d   3. e   4. a   5. b

REFERÊNCIAS

Craven RF, Hirnle CJ: *Fundamentals of Nursing: Human Health and Function*, 5th ed. Philadelphia: Lippincott, 2006.

Daniels R: *Nursing Fundamentals: Caring & Clinical Decision Making*. New York: Delmar Thompson Learning, 2004.

Potter PA, Perry AG: *Fundamentals of Nursing*, 6th ed. St. Louis: Mosby Elsevier, 2005.

WEBSITES

National Heart, Lung, and Blood Institute: *What Is Atherosclerosis?* Disponível em http://www.nhlbi.nih.gov/health/dci/Diseases/Atherosclerosis/Atherosclerosis_WhatIs.html

National Heart, Lung, and Blood Institute: *Your Guide to Living Well with Heart Disease*. Disponível em http://www.nhlbi.nih.gov/health/public/heart/other/your_guide/living_well.pdf

capítulo **13**

Nutrição

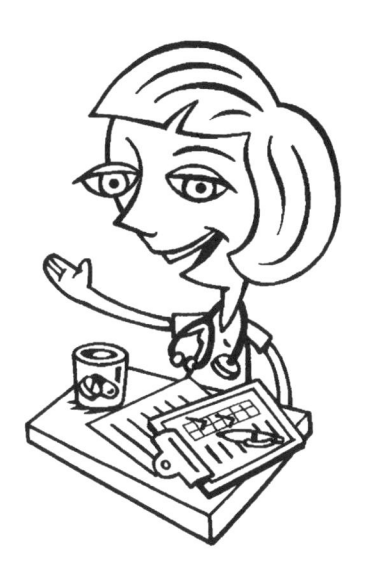

Objetivos da aprendizagem

Ao final do capítulo, o leitor será capaz de:

1. Diferenciar entre macronutrientes e micronutrientes.
2. Descrever a função principal de cada um dos macronutrientes.
3. Fazer uma breve descrição dos quatro processos de degradação dos alimentos.
4. Discutir brevemente os fatores que influenciam a nutrição.
5. Identificar dados objetivos e subjetivos que devem ser coletados para um paciente com alteração real ou potencial na alimentação.
6. Discutir intervenções de promoção da saúde adequadas para um indivíduo com alteração real ou potencial na alimentação.
7. Descrever ações básicas que podem ser tomadas para ajudar os pacientes que apresentam nutrição alterada a conseguir a ingestão adequada de nutrientes.
8. Descrever de forma breve as várias dietas especiais que podem ser prescritas para pacientes com determinadas condições clínicas.
9. Fazer uma descrição resumida dos diferentes tipos de alimentação enteral, incluindo todas as precauções necessárias.
10. Discutir os cuidados de enfermagem de pacientes que estão recebendo nutrição parenteral total (NPT) ou lipídeos.

> **PALAVRAS-CHAVE**
>
> Absorção
> Anabolismo
> Anorexia
> Antropométricos
> Caloria ou quilocaloria
> Carboidratos
> Catabolismo
> Cirurgia bariátrica
> Digestão
> Doença celíaca
> Fibra
> Gastrostomia
> Gorduras
> Hipervitaminose
> Jejunostomia
> Macronutrientes
> Metabolismo
> Micronutrientes
> Minerais
> Nasogástrica
> Nutrição enteral
> Nutrição parenteral
> Orogástrica
> Pica
> Pneumotórax
> Proteínas
> Vilosidades
> Vitaminas

VISÃO GERAL

Os nutrientes são a principal fonte de substâncias essenciais necessárias para sustentar a vida. A saúde é promovida quando um indivíduo consome a combinação correta de nutrientes nas quantidades certas. Uma preocupação importante que os prestadores de cuidados de saúde enfrentam (p. ex., médicos, profissionais de enfermagem) atualmente é o consumo excessivo de nutrientes, tanto os bons para a saúde como aqueles que são ruins. A obesidade tem sido associada a muitas doenças crônicas, como doenças cardíacas, diabetes, câncer e artrite. Cada uma dessas doenças tem impacto na qualidade de vida e algumas são até mesmo fatais. As deficiências nutricionais também contribuem para a saúde abaixo do ideal. Tradicionalmente pensamos no paciente desnutrido como alguém que está abaixo do peso. No entanto, um indivíduo pode estar com excesso de peso e ao mesmo tempo desnutrido, se não estiver consumindo os nutrientes corretos. A desnutrição pode retardar o crescimento, prejudicar a oxigenação ou provocar arritmias, dentre outros. Assim, é fundamental que os profissionais de saúde, especialmente os enfermeiros, intervenham para promover padrões nutricionais saudáveis e corrigir desvios nutricionais.

FISIOLOGIA DA NUTRIÇÃO

Nutrientes

Os nutrientes são obtidos por meio do consumo de substâncias alimentares. Existem duas grandes categorias de nutrientes e ambas são classificadas em subcomponentes.

Macronutrientes 🅐

Os macronutrientes incluem carboidratos, gorduras e proteínas (Tab. 13.1). Cada macronutriente fornece uma fonte de caloria. Uma **caloria** ou **quilocaloria** é a unidade básica de energia disponível em uma substância alimentar específica. Por exemplo, se você come um pedaço de pão que tem 70 calorias, então você tem esta energia disponível para uso. Envolver-se em atividades equivalentes à quantidade de calorias consumidas resulta em nenhum ganho nenhuma perda de peso. No entanto, se a ingestão calórica é maior do que aquilo que é necessário para o nível de energia gasta, então haverá ganho de peso. Porém, se a ingestão calórica é menor que a quantidade de energia gasta, então haverá perda de peso (desde que não haja excesso de calorias armazenadas no organismo). Segue uma breve descrição de cada macronutriente.

- **Carboidratos**: Também conhecidos como açúcares, são nossa principal fonte de energia. Alguns deles não podem ser completamente digeridos e absorvidos pelo corpo. Os carboidratos não digeridos são chamados de **fibras**. Embora a fibra não seja absorvida pelo corpo, ela tem muitas funções benéficas (Quadro 13.1). 🅑
- **Proteínas**: São compostos de aminoácidos. Elas são importantes para o crescimento e o desenvolvimento, a construção e o reparo tecidual, os processos imunes, bem como o transporte de outros nutrientes e alguns medicamentos. Na ausência de carboidratos, as proteínas são uma fonte de energia. No entanto, tal situação deve ser evitada devido à importância fundamental que a proteína desempenha em outras funções do corpo. 🅑

TABELA 13.1
Macronutrientes 🅑

	Carboidratos	Proteínas	Gorduras
Calorias	4 kcal/g	4 kcal/g	9 kcal/g
Função	Fornece fonte de energia	Construção de tecido	Energia concentrada e armazenamento de energia
Ingestão recomendada	45 a 65% de calorias	10 a 35% de calorias	20 a 35% de calorias
Fontes	Frutas e vegetais Pães, cereais e outros grãos Leite e derivados do leite Alimentos com adição de açúcar	Carnes, aves e peixes Feijões e ervilhas secos Tofu Ovos Castanhas e sementes Leite e derivados do leite	Castanhas Óleos vegetais Peixe

◐ **Gorduras:** É importante que determinados tipos de gorduras sejam incluídos na dieta, mas outros podem causar problemas de saúde. As gorduras boas (insaturadas) na quantidade certa são necessárias, pois são fontes de energia, bem como um meio para armazená-la. As gorduras também transportam outros nutrientes (p. ex., vitaminas), isolam o corpo e protegem determinados órgãos.

QUADRO 13.1
Benefícios da fibra

A fibra é encontrada principalmente nas frutas e vegetais e é boa para você porque:

- Evita constipação
- Reduz o colesterol
- Previne hemorroidas e diverticulite
- Ajuda na perda de peso
- Controla os níveis de glicose no sangue

ALERTA DE ENFERMAGEM • Proteínas como fonte de energia
Os enfermeiros devem alertar os pacientes sobre os perigos associados à utilização de proteínas como fonte de energia, pois isso pode interferir na construção dos tecidos, no crescimento e desenvolvimento e nos processos imunes.

Micronutrientes

Os **micronutrientes** incluem vitaminas, minerais e água. Eles são necessários em pequenas quantidades no organismo; não constituem uma fonte de energia para o corpo, mas têm o importante papel de regular os processos corporais. Na verdade, em alguns casos, a falta de micronutrientes específicos altera a habilidade do corpo para usar determinados macronutrientes.

◐ As **vitaminas** ajudam na regulação das atividades metabólicas em nível celular. Existem duas grandes categorias de vitaminas, as lipossolúveis e as hidrossolúveis. As primeiras incluem as vitaminas A, D, E e K. A gordura é necessária para que o corpo absorva as vitaminas lipossolúveis. As vitaminas do complexo B e a C são hidrossolúveis. O corpo pode armazenar vitaminas lipossolúveis, mas a maioria das hidrossolúveis não utilizadas é excretada do corpo pelos rins. Devido ao fato de algumas vitaminas poderem ser armazenadas pelo organismo, em especial as lipossolúveis, os pacientes devem ser advertidos contra o consumo excessivo para evitar os efeitos

adversos de **hipervitaminose** (quantidade excessiva de uma determinada vitamina).
- Os **minerais** são substâncias inorgânicas utilizadas pelo organismo para regular vários processos do corpo. Por exemplo, o potássio é um mineral importante na regulação do ritmo cardíaco. Existem duas categorias de minerais: macrominerais, que são necessários em quantidades maiores e os oligominerais. Vários minerais são encontrados no corpo. Alguns dos minerais mais comuns são cálcio, ferro, sódio, cloro, potássio, iodo, flúor, zinco, fósforo e magnésio.
- A **água** é tão importante para o bom funcionamento do corpo como os outros nutrientes. Ela é necessária para realizar os processos celulares. Um indivíduo geralmente obtém água bebendo líquidos e comendo alimentos ricos em teor de água (p. ex., frutas e legumes). O equilíbrio hídrico é discutido mais detalhadamente no Capítulo 14.

Processo digestório

O sistema digestório ou gastrintestinal é composto pela boca, faringe (garganta), esôfago, estômago, intestino delgado e intestino grosso. Os órgãos acessórios também são necessários para completar o processo digestório e incluem as glândulas salivares (localizadas na boca), o fígado, a vesícula biliar e o pâncreas.

Ocorrem quatro processos durante a decomposição dos alimentos: digestão, absorção, metabolismo e eliminação.

- A **digestão** é o processo pelo qual o alimento é degradado em uma forma que possa ser absorvida para utilização pelo corpo. Ela começa na boca e envolve tanto a degradação mecânica dos alimentos, que ocorre com a mastigação e a decomposição química de nutrientes que é ajudada por várias enzimas. O alimento parcialmente digerido é transportado para o estômago pelo esôfago; quando está no estômago, continua a ser mecânica e quimicamente degradado. O conteúdo alimentar deixa o estômago em uma forma líquida e entra no primeiro segmento do intestino delgado, o duodeno. Outras enzimas são secretadas a partir do fígado e da vesícula biliar pelo duto biliar, bem como pelo pâncreas. Essas enzimas ajudam ainda na degradação dos nutrientes. ❸
- **Absorção:** Após os nutrientes serem degradados, eles devem ter um meio de entrar na corrente sanguínea, no sistema linfático e, finalmente, nas células. A absorção ocorre nas **vilosidades** (pequenas projeções digitiformes) no intestino delgado. ❸
- **Metabolismo:** No nível celular, ocorrem reações químicas para liberar energia de nutrientes para uso por vários tecidos, órgãos e sistemas de órgãos. O metabolismo é a ação combinada de **anabolismo**, construção de substâncias complexas a partir de substâncias simples, e **catabolismo**, degradação de substâncias complexas em substâncias simples. Os nutrientes não necessários são imediatamente armazenados para uso posterior, principalmente na forma de gordura. ❸

◐ **Eliminação**: As substâncias que sobraram após a absorção no intestino delgado entram no intestino grosso, onde a maior parte do conteúdo de água é absorvida, deixando fezes formadas, que são finalmente excretadas do corpo pelo ânus. ❸

✓ Verificação de rotina 1

1. Enquanto _____ fornecem calorias, _____ desempenham um papel na regulação de processos corporais.

   Resposta: _____

2. Liste os quatro processos envolvidos na degradação dos alimentos.

   Resposta:
   _____
   _____
   _____

FATORES QUE INFLUENCIAM A NUTRIÇÃO

Os fatores que influenciam a ingestão alimentar de um indivíduo e seu estado nutricional incluem aqueles relacionados com a idade, ou seu estágio de desenvolvimento, estilo de vida e cultura, alterações de saúde e efeitos adversos de determinadas intervenções clínicas. Embora algumas variáveis não sejam possíveis de controlar, muitas o são. Os enfermeiros desempenham um papel essencial na ajuda aos pacientes, a suas famílias e a outras pessoas importantes para modificar as variáveis que podem ser mudadas em benefício do paciente.

Idade e estágio do desenvolvimento ❹

Os períodos de tempo na vida de um indivíduo quando o crescimento é rápido exigem níveis maiores de gastos de energia e maior ingestão de nutrientes. Dois desses períodos estão no início da vida e durante a adolescência, quando há um estirão de crescimento. A capacidade de um recém-nascido de satisfazer as necessidades de energia é complicada pelo fato de que ele tem um trato digestório imaturo. Assim, as formas de alimentos usadas para atender às necessidades do lactente devem ser modificadas para corresponder ao nível de funcionamento de seu aparelho digestório. Durante a adolescência, o desafio é garantir que os nutrientes adequados sejam consumidos. Os adolescentes são muito ativos, eles têm um nível maior de independência e são mais propensos a escolher alimentos rápidos, ricos em calorias e gordura e fáceis de comer em qualquer lugar. Adolescentes, especialmente mulheres jovens, são muito preocupados com a imagem corporal e podem tornar-se vítimas de transtornos da alimentação, como a anorexia nervosa e a bulimia (Quadro 13.2).

As pessoas idosas também apresentam desafios relacionados com seu estágio do desenvolvimento. Embora as exigências de energia e calorias diminuam com o envelhecimento, a necessidade de determinados nutrientes não. Lembre-se de que um indivíduo pode estar com sobrepeso e desnutrido ao mesmo tempo. Assim, um paciente idoso precisa monitorar a sua ingestão calórica enquanto assegura concomitantemente a ingestão de nutrientes necessários, como cálcio e ferro. Algumas alterações que ocorrem durante esse período de tempo tornam mais difícil para os pacientes idosos atingir esse objetivo. Exemplos incluem:

- Perda de dentes ou dentaduras mal-encaixadas (afeta a capacidade de mastigar alimentos)
- Diminuição do sentido do olfato e do paladar
- Alterações de apetite secundárias a medicamentos prescritos
- Redução da visão (afeta a capacidade de ler os rótulos dos alimentos)
- Presença de múltiplas doenças crônicas

Além disso, os adultos idosos podem ter renda limitada e estarem socialmente isolados, o que torna difícil ir ao mercado ou preparar as refeições.

QUADRO 13.2
Transtornos da alimentação

Tipos

- Anorexia nervosa: Muito magro, no entanto, recusa-se a comer, pois considera-se gordo
- Bulimia: Excesso de alimentação seguido de sua eliminação por vômitos autoinduzidos ou uso de laxantes
- Compulsão alimentar: Excesso de alimentação quando não está com fome ou quando está desconfortavelmente satisfeito

Prevalência

Os transtornos acometem mais mulheres do que homens

Tratamento

O tratamento, em geral, envolve a combinação de psicoterapia, orientação nutricional, aconselhamento familiar, medicamentos e hospitalização

Estilo de vida e cultura 🔑

O estilo de vida de um indivíduo ou de sua família também tem influência sobre os comportamentos alimentares. Exemplos de variáveis de estilo de vida que influenciam o comportamento alimentar incluem:

- Se os pais trabalham ou não fora de casa influencia os tipos de refeições ingeridas (p. ex., *fast-food*, refeições congeladas, refeições balanceadas com as seleções de cada um dos grupos de alimentos)
- Renda (comer em restaurantes, capacidade de comprar variedade de alimentos)
- Quando e onde as refeições são feitas (p. ex., na mesa de jantar, com a família, individualmente, em frente à televisão, em horários de refeições distintos, comer ao longo do dia)
- Crenças (p. ex., crenças religiosas, crença de que comer tudo em seu prato vai torná-lo saudável, intolerância ao "desperdício de alimentos", utilizar os alimentos como recompensa, o que e quanto os homens *versus* mulheres devem comer, **pica** [comer itens não alimentares])
- Nível de atividade (afeta quantidade de calorias necessárias)
- Consumo de álcool e drogas

Alterações de saúde e intervenções terapêuticas 🔑

Algumas doenças alteram o estado nutricional do indivíduo. Náuseas, vômitos, úlceras na boca, dores de dente, comprometimento da deglutição ou esôfago inflamado afetam a capacidade de uma pessoa de processar mecanicamente os alimentos, bem como o desejo por comida. Determinados distúrbios (p. ex., infecções, hipertireoidismo) aumentam a taxa metabólica, que posteriormente leva a um aumento da demanda de nutrientes. Pacientes com doenças inflamatórias ou distúrbios de má absorção, como úlceras gástricas e **doença celíaca** (intolerância aos alimentos que contenham glúten, trigo, centeio, aveia e cevada) também terão nutrição alterada. Outra doença que altera a nutrição é o diabetes melito, e a "síndrome da consunção", por sua vez associada ao HIV.

Algumas intervenções terapêuticas, embora eficazes para os fins intencionados, têm efeitos adversos sobre o estado nutricional. A quimioterapia e a radioterapia podem causar náuseas, vômitos, **anorexia** (perda do apetite) e feridas na boca. Ressecções gástricas e **cirurgia bariátrica** (cirurgia para perder peso) têm um risco associado de má absorção de nutrientes. Os pacientes cirúrgicos, particularmente aqueles que foram submetidos a procedimentos orais ou gastrintestinais podem ter problemas nutricionais que vão desde a incapacidade para ingerir nutrientes até a má absorção de nutrientes. Determinados medicamentos, tanto os prescritos como os isentos de prescrição, têm efeitos colaterais associados que podem alterar o paladar; produzir náuseas, vômitos ou diarreia; ou interferir em um ou mais dos processos digestórios. Há também um risco para efeitos adversos associados a interações medicamentosas, bem como interações entre fármacos e alimentos.

> ### ✓ Verificação de rotina 2
>
> 1. Os dois períodos de vida durante os quais o crescimento e as demandas de energia são maiores são _____ e _____ .
>
> **Resposta:** _____
>
> 2. Os pacientes cirúrgicos, bem como aqueles que estão recebendo quimioterapia e determinados tipos de medicamentos, sofrem alterações na alimentação secundárias a essas terapias. Verdadeiro/Falso?
>
> **Resposta:** _____

PROCESSO DE ENFERMAGEM E NUTRIÇÃO

O enfermeiro é um elemento fundamental para juntar as peças do quebra-cabeças para o diagnóstico e tratamento adequados de pacientes com alteração fisiológica relacionada com os desequilíbrios nutricionais. Conseguir um bom resultado depende, em parte, da capacidade do enfermeiro de estabelecer uma relação de confiança com o paciente. Isso provavelmente produz informações precisas, o diagnóstico correto e um plano eficaz de cuidado com a colaboração do paciente.

Investigação

Durante a fase de investigação, o enfermeiro deve recolher dados sobre a percepção do paciente sobre os padrões de sua dieta e o estado nutricional, bem como obter evidências objetivas do estado nutricional do indivíduo (Quadro 13.3). Os dados subjetivos incluem:

- Tipos de alimentos consumidos, incluindo alimentos que gosta e que não gosta
- Alergias alimentares
- Preparação dos alimentos
- Momento e frequência das refeições, incluindo os rituais

A maneira como as informações anteriores são obtidas varia, dependendo da situação. Algumas opções incluem o formato de recordação das 24 horas ou um diário da dieta.

O enfermeiro obtém dados objetivos durante o exame físico, bem como a partir de uma revisão dos resultados laboratoriais. As principais informações a serem obtidas incluem:

- Mensurações **antropométricas** (corpo humano) medidas: altura, peso, mensurações das dobras da pele, as medidas da parte superior do braço, circunferência abdominal

QUADRO 13.3
Sinais de alteração da nutrição 5

- Peso (baixo peso, sobrepeso, alterações significativas)
- Queixas de cansaço ou fraqueza
- Aspecto flácido ou magro
- Perda de apetite
- Constipação ou diarreia
- Pele frágil ou melhora lenta
- Conjuntiva pálida
- Queda de cabelo
- Unhas quebradiças ou mudanças no formato da unha
- Cáries dentárias ou doença periodontal
- Desvios esqueléticos (pernas arqueadas, joelho valgo, fraturas)
- Estado mental alterado (irritabilidade, apatia, confusão)
- Taquicardia ou batimentos cardíacos irregulares
- Pressão arterial alta ou baixa

- Aparência: cabelo, unhas, pele, gengivas, massa muscular, postura
- Estado mental
- Dados laboratoriais: pré-albumina, albumina, transferrina, hemoglobina, colesterol, creatinina, contagem de linfócitos

ALERTA DE ENFERMAGEM • Relações entre forma do corpo e risco à saúde
As pessoas que têm cintura e abdome maiores em comparação com os quadris e as coxas estão em maior risco de problemas de saúde relacionados com o peso.

Diagnósticos de enfermagem

Não é possível produzir uma lista-padrão dos diagnósticos de enfermagem para um paciente que sofre alterações na alimentação, pois cada indivíduo traz um conjunto exclusivo de circunstâncias para a consulta de cuidados de saúde. Portanto, o que é adequado ou aplicável para um paciente talvez não seja pertinente para outro. A nutrição desequilibrada, maior que as necessidades corporais e a menor que as necessidades corporais, são os dois diagnósticos de enfermagem diretamente ligados a pacientes com nutrição alterada. Outros diagnósticos de enfermagem que podem ser aplicáveis incluem:

- Deglutição prejudicada
- Conhecimento deficiente (relacionado com a nutrição)

- Intolerância à atividade
- Alteração da imagem corporal
- Déficit no autocuidado, alimentação
- Controle ineficaz do regime terapêutico
- Integridade da pele prejudicada
- Diarreia
- Constipação
- Risco de infecção
- Distúrbio da autoestima

Planejamento e implementação

Durante a fase de planejamento do processo de enfermagem, o enfermeiro e o paciente decidem juntos sobre as metas e estabelecem os resultados. Essa pode ser uma tarefa muito importante, pois em muitos casos isso exige que o paciente faça mudanças significativas nas práticas que têm sido parte de sua vida por muitos anos. A fase de implementação envolve não apenas a identificação das intervenções, mas também a sua dinâmica de implantação efetiva.

Intervenções para promoção da saúde ❻

A promoção da saúde é o esteio das intervenções de todos os desvios de saúde potenciais, sendo que a premissa é que "um grama de prevenção vale por um quilo de cura". Isso é especialmente verdadeiro no caso da prevenção de desvios de saúde associadas à nutrição alterada. O enfermeiro deve incluir intervenções destinadas a promover práticas de alimentação saudável em todas as oportunidades oferecidas. Isso inclui ensino sobre boas escolhas alimentares (Fig. 13.1), tamanhos de porções adequadas e manipulação e preparação segura dos alimentos.

Intervenções nutricionais alteradas

Os pacientes com doenças agudas frequentemente perdem o apetite ou têm dificuldade para ingerir nutrientes. As ações básicas que ajudam o indivíduo a alcançar a ingestão adequada de nutrientes incluem: ❼

- Fornecer um ambiente agradável para comer (livre de odores e visões desagradáveis)
- Permitir que o paciente forneça informações para a seleção de alimentos
- Servir alimentos de uma forma atraente (alimentos quentes servidos quentes, alimentos frios servidos frios, condimentos adequados)
- Oferecer assistência durante as refeições, se necessário (posicionamento do paciente, cortar alimentos, adicionar condimentos)

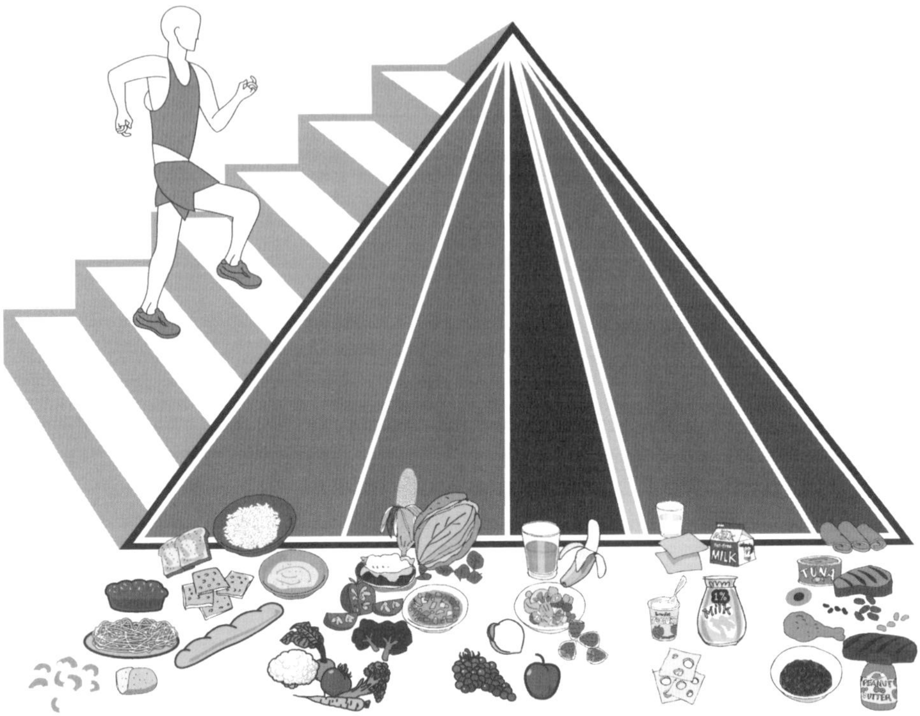

Grãos	Vegetais	Frutas	Leite	Carne e feijões
No mínimo metade de seus grãos integrais	Varie os vegetais ingeridos	Concentre-se nas frutas	Use seus alimentos ricos em cálcio	Escolha proteínas magras
Coma pelo menos 90 g de cereais, pães, biscoitos, arroz ou massas integrais todos os dias	Coma mais vegetais verde-escuros como brócolis, espinafre e outras folhas verde-escuras	Coma uma variedade de frutas	Fique com os de baixo teor de gordura ou sem gordura, quando for escolher leite, iogurte e outros produtos lácteos	Escolha carnes ou aves com baixo teor de gordura ou magros
30 g é cerca de uma fatia de pão, cerca de uma xícara de cereal matinal ou meia xícara de arroz, cereais ou macarrão cozido	Coma mais legumes de cor laranja, como cenouras e batata-doce	Escolha frutas frescas, congeladas, enlatadas ou frutos secos	Se você não pode ou não consome leite, escolha produtos sem lactose ou outras fontes de cálcio, como alimentos e bebidas enriquecidos	Asse ou grelhe
	Coma mais feijão e ervilhas secas, como feijão comum e lentilhas	Vá devagar com sucos de frutas		Varie sua rotina de proteínas – escolha mais peixes, feijões, ervilha, nozes e sementes

Para uma dieta de 2.000 calorias, você precisa das quantidades a seguir de cada grupo alimentar. Para encontrar os valores corretos para você, consulte MyPyramid.gov.

Coma 180 g todos os dias	Coma duas xícaras e meia todos os dias	Coma duas xícaras todos os dias	Coma três xícaras todos os dias; para crianças de 2 a 8 anos, são duas	Coma 160 g todos os dias

Encontre seu equilíbrio entre alimentos e atividade física
- Certifique-se de que se mantém dentro das necessidades diárias de calorias.
- Seja fisicamente ativo por pelo menos 30 minutos a maioria dos dias da semana.
- Podem ser necessários 60 minutos por dia de atividade física para evitar ganho de peso.
- Para manter a perda de peso, podem ser necessários pelo menos 60 a 90 minutos por dia de atividade física.
- Crianças e adolescentes devem ser fisicamente ativos por 60 minutos todos os dias ou a maioria deles.

Conheça os limites de gorduras, açúcares e sal (sódio)
- Utilize, como a principal fonte de gordura, peixes, castanhas e óleos vegetais.
- Limite as gorduras sólidas, como manteiga, margarina, gordura vegetal e banha, assim como os alimentos que as contêm.
- Verifique o rótulo com as informações nutricionais para manter níveis baixos de gorduras saturadas, gorduras *trans* e sódio.
- Escolha alimentos e bebidas com baixos teores de açúcar. Os açúcares adicionados contribuem com calorias com poucos, ou nenhum, nutriente.

FIGURA 13.1 Diagrama da "pirâmide alimentar" mostrando escolhas sensatas para o planejamento das refeições.

A condição clínica do paciente pode exigir que o prestador de cuidado de saúde prescreva uma dieta especial (Tab. 13.2). O enfermeiro é responsável

TABELA 13.2
Dietas especiais

Dieta e objetivo	Descrição
Nada por via oral (NPO) • Fase pré-operatória • Preparação do procedimento • Período pós-operatório imediato • Repouso do trato GI	Indivíduo não deve ingerir nada sólido ou líquido por via oral.
Líquido claro • Pós-operatório • Imediatamente após NPO	Qualquer líquido que não contenha componentes de polpa ou sólidos, como: • Água • Sucos de fruta • Caldo • Gelatina • Picolés • Chá ou café sem creme
Líquido completo • Após o indivíduo tolerar líquidos claros	Todos os líquidos e alimentos que são líquidos ou semilíquidos em temperatura ambiente, como: • Leite • Pudins • Sopa-creme peneirada • Purê de vegetais • Cereais cozidos
Alimentos leves ou de poucos resíduos • Dificuldade de mastigar ou deglutir • Digestão ou absorção deficiente (p. ex., doença intestinal irritável)	As pessoas sob dieta com baixo teor de resíduos deve evitar alimentos fritos ou condimentados, frutas e vegetais com sementes ou crus. Os listados a seguir em geral são permitidos nas dietas de alimentos leves ou de poucos resíduos: • Pão branco enriquecido • Arroz branco • Macarrão simples • Cereais com baixo teor de fibras • Carnes úmidas ou macias, aves e peixes • Ovos • Pasta de amendoim lisa • Leite, iogurte e queijo (quantidades limitadas) • Sobremesas sem castanhas ou coco
Alto teor de fibras • Constipação • Diverticulose • Para reduzir colesterol alto	Boas fontes alimentares de fibras incluem: • Grãos, especialmente produtos de grãos integrais • Frutas e vegetais • Legumes (feijões, ervilhas) • Castanhas e sementes

(Continua)

TABELA 13.2	
Dietas especiais **8** (continuação)	
Dieta e objetivo	Descrição
Restrição de sódio • Excesso de líquidos (edema) • Hipertensão • Insuficiência cardíaca congestiva • Doença renal	O nível de restrição varia de "sem adição de sal" até restrição rigorosa (não mais que 500 mg/dia). Os indivíduos sob dieta com restrição de sódio não devem apenas monitorar o uso de sal de mesa mas devem também verificar os rótulos dos alimentos para ver a quantidade de sódio nos alimentos comprados. Alimentos enlatados e embalados (p. ex., batatas fritas, refeições prontas) podem conter níveis altos de sódio.

GI = gastrintestinal.

por garantir que o paciente receba a dieta prescrita. Para promover a adesão ao tratamento, ele deve ensinar o paciente ou pessoas próximas, conforme o caso, sobre as modificações necessárias.

O médico pode decidir que o paciente não deve receber nada por via oral (NPO) ou o paciente pode ser incapaz de tolerar qualquer coisa por via oral. Quando um indivíduo está NPO durante um período prolongado de tempo, uma via alternativa de ingestão de nutrientes é necessária. Vias alternativas de consumo são divididas em duas grandes categorias: **nutrição enteral**, que se refere ao fornecimento de nutrientes para o trato digestório por outros meios que não a via oral, e **nutrição parenteral**, que envolve a infusão de nutrientes por via intravenosa (diretamente na corrente sanguínea).

Nutrição enteral **9**

A alimentação por sonda enteral é solicitada por várias razões. Pacientes que apresentam um estado alterado de consciência, os que não são capazes de ingerir a quantidade adequada de nutrientes para atender às necessidades do corpo, e aqueles com algum tipo de obstrução do trato digestório (p. ex., edema, tumor ou traumatismo) são todos potenciais candidatos à alimentação enteral. Existem vários tipos de alimentação enteral por sonda. A alimentação **nasogástrica** é administrada por uma sonda que é inserida pelo nariz e vai até o estômago.* Quando o nariz não pode ser usado, a sonda pode ser inserida pela boca, caso em que a alimentação é chamada de alimentação **orogástrica**. Se a alimentação tiver de ser administrada durante um longo período de tempo ou de forma permanente, o paciente pode exigir a colocação de uma sonda de **gastrostomia** (sonda inserida diretamente no estômago) ou de **je-**

---

* N. de R.T.: No Brasil emprega-se o termo sonda nasogástrica (SNG) quando colocada pelo nariz e vai até o estômago, mas usa-se, como opção para dietas de longo prazo, a sonda nasoentérica (SNE) que é colocada pelo nariz até o estômago devendo migrar para o intestino com auxílio dos movimentos peristálticos.

junostomia (sonda inserida no segmento do jejuno do intestino delgado). O tipo de sonda utilizada para a nutrição enteral varia dependendo do período de tempo em que a alimentação será continuada, da colocação da sonda e do método de distribuição (p. ex., contínua vs. intermitente). Há também diferentes tipos de fórmulas de alimentação enteral, dependendo da condição do trato gastrintestinal e da finalidade da alimentação. O profissional de saúde é o indivíduo responsável por tomar a decisão sobre o tipo de alimentação, sonda e fórmula. Os enfermeiros podem inserir sondas enterais pelo nariz ou pela boca. A inserção deve ser confirmada antes do início da alimentação. O método mais confiável de verificação da colocação correta da sonda é a radiografia* (especialmente para confirmação da colocação inicial). A equipe de enfermagem pode receber a responsabilidade de administrar a alimentação enteral. No entanto, o profissional de enfermagem é responsável pela avaliação do paciente e deve sempre confirmar a colocação da sonda antes de a alimentação ser administrada. Além disso, é fundamental que o enfermeiro monitore o paciente para detecção de complicações que podem ocorrer secundárias à alimentação enteral por sonda.

ALERTA DE ENFERMAGEM • Confirmação da localização da sonda enteral

Após a localização inicial de uma sonda enteral ser confirmada pela radiografia, verificações subsequentes podem ser confirmadas pela verificação da cor e pH do aspirado gástrico. A confirmação radiográfica da localização deve ser realizada sempre que houver dúvida sobre a posição da sonda.

ALERTA DE ENFERMAGEM • Recolocação de resíduo

Ao verificar se há resíduo, recoloque o conteúdo gástrico aspirado de volta no estômago para prevenir desequilíbrios hidreletrolíticos (salvo solicitação em contrário do médico).

Nutrição parenteral

A nutrição parenteral é necessária quando o paciente não consegue obter, de maneira adequada, nutrientes por via enteral ou quando isso poderia resultar em efeitos adversos sobre o paciente. A nutrição parenteral pode ser administrada pelas veias periféricas ou centrais. A via escolhida (periférica ou central) depende da solução utilizada e do tempo pelo qual a nutrição parenteral será necessária. A administração a curto prazo de soluções que não contenham mais de 10% de dextrose e 5% de proteínas podem ser administradas com segurança por um acesso periférico. Essa forma de nutrição parenteral é chama-

---

* N. de R.T.: Nem todas as sondas são radiopacas. Em geral, aquelas que necessitam de raio X para confirmação são conhecidas como nasoentéricas (SNE).

da de nutrição parenteral parcial (NPP). A nutrição parental total (NPT), que é a administração de uma solução contendo mais de 10% de dextrose e 5% de proteínas, bem como a administração de lipídeos (gorduras), sempre requer o uso de acesso central (vasos maiores que têm fluxo sanguíneo rápido). NPT e lipídeos fornecem todos os nutrientes essenciais requeridos pelo paciente. A quantidade específica de nutrientes e calorias é adaptada para atender às necessidades de cada paciente específico. Enfermeiros treinados podem colocar cateteres centrais de inserção periférica (PICCs). Os demais acessos centrais (subclávia, jugular, acesso vascular implantado) devem ser inseridos por um médico. Em todos os casos, deve ser utilizada técnica estéril. Os profissionais de enfermagem recebem a responsabilidade de cuidar do local de inserção do acesso central, administrar NPT, colocar equipos e trocar a bolsa de NPT e monitorar o paciente para detecção de complicações. É necessário fornecer cuidado meticuloso durante a realização dessas tarefas. A técnica estéril deve ser mantida durante a troca de curativos. Qualquer sinal de infecção no local de inserção deve ser relatado ao médico. A colocação de equipos e a troca das bolsas de NPT são realizadas de acordo com a rotina (em geral a cada 24 horas). O paciente deve ser monitorado para detecção de sinais que indiquem **pneumotórax** (acúmulo de ar no espaço pleural), embolia gasosa, infecção, sobrecarga de líquidos e desequilíbrios metabólicos. Consulte o Quadro 13.4 para uma discussão mais aprofundada da assistência de enfermagem a pacientes que recebem NPT.

ALERTA DE ENFERMAGEM • Infusão segura de soluções hiperosmolares
A infusão de soluções hiperosmolares (dextrose > 10% ou proteínas > 5%) em um acesso periférico pode causar irritação e endurecimento das veias.

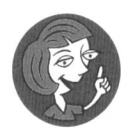

ALERTA DE ENFERMAGEM • Taxa de infusão de NPT segura
Administre NPT à taxa prescrita pelo médico. Acelerar ou desacelerar a infusão possivelmente causa complicações, como mudanças de eletrólitos, sobrecarga de líquidos ou hipoglicemia.

Avaliação

O sucesso do plano de cuidados para o paciente com alteração potencial ou real do estado nutricional depende muito do estabelecimento de metas realistas mutuamente desenvolvidas durante a fase de planejamento, uma tarefa que, na maioria dos casos, é difícil realizar. Contudo, é ainda mais importante iniciar o processo de avaliação cedo e verificar de forma contínua a adequação das metas, resultados esperados e intervenções. Deve-se modificar em caso de necessidade e o paciente e/ou pessoa(s) próxima(s) devem participar ativamente, tanto quanto possível.

QUADRO 13.4
Dica de procedimento: nutrição parenteral total e lipídeos

Pode ocorrer complicação ameaçadora da vida em pacientes que recebem NPT e lipídeos. As dicas a seguir ajudam o enfermeiro a minimizar, se não prevenir, a ocorrência de tais complicações.

Dica	Fundamento
• Após a inserção de um cateter venoso central, monitorar o paciente rigorosamente para: – Dificuldade de respiração – Dor torácica aguda – Tosse Relate os achados para o médico imediatamente!	• Há perigo de perfurar o pulmão com a inserção do cateter venoso central. A perfuração irá criar um pneumotórax e pode levar ao colapso pulmonar. Ocorre angústia respiratória, caso não tratado.
• Durante a inserção do cateter venoso central, bem como durante as trocas de equipos: – Faça o paciente deitar-se sobre o lado esquerdo. – Faça o paciente contrair o abdome e segurar a respiração (manobra de Valsalva).	• Pode haver entrada de ar no equipo ou no cateter, aumentado a probabilidade de embolia gasosa. A posição deitada de lado e a manobra de Valsalva aumentam a pressão venosa e podem evitar que o ar entre na corrente sanguínea.
• Monitore o paciente para sinais de embolia gasosa (taquipneia, taquicardia, hipotensão e ansiedade) por pelo menos 24 horas.	• Sinais de embolia gasosa podem desenvolver-se lentamente.
• Faça as trocas de equipos e curativos usando técnicas estéreis: – Lave bem as mãos. – Use máscara e luvas estéreis.	• Essa prática evita infecções.
• Monitore o seguinte: – Temperatura – Glicose no sangue (de acordo com solicitação do médico) – Peso – Ingestão e eliminação – Curativos	• A detecção precoce de possíveis complicações (p. ex., infecção, hiperglicemia, hipoglicemia, sobrecarga de líquidos).
• Não use o acesso da NPT para a administração de qualquer coisa que não seja NPT e lipídeos.	• Minimiza aberturas do acesso central, diminuindo, assim, o risco de infecções.
• Inspecione rigorosamente a solução lipídica antes da administração. – Não administre caso separada em camadas ou se houver presença de gotas de óleo. – Não confunda as fórmulas de alimentação por sonda (ambas têm aparência leitosa)	• Podem causar embolias de gordura, se infundidas. • Pode administrar a solução errada pela via errada.

CONCLUSÃO

A nutrição e seu impacto na saúde é um tema muito discutido hoje em dia. A literatura apoia repetidamente a relação entre o estado de saúde de um indivíduo e seus hábitos alimentares. Os enfermeiros, assim como outros profissionais de saúde, são desafiados a intervir no sentido de promover hábitos alimentares saudáveis; eles também desempenham um papel importante no atendimento de pacientes que sofrem alterações na saúde causadas por problemas nutricionais ou com problemas nutricionais secundários a outros problemas de saúde. Este capítulo apresentou informações importantes sobre exigências nutricionais, alterações na alimentação e intervenções para ajudar os pacientes a manter hábitos de alimentação saudáveis e a lidar com alterações na alimentação. Os conceitos fundamentais incluem:

- Macronutrientes (carboidratos, gorduras e proteínas) e micronutrientes (vitaminas, minerais e água) nas quantidades corretas são necessários para se realizar processos de suporte à vida.
- Os carboidratos são a principal fonte de energia para o corpo.
- As proteínas são importantes na construção e reparo tecidual, no crescimento e desenvolvimento e nos processos imunes.
- As gorduras boas, nas quantidades corretas, são parte importante da dieta.
- As vitaminas são lipossolúveis (A, D, E, K) ou hidrossolúveis (complexo B e C). O consumo excessivo de vitaminas, especialmente as lipossolúveis, pode causar efeitos adversos sobre o corpo.
- O corpo precisa de água para realizar processos celulares importantes.
- Os quatro processos envolvidos na degradação do alimento são a digestão, absorção, metabolismo e excreção.
- Idade, estágio de desenvolvimento, estilo de vida, cultura, doenças e determinadas intervenções clínicas afetam o estado nutricional de um indivíduo.
- A análise inclui a coleta de dados sobre os padrões alimentares do paciente, bem como as medidas do corpo, dados laboratoriais, aparência e estado mental.
- Os diagnósticos de enfermagem variam muito para cada paciente. Os dois principais da North American Nursing Diagnosis Association (NANDA) diretamente relacionados com a nutrição são nutrição desequilibrada, mais do que as necessidades corporais, e nutrição desequilibrada, menos do que as necessidades corporais.
- As orientações sobre a saúde relacionadas com a nutrição devem incluir informações sobre boas escolhas alimentares, tamanhos de porções adequadas e manipulação e preparação segura dos alimentos.
- A nutrição enteral (nasogástrica, nasoentérica, orogástrica, gastrostomia, jejunostomia) e a nutrição parenteral total (NPT) podem ser necessárias para os pacientes que são incapazes de ingerir nutrientes por via oral.
- Os pacientes que recebem NPT estão em risco para o desenvolvimento de pneumotórax, embolia gasosa e infecções.

QUESTÕES DE REVISÃO

1. **Qual dos seguintes nutrientes desempenha um papel importante no reparo tecidual?**
   a. Carboidratos
   b. Gorduras
   c. Proteínas
   d. Vitaminas

2. **Os nutrientes entram na corrente sanguínea por meio do processo de:**
   a. Absorção
   b. Digestão
   c. Metabolismo
   d. Eliminação

3. **Ao cuidar de um paciente idoso que tem alteração real ou potencial da nutrição, o enfermeiro deve:**
   a. Avaliar a acuidade visual do paciente.
   b. Determinar se o paciente usa dentadura.
   c. Avaliar os recursos financeiros do paciente.
   d. Todas as alternativas anteriores

4. **Todas as ações a seguir podem melhorar a ingestão de nutrientes para o paciente com falta de apetite, EXCETO:**
   a. Proporcionar um ambiente agradável para comer
   b. Fornecer condimentos
   c. Servir alimentos quentes
   d. Proporcionar escolhas ao paciente

5. **Todas as alternativas seguintes podem ser sinais de má alimentação, EXCETO:**
   a. Cicatrização lenta de feridas
   b. Conjuntiva rosada
   c. Unhas quebradiças
   d. Pernas curvadas

6. **Quais dos seguintes alimentos não são recomendados para um paciente que está sob dieta de alimentos leves de poucos resíduos?**
   a. Frutas e vegetais crus
   b. Leite
   c. Ovos
   d. Todas as alternativas anteriores

7. **Qual dos seguintes tipos de alimentação enteral é preferido quando há necessidade de seu uso por longo prazo?**
   a. Gastrostomia
   b. Nasogástrica
   c. NPT
   d. a ou c

QUESTÕES DE REVISÃO

8. Qual dos seguintes métodos de verificação da localização da sonda enteral é o preferido quando há incerteza sobre o local em que ela encontra-se?
   a. Aspiração do conteúdo gástrico
   b. Verificar o pH do conteúdo gástrico
   c. a e b combinadas
   d. Radiografia
   e. Tanto c como d são aceitáveis

9. Qual dos seguintes diagnósticos de enfermagem em geral seria apropriado para o paciente que está recebendo NPT?
   a. Constipação
   b. Nutrição deficiente, menos que as necessidades corporais
   c. Risco de infecção
   d. b e c
   e. Todas as alternativas anteriores

10. Ao fornecer o cuidado para um paciente que está recebendo NPT, o enfermeiro deve incluir todos os seguintes itens, EXCETO:
    a. Fazer o paciente contrair o abdome e segurar a respiração durante as trocas de sondas.
    b. Colocar o paciente na posição deitada sobre o lado esquerdo se houver sinais de embolia gasosa.
    c. Limpar cuidadosamente a porta de entrada antes de administrar medicamentos IV no acesso da NPT.
    d. Monitorar os níveis de glicose do paciente.
    e. Usar luvas estéreis e máscara durante o curativo e trocas de equipo.

RESPOSTAS

Verificação de rotina 1
1. Macronutrientes, micronutrientes
2. Digestão
   Absorção
   Metabolismo
   Eliminação

Verificação de rotina 2
1. Infância, adolescência
2. Verdadeiro

Questões de Revisão
1. c   2. a   3. d   4. c   5. b
6. a   7. a   8. d   9. d   10. c

REFERÊNCIAS

Craven RF, Hirnle CJ: *Fundamentals of Nursing: Human Health and Function*, 5th ed. Philadelphia: Lippincott, 2006.

Daniels R: *Nursing Fundamentals: Caring & Clinical Decision Making*. New York: Delmar Thompson Learning, 2004.

Potter PA, Perry AG: *Fundamentals of Nursing*, 6th ed. St. Louis: Mosby Elsevier, 2005.

WEBSITES

Centers for Disease Control and Prevention: *Dietary Fat*. Disponível em http://www.cdc.gov/nccdphp/dnpa/nutrition/nutrition_for_everyone/basics/fat.htm#polyunsaturated.

KidsHealth: *Digestive Health*. Disponível em http://kidshealth.org/parent/general/body_basics/digestive.html.

Kimberley-Clark Medical Devices: *The MIC-KEY*. Disponível em http://www.mic-key.com/animediaUSA08enduser.swf.

Mayo Clinic: *Dietary Fiber: Essential for a Healthy Diet*. Disponível em http://www.mayoclinic.com/print/fiber/NU00033/METHOD=print.

Mayo Clinic: *Eating Disorders*. Disponível em http://www.mayoclinic.com/print/eating-disorders/DS00294/DSECTION=all&METHOD=print.

Merck: *Disorders of Nutrition and Metabolism*. Disponível em http://www.merck.com/mmhe/sec12.html.

Merck: *Minerals and Electrolytes*. Disponível em http://www.merck.com/mmhe/sec12/ch155/ch155a.html.

U.S. Department of Agriculture: *Dietary Guidelines for Americans 2005*. Disponível em http://www.cnpp.usda.gov/Publications/DietaryGuidelines/2005/2005DGPolicyDocument.pdf.

U.S. Department of Agriculture: *MyPyramid*. Disponível em http://www.mypyramid.gov/mypyramid/index.aspx.

U.S. Food and Drug Administration: Disponível em http://www.fda.gov/consumer/updates/vitamins111907.html.

14

Equilíbrio hídrico, eletrolítico e acidobásico

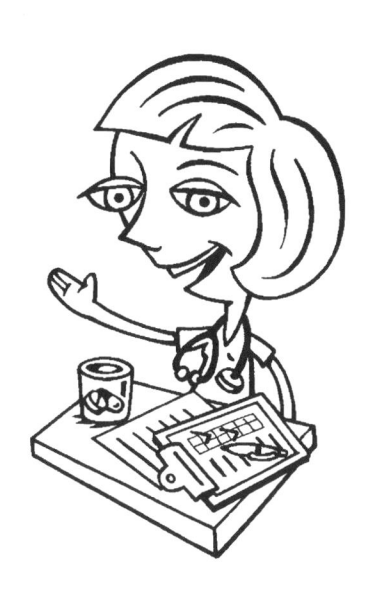

Objetivos da aprendizagem
Ao final do capítulo, o leitor será capaz de:

1. Descrever a distribuição de líquidos no organismo.
2. Descrever seis maneiras de manter o equilíbrio hídrico.
3. Diferenciar entre líquidos isotônicos, hipotônicos e hipertônicos.
4. Comparar e contrastar transportes passivo e ativo.
5. Comparar e contrastar ácidos e bases.
6. Discutir a importância dos tampões na manutenção do equilíbrio acidobásico.
7. Comparar e contrastar como os pulmões e os rins gerenciam os desequilíbrios acidobásicos.
8. Discutir fatores que influenciam o equilíbrio hídrico, eletrolítico e acidobásico.
9. Discutir os principais tipos de desequilíbrios hídricos, eletrolíticos e acidobásicos incluindo os sinais, sintomas e fatores de risco.
10. Identificar diagnósticos de enfermagem reais e relacionados que podem ser apropriados para pacientes com desequilíbrios hídricos, eletrolíticos e acidobásicos.
11. Discutir as intervenções de enfermagem apropriadas para abordar as necessidades dos pacientes que apresentam alterações no equilíbrio hídrico, eletrolítico e acidobásico.

PALAVRAS-CHAVE

Difusão
Difusão facilitativa
Eletrólitos
Endocitose
Exocitose
Filtração
Hipertônico
Hipotônico
Homeostase
Isotônico
Osmolalidade
Osmolaridade
Osmose
Solutos
Tampão
Tonicidade
Transporte ativo
Transporte passivo

VISÃO GERAL

A água é um meio fundamental no corpo humano. É responsável por 50 a 75% do peso corporal e é o principal elemento no plasma sanguíneo, que é usado para transporte de nutrientes, oxigênio e eletrólitos pelo corpo (Quadro 14.1). Ela também dá o formato às células, regula a temperatura corporal, lubrifica as articulações e acomoda os órgãos do corpo. Assim, é fácil ver que a água desempenha um papel importante na manutenção da saúde e da função normal do organismo. Os **eletrólitos**, que são minerais eletricamente carregados em suspensão, trabalham em uníssono com a água para manter a **homeostase**, ou atingir o equilíbrio exato necessário para sustentar a vida. O equilíbrio acidobásico também é importante para manter a homeostase. Os pequenos desvios fora da faixa normal podem afetar significativamente o corpo de maneira negativa. Este capítulo aborda conceitos básicos relacionados com os processos de equilíbrio hídrico, eletrolítico e acidobásico. Além disso, tratamentos e cuidados de enfermagem necessários para prevenir, controlar e resolver as alterações estão incluídos.

FISIOLOGIA DA REGULAÇÃO HÍDRICA, ELETROLÍTICA E ACIDOBÁSICA

A compreensão básica da dinâmica do equilíbrio hídrico, eletrolítico e acidobásico é necessária para o enfermeiro avaliar de forma correta os pacientes para detectar desequilíbrios e implementar planos eficazes de cuidados.

QUADRO 14.1
Composição de água do corpo

- Lactentes: 75%
- Homens: 60%
- Mulheres: 50%

Líquidos

Para que as células sobrevivam e funcionem normalmente, o meio líquido em que vivem deve estar em equilíbrio. Isso significa estar no lugar, no momento e na quantidade certos.

Distribuição de líquidos 🌓

Os líquidos corporais estão contidos em dois compartimentos principais, separados por uma membrana semipermeável. Esses compartimentos são chamados de intracelular e extracelular. Cerca de 65% dos líquidos do corpo estão contidos no interior das células, ou intracelulares. Os 35% restantes estão localizados fora da célula, ou extracelulares. O compartimento extracelular divide-se em três categorias:

- **Intersticial:** Líquidos entre as células e ao redor dos vasos sanguíneos (25%)
- **Intravascular**: Líquido no interior dos vasos, também chamado plasma sanguíneo (8%)
- **Transcelular**: Humores do olho, bem como líquidos da coluna vertebral, sinovial, peritoneal, pericárdico e pleural (2%)

Equilíbrio hídrico

O equilíbrio hídrico extracelular se mantém por intermédio da regulação rigorosa da entrada e saída dos líquidos. A sede é um mecanismo usado para atingir esse fim. 🌓 Quando o corpo não tem a quantidade adequada de água, a sensação de sede é acionada, o que, em circunstâncias normais, leva o indivíduo a beber e comer alimentos que contenham líquidos.

Os controles internos, além da sede, também trabalham para garantir que a quantidade certa de líquido está localizada no local certo na hora certa. A água se move constantemente de trás para a frente pela membrana celular seletivamente permeável pelo processo de **osmose** 🌓, fluindo da menor concentração de **solutos** (substâncias dissolvidas no líquido) para a maior concentração, o que facilita a distribuição igual de água e solutos.

A regulação de líquidos também depende da detecção da **osmolalidade** (concentração de solutos em determinado peso de líquido) ou **osmolaridade** (concentração de solutos em determinado volume de líquido). 🌓 Osmolalidade e osmolaridade, embora tecnicamente diferentes, são muitas vezes usadas como sinônimos. O corpo responde ao aumento da osmolalidade estimulando a liberação do hormônio antidiurético (ADH), que provoca retenção de líquidos e diminui a osmolalidade dos líquidos corporais.

O volume hídrico também é importante na regulação dos níveis de líquidos. Os receptores sensoriais localizados nos vasos sanguíneos são capazes de sentir quando o volume de sangue está baixo. Essa condição desencadeia uma resposta do sistema nervoso simpático que resulta na constrição das arteríolas.

As arteríolas contraídas diminuem o fluxo de sangue para os rins e, posteriormente, reduzem o débito urinário, mantendo, assim, o líquido corporal. A resposta oposta ocorre quando o volume de sangue é elevado.

O mecanismo renina-angiotensina-aldosterona é outro meio pelo qual o corpo responde a mudanças no volume hídrico. Se o volume de sangue circulante for baixo, as células nos rins liberam renina. A renina desencadeia a produção de angiotensina I, que é quase imediatamente convertida em angiotensina II. A angiotensina II provoca vasoconstrição e desencadeia a produção de aldosterona. A aldosterona desempenha um papel fundamental na reabsorção de sódio. O sódio, por sua vez, provoca a reabsorção de água. O resultado final dessas atividades é o aumento do volume sanguíneo circulante.

Um mecanismo adicional para regular a reabsorção de sódio e também o volume de líquido é o mecanismo de peptídeo natriurético atrial (PNA). Quando um aumento no volume do líquido é detectado no átrio do coração, o PNA é secretado. Ele influencia diretamente a função renal, diminuindo a reabsorção de sódio que, posteriormente, resulta em perda de sódio e água do corpo na forma de urina.

As soluções introduzidas no corpo também afetam o equilíbrio hídrico intracelular do corpo. A capacidade de uma solução afetar o fluxo de líquido intracelular é chamada de **tonicidade**. Existem três tipos de soluções relacionadas com a tonicidade. Cada um é descrito adiante, junto com seus efeitos sobre o movimento.

- Líquidos **isotônicos** têm a mesma concentração de solutos que as células; assim, não há movimento de líquido de uma forma ou de outra. Por exemplo, a solução salina normal é um líquido isotônico intravenoso e, portanto, quando é administrada, não provoca mudanças na célula (i. e., não a faz inchar ou encolher).
- Líquidos **hipertônicos** têm uma maior concentração de solutos (hiperosmolalidade) do que a encontrada no interior das células, o que faz com que o líquido flua para fora das células e para os espaços extracelulares. Isso faz com que as células encolham.
- Líquidos **hipotônicos** têm menor concentração de solutos (hiposmolalidade) do que a encontrada no interior das células, o que faz com que o líquido flua para as células e para fora dos espaços extracelulares. Isso faz com que as células inchem e possivelmente explodam.

Eletrólitos

Os eletrólitos são minerais eletricamente carregados encontrados dentro e fora das células do corpo (Tab. 14.1). Eles são ingeridos em líquidos e alimentos e excretados principalmente através dos rins. Os eletrólitos também são eliminados pelo fígado, pele e pulmões em menor grau. Os eletrólitos são mais frequentemente medidos em unidades chamadas miliequivalentes (mEq) por litro, e não em miligramas, devido a suas propriedades químicas como íons. O miliequivalente mede a atividade eletroquímica em relação a 1 mg de hidrogênio. Os eletrólitos também podem ser medidos em milimoles (mmol), um

TABELA 14.1
Principais eletrólitos

		Localização	
	Função	Intracelular (mEq/L)	Extracelular (mEq/L)
Sódio (Na⁺)	Função neuromuscular e manejo hídrico (eletrólito extracelular mais abundante)	12	145
Potássio (K⁺)	Função neuromuscular e cardíaca (eletrólito intracelular mais abundante)	150	4
Cálcio (Ca⁺⁺)	Estrutura óssea, função neuromuscular e coagulação	5	<1
Magnésio (Mg⁺⁺)	Transporte ativo de Na⁺ e K⁺ Função neuromuscular	40	2
Cloreto (Cl⁻)	Osmolalidade, equilíbrio acidobásico	103	4
Fosfato (HPO₄⁻)	Formação de ATP, equilíbrio acidobásico	4	75

Modificada, com permissão, de Johnson JY: *Fluids and Electrolytes Demystified*. New York: McGraw-Hill, 2008:12.

peso atômico de eletrólito que é muitas vezes igual ao miliequivalente, mas, ocasionalmente, pode ser uma fração da medida miliequivalente.

> **ALERTA DE ENFERMAGEM • Cuidado! É um miliequivalente ou milimole?**
> Deve-se tomar cuidado ao interpretar o valor de um eletrólito para garantir qual medida, mmol ou mEq, está sendo utilizada e a faixa de normalidade para o eletrólito naquela medida.

Os níveis de eletrólitos no corpo são regulados por meio da absorção e eliminação para manter os níveis desejados para a função ideal do corpo. No caso do cálcio, hormônio da paratireoide e calcitonina são secretados para estimular o armazenamento ou liberação de cálcio do osso para regular os níveis no sangue. Outros eletrólitos são absorvidos dos alimentos em grau menor ou maior, ou retidos, ou excretados pelos rins ou intestinos em um grau maior ou menor, conforme a necessidade de reduzir ou elevar os eletrólitos até o nível necessário para função ideal do corpo (Fig. 14.1). Para que esse mecanismo de *feedback* seja eficaz, os órgãos ou sistemas responsáveis pela absorção e excreção (gastrintestinal) ou reabsorção e excreção (renal) devem funcionar corretamente.

Plasma extracelular

Alta concentração de Na⁺

Plasma extracelular

Célula
Oxigênio e nutrientes → IN

Altas concentrações de K⁺

Dióxido de carbono e perda de metabolismo

Plasma extracelular

Alta concentração de Na⁺

Plasma extracelular

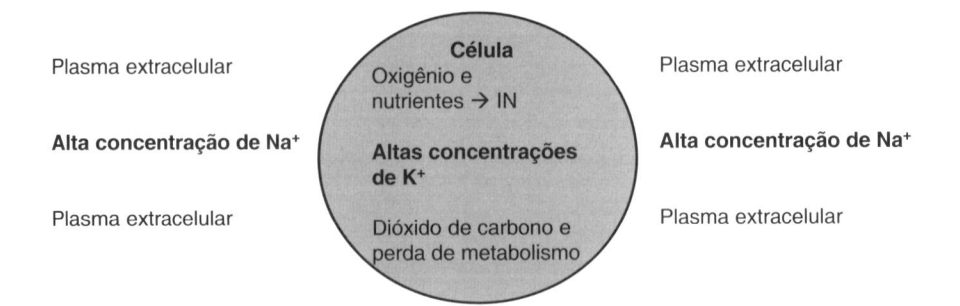

FIGURA 14.1 Relação entre a célula e seu ambiente extracelular em relação ao transporte de eletrólitos em toda a membrana celular. (Reproduzida, com permissão, de Johnson JY: *Fluids and Electrolytes Desmystified*. New York: McGraw-Hill, 2008:6)

O corpo humano é composto por cerca de 70 trilhões de células. As células formam tecidos, os quais formam órgãos e estes formam sistemas de órgãos. Vários processos ocorrem em cada um dos níveis mencionados (celular, do órgão e do sistema) para manter um estado interno relativamente contínuo no contexto do ambiente circundante em constante mutação. Todas as células estão ligadas por uma membrana plasmática seletivamente permeável. Substâncias úteis, como oxigênio e nutrientes, entram pela membrana, e resíduos, como dióxido de carbono, saem através dela. Os eletrólitos trafegam para dentro e para fora da célula conforme necessário para manter o gradiente de concentração adequado.

O movimento de eletrólitos é alcançado de maneira passiva ou ativa. O **transporte passivo** (movimento sem a necessidade de gasto de energia) ocorre das seguintes maneiras:

- **Difusão** é o movimento das moléculas de uma área de alta concentração para outra de baixa concentração.
- A **difusão facilitada** é o movimento das moléculas de uma área de alta concentração para outra de baixa concentração usando uma célula transportadora para acelerar a difusão
- A **filtragem** é a concessão ou bloqueio seletivo de substâncias por uma membrana. O movimento é influenciado por um gradiente de pressão.

O **transporte ativo** envolve o movimento de moléculas contra um gradiente de concentração e requer energia, em contraste com o transporte passivo, que não a requer (visualize andar de bicicleta morro acima para o transporte ativo vs. morro abaixo para o passivo). Métodos de transporte ativo incluem:

- **Endocitose**: A membrana plasmática envolve substância a ser transportada e leva substâncias para a célula com o auxílio de adenosina trifosfato (ATP).

◐ **Exocitose**: Substâncias produzidas são concentradas em vesículas secretoras que se fundem com a membrana plasmática e depois são liberadas para fora da célula.

A "bomba de sódio e potássio" é um exemplo específico de transporte ativo. Para manter o equilíbrio adequado dentro e fora da célula, sódio e potássio movem-se contra o gradiente de concentração com a ajuda de ATP, uma fonte de energia produzida na mitocôndria da célula (Fig. 14.2).

Equilíbrio acidobásico

O equilíbrio acidobásico adequado é fundamental para a vida. A quantidade exagerada de um ou de outro perturba o ambiente homeostático delicado exigido pelo organismo para realizar as funções de sustentação de vida. A margem de erro (para ambos os lados) é muito estreita. Felizmente, em circunstâncias normais, o corpo é capaz de manter o nível necessário de equilíbrio.

Ácidos

Um ácido é definido como qualquer substância química que libera íons de hidrogênio (H^+) em solução. Quando os ácidos são colocados na água, liberam íons de hidrogênio, o que faz a água tornar-se mais ácida. Alguns ácidos são chamados ácidos fortes (p. ex., cloreto de hidrogênio [HCl]) porque eles

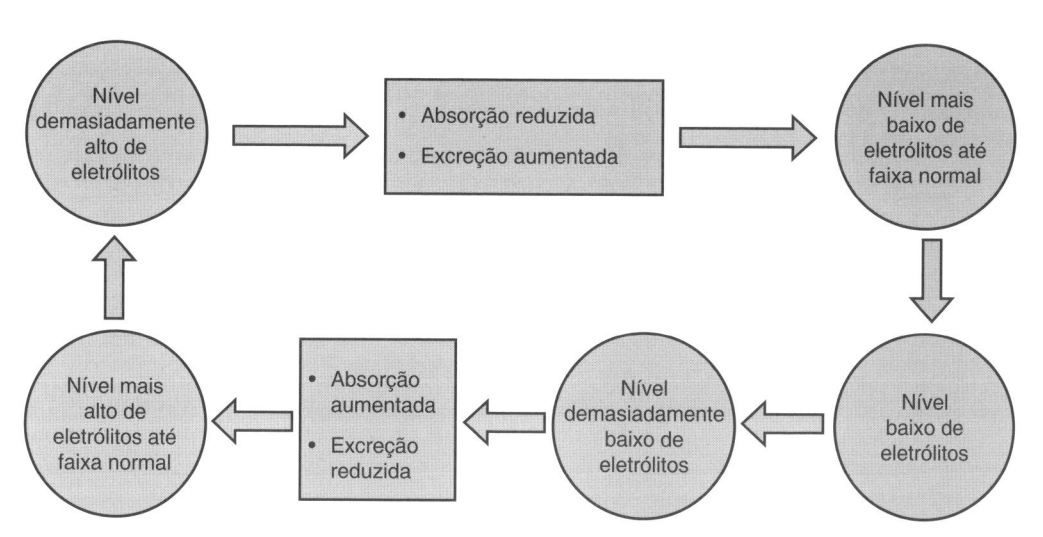

FIGURA 14.2 Exemplo de mecanismo de *feedback* para regulação de níveis de eletrólitos. (Reproduzida, com permissão, de Johnson JY: *Fluids and Electrolytes Demystified*. New York: McGraw-Hill, 2008:14.)

dissociam-se (separam-se) completamente quando colocados na água. Em contrapartida, alguns ácidos são chamados de ácidos fracos (p. ex., ácido carbônico [H_2CO_3]), pois dissociam apenas de modo parcial quando colocados em água.

Bases 5

A base é definida como qualquer substância que pode aceitar íons de hidrogênio. Ela também é chamada de álcali. Semelhantes aos ácidos, as bases podem ser fortes ou fracas. Enquanto as fortes se dissociam completamente, as fracas se dissociam apenas parcialmente. A maioria das bases, mas não todas, dissociam-se produzindo íons de hidróxido (OH^-). Quando um íon de hidróxido (OH^-) é combinado com ou aceita íons de hidrogênio (H^+), há formação de água (H_2O). Portanto, os íons de hidróxido tendem a neutralizar as substâncias.

pH

A quantidade de ácido ou base em uma solução é representada pelo seu valor de pH. O valor de pH varia de 1 a 14. Enquanto o valor de pH de 1 representa um ácido muito forte, o valor de pH de 14 representa uma base muito forte. O pH de 7 é considerado neutro. Os ácidos fracos e as bases fracas encaixam-se em apenas um dos lados do 7 (ácidos fracos um pouco menos de 7 e bases fracas um pouco mais de 7).

A escala de pH funciona como um termômetro. Assim como existe uma faixa de temperatura ideal, há uma de pH ideal. O nível de pH aceitável varia de acordo com a solução. Por exemplo, o pH de um limão é diferente do pH do leite. No corpo humano, líquidos corporais diferentes têm suas próprias faixas aceitáveis de pH. Enquanto o conteúdo estomacal e a urina são mais ácidos, o sangue e o conteúdo intestinal são mais alcalinos. A manutenção do nível adequado de pH no sangue é muito importante. O nível de pH normal do sangue deve estar entre 7,35 e 7,45.

Regulação acidobásica

Tampões químicos, o sistema respiratório e o renal são mecanismos importantes para a regulação do equilíbrio acidobásico do corpo humano.

Um **tampão** é uma substância que regula o pH do corpo, anexando ou liberando íons H^+. Um dos tampões mais importantes do corpo humano é o bicarbonato. 6

- O dióxido de carbono (CO_2) é liberado a partir de tecidos do corpo e captado pelos eritrócitos.
- O CO_2, uma vez nos eritrócitos, combina com água e, sob a influência de anidrase carbônica (uma enzima), é imediatamente convertido em ácido carbônico.

- O ácido carbônico ioniza ou separa-se em bicarbonato (HCO_3^-) e H^+.
- O bicarbonato deixa os eritrócitos e movimenta-se no plasma em direção ao pulmão.
- O íon H^+ livre remanescente no eritrócito interage rapidamente com oxiemoglobina na célula e provoca a liberação de oxigênio (O_2) a partir dos eritrócitos para o tecido para uso na respiração celular.

O inverso acontece nos pulmões:

- O_2 se difunde dos pulmões para o eritrócito, onde é convertido em oxiemoglobina.
- Isso provoca um deslocamento do bicarbonato de volta para o eritrócito.
- Uma vez no eritrócito, o bicarbonato combina com o H^+ livre (subproduto da formação da hemoglobina) formando o ácido carbônico.
- Sob a influência da anidrase carbônica, o ácido carbônico degrada em água e CO_2.
- O CO_2 difunde para fora do eritrócito para o pulmão, onde é eliminado do corpo durante a expiração.

O sistema de reserva mencionado anteriormente facilita o equilíbrio acidobásico, a eliminação de dióxido de carbono do corpo, bem como o transporte de oxigênio para diferentes tecidos para uso na respiração celular.

O papel dos pulmões na manutenção do equilíbrio acidobásico em circunstâncias normais já foi descrito. Quando há uma quantidade excessiva de ácido no organismo (acidose), os pulmões entram em operação, provocando uma respiração mais profunda e mais rápida para eliminar o excesso. O oposto ocorre quando há quantidade excessiva de base no corpo (alcalose). No entanto, é importante observar que o controle respiratório de desequilíbrio acidobásico é uma medida reguladora rápida que ocorre em minutos e não pode ser mantida como estratégia de longo prazo para a correção de desequilíbrios. As limitações incluem o fato de que

1. A retenção ou liberação de CO_2 não aborda a causa subjacente do desequilíbrio, a menos que seja de natureza respiratória.
2. Desequilíbrios acidobásicos extremos nem sempre são totalmente corrigidos ou compensados de volta ao nível normal.
3. A energia necessária para a respiração rápida exige muito do corpo.
4. A redução da frequência e profundidade respiratória pode diminuir a oxigenação e comprometer os tecidos.

Os rins controlam o equilíbrio acidobásico por meio da secreção ou retenção de H^+ ou HCO_3^- do corpo para reverter a acidose ou a alcalose. Os rins respondem à acidose aumentando a eliminação de H^+ do corpo por intermédio da excreção de urina e retenção de HCO_3^-. O bicarbonato retido pelos rins circula no sangue e está disponível para neutralizar os íons H^+ livres encontrados no sangue. No caso de alcalose, ocorre o oposto. Os íons de hidrogênio são retidos, e o bicarbonato é eliminado na urina. A regulação renal do pH é um processo lento, mas resulta em correção eficiente a longo prazo dos desequilíbrios acidobásicos e, ao contrário do sistema respiratório, pode reverter plenamente o pH para a faixa normal.

> ### ✓ Verificação de rotina 1
>
> 1. O líquido extracelular é distribuído na _____, _____ e _____ .
>
> Resposta: _____
>
> 2. Os líquidos hipertônicos podem provocar edema das células e, possivelmente, explodir. Verdadeiro/Falso?
>
> Resposta: _____
>
> 3. Um _____ é uma substância que regula o pH do corpo, anexando ou liberando íons de H^+.
>
> Resposta: _____
>
> 4. O transporte ativo requer energia, em contraste com o transporte passivo, que não necessita dela. Verdadeiro/Falso?
>
> Resposta: _____

FATORES QUE INFLUENCIAM O EQUILÍBRIO HIDRELETROLÍTICO E ACIDOBÁSICO

A manutenção do equilíbrio hidreletrolítico e acidobásico afeta os processos metabólicos do corpo. Os desequilíbrios podem acelerar processos, retardá-los, impedir o uso adequado de nutrientes, afetar os níveis de oxigênio ou fazer com que nosso corpo retenha resíduos tóxicos.

Embora o corpo seja projetado para manter tudo em equilíbrio, temos que ajudá-lo a atingir esse objetivo. Assim como ajudamos a regular a temperatura do nosso corpo ajustando a temperatura ambiente, colocando ou tirando as roupas, evitando organismos infecciosos, por exemplo, devemos fazer o mesmo para regular nosso equilíbrio hidreletrolítico e acidobásico.

Ingestão de alimentos e líquidos

Os alimentos e líquidos que comemos e bebemos são importantes na regulação hídrica, eletrolítica e acidobásica. Além de bebidas, consumimos alimentos, especialmente frutas e legumes, que nos fornecem líquidos. O tipo de líquido e alimento que ingerimos pode alterar o equilíbrio eletrolítico e acidobásico.

Fármacos

A ingestão de fármacos (prescritos, isentos de prescrição, recreativos) é outro fator de influência. Determinados medicamentos podem causar retenção de líquidos e outros, aumentar a micção. Os fármacos também podem alterar os níveis de eletrólitos ou sua funcionalidade, competindo com eles por receptores em nível químico. Tais tipos de eventos possivelmente afetam o equilíbrio acidobásico.

> **ALERTA DE ENFERMAGEM • Uso seguro de antiácidos e laxantes**
> Os pacientes devem ser instruídos sobre o perigo dos desequilíbrios eletrolíticos e acidobásicos com o uso excessivo de antiácidos e laxantes.

Alterações na saúde

As alterações na saúde, agudas e crônicas, bem como fisiológicas e psicológicas, também influenciam a habilidade do corpo para manter o equilíbrio hidreletrolítico e acidobásico. As alterações agudas, como no caso de vômitos e diarreia, podem levar rapidamente a desequilíbrios hidreletrolíticos e acidobásicos. As doenças crônicas, como as insuficiências cardíaca, renal e respiratória acabarão por alterar o equilíbrio hidreletrolítico e acidobásico. Um indivíduo que sofre algum estresse, independentemente da origem, apresenta maior probabilidade de reter líquidos.

Idade

A idade de uma pessoa afeta a função dos órgãos. Indivíduos muito jovens podem ter órgãos que não se desenvolveram ao ponto máximo de sua função, e os muito idosos talvez comecem a apresentar redução da função do órgão, como parte do processo de envelhecimento. Em ambos os casos, a capacidade dos órgãos (p. ex., coração, rins, pulmões) de gerenciar, de maneira eficiente, o equilíbrio hídrico, eletrolítico e acidobásico é afetada. Como a idade é um fator de influência que não pode ser controlado, torna-se ainda mais importante regular os referidos fatores de influência controláveis para indivíduos muito jovens e muito velhos.

ALTERAÇÕES NO EQUILÍBRIO HIDRELETROLÍTICO E ACIDOBÁSICO

Alterações no equilíbrio hidreletrolítico e acidobásico podem afetar todos os sistemas do corpo. Frequentemente, uma alteração no equilíbrio de eletrólitos resulta em desequilíbrio acidobásico e vice-versa, pois os eletrólitos quase sempre envolvem troca iônica, e os íons de hidrogênio são trocados junto com outros íons, resultando em desvios acidobásicos e possíveis desequilíbrios. O impacto produzido por isso depende do grau de desequilíbrio hídrico, de eletrólitos, de ácido ou de base, bem como do papel que o eletrólito desempenha no controle das funções do corpo. Além disso, os desequilíbrios que ocorrem durante um curto período de tempo podem ter impacto maior do que aqueles que ocorrem progressivamente, por causa da habilidade do corpo para se adaptar melhor às mudanças graduais.

Desequilíbrios hídricos

Hipovolemia

A hipovolemia é a deficiência de líquidos do corpo causada pela ingestão inadequada ou perdas excessivas. Múltiplos fatores contribuem para a ingestão inadequada de líquidos, como a incapacidade de engolir ou mastigar, a incapacidade para autoalimentação, além de ausência de assistência, falta de acesso a água potável ou alimentos, anorexia e náuseas. Entretanto, perdas excessivas de líquido também ocorrem quando há vômitos, diarreia, hemorragia, uso excessivo de diuréticos, traumatismo dos rins ou doença renal, déficits de aldosterona e terceiro espaço com queimaduras e ascite. O terceiro espaço ocorre quando os líquidos mudam para os espaços intersticiais, em vez de serem perdidos pelo corpo.

Hipervolemia

A hipervolemia é uma sobrecarga de líquidos causada pela ingestão excessiva ou excreção reduzida de líquidos. A ingestão excessiva por via oral é uma ocorrência rara; em vez disso, a maioria dos casos de ingestão excessiva de líquidos está relacionada com a infusão de quantidades excessivas de líquidos intravenosos. As doenças que levam à redução da excreção de líquidos incluem insuficiência cardíaca, doença renal, distúrbios endócrinos e, ocasionalmente, distúrbios do sistema nervoso central e pulmonares. Determinados medicamentos também causam retenção de líquidos.

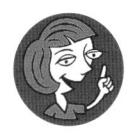

ALERTA DE ENFERMAGEM • Infusão segura de líquidos intravenosos

Nunca tente recuperar os líquidos que foram perdidos (p. ex., se o paciente deveria ter recebido 1.000 cc em oito horas mas recebeu apenas 700 cc em oito horas, não tente compensar o déficit de 300 cc). Em vez disso, notifique o médico para orientação.

Desequilíbrios eletrolíticos e acidobásicos

Os desequilíbrios eletrolíticos ocorrem por que há quantidade muito pequena ou excessiva de eletrólitos no corpo. Tais desequilíbrios podem ser causados pela ingestão de quantidade muito reduzida ou muito grande de eletrólitos na dieta, uso de medicamentos ou processos de doença subjacentes. Como foi referido anteriormente, existe uma relação entre equilíbrio eletrolítico e equilíbrio acidobásico, pois os eletrólitos são íons eletricamente carregados. Assim, um indivíduo pode apresentá-los de forma simultânea. A Tabela 14.2 descreve os principais desequilíbrios hídricos, eletrolíticos e acidobásicos, como sinais, sintomas, fatores de risco e intervenções.

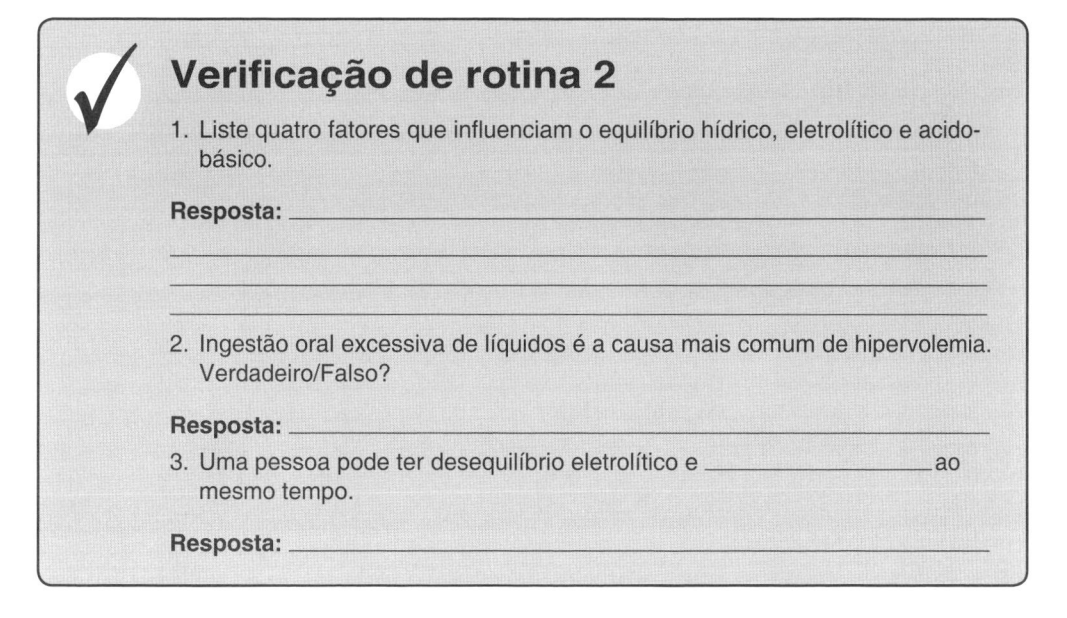

Verificação de rotina 2

1. Liste quatro fatores que influenciam o equilíbrio hídrico, eletrolítico e acidobásico.

   Resposta: _____
   _____
   _____
   _____

2. Ingestão oral excessiva de líquidos é a causa mais comum de hipervolemia. Verdadeiro/Falso?

   Resposta: _____

3. Uma pessoa pode ter desequilíbrio eletrolítico e _____ ao mesmo tempo.

   Resposta: _____

TABELA 14.2
Desequilíbrios: fatores de risco, sinais, sintomas e intervenções 9

Desequilíbrio	Fatores de risco	Sinais e sintomas	Intervenções
		Desequilíbrios de líquidos	

Excesso de volume hídrico ou excesso de água	• Ingestão excessiva de líquidos IV
	• Ingestão excessiva de água (incomum)
	• Ingestão excessiva de Na^+
	• Doença renal
	• Distúrbios neurológicos
	• Distúrbios respiratórios
	• Insuficiência cardíaca
	• SIADH
	• Cirrose hepática
	• ↑ Aldosterona ou níveis de esteroides
		• Ganho de peso
		• ↑ PA
		• Pulsos acelerados
		• Distensão de veia do pescoço
		• Edema
		• Dispneia*
		• Estertores*
		• Ascaria*
		• Ascite*
		• Cefaleia+
		• Letargia+
		• Alterações da personalidade+
		• Irritabilidade+
		• Confusão+
		• Convulsão+
		• Coma+
			• Restringir ingestão de Na^+ conforme solicitado
			• Administrar diuréticos conforme prescritos
			• Diálise conforme solicitada
			• Monitorar I e E
			• Monitorar para sinais de excesso de correção (ver Hipovolemia)
			• Monitorar para detecção de desequilíbrios eletrolíticos
			  • Hiponatremia
			  • Hipofosfatemia
			  • Hipercalcemia
			  • Hipomagnesemia

Déficit de volume hídrico ou déficit de água	• Diarreia • Vômitos • ↓ Ingestão oral de líquidos • Tubo de drenagem • Queimaduras • Hemorragia • Perspiração excessiva • Febre • Diuréticos • Mudança do terceiro espaço	• Perda de peso • Sede • Turgor cutâneo precário • Mucosas secas • ↓ PA com posição de pé (hipotensão ortostática) • Enchimento venoso lento • Pulso rápido fraco • ↓ Débito urinário • ↑ Densidade específica da urina • Alterações neurológicas (tontura, confusão, convulsões, coma, agitação)	• Reposição oral e IV de líquidos conforme prescrição • Transfusão de sangue conforme prescrição • Precauções contra quedas

(Continua)

TABELA 14.2
Desequilíbrios: fatores de risco, sinais, sintomas e intervenções 9 (*continuação*)

Desequilíbrio	Fatores de risco	Sinais e sintomas	Intervenções
Desequilíbrios de líquidos			
Hiponatremia (<134 mEq/L)	• Doença renal • Insuficiência suprarrenal • ↑ Ingestão de água • Excesso de infusão IV de solução de dextrose a 5% • Diuréticos • Anorexia • Perdas GI • Vômitos • Diarreia • Enemas de água de torneira • Queimaduras • Insuficiência cardíaca • Cirrose • SIADH	• Cefaleia • Cansaço • Mucosas secas • Náuseas ou vômitos • Cólicas abdominais • Pele pálida e seca • Desorientação • Câimbras musculares e fraqueza muscular • Taquicardia • Convulsões	• Administrar líquidos IV conforme solicitado • Restringir ingestão livre de água conforme solicitado • Monitorar para detecção de ingestão excessiva de líquidos e Na$^+$ • Monitores I e E • Monitorar peso • Monitorar valores laboratoriais (glicose, eletrólitos) • Monitorar para detecção de alterações neurológicas • Precauções para convulsões
Hipernatremia (>146 mEq/L)	• Diabetes insípido • Ingestão alta de Na$^+$ • Vômitos • Diarreia • Quantidades excessivas de solução hipertônica IV • ↑ Perda de água • Sudorese excessiva • Excesso de correção de acidose com bicarbonato de sódio	• Sede • Pele seca ruborizada • Língua ou mucosas pegajosas • Febre • Náuseas ou vômitos • Anorexia • Micção excessiva (poliúria) • Taquicardia • Alterações neurológicas (inquietação, agitação, irritabilidade, confusão, convulsões)	• Verificar solicitações de líquidos antes de iniciar a infusão IV • Infundir líquidos na velocidade prescrita (deve ser infundido lentamente) • Evitar excesso de hidratação do paciente • Precauções para convulsões • Monitorar para detecção de alterações neurológicas • Fornecer cuidados de higiene oral

(*Continua*)

TABELA 14.2
Desequilíbrios: fatores de risco, sinais, sintomas e intervenções 9 *(continuação)*

Desequilíbrio	Fatores de risco	Sinais e sintomas	Intervenções
Desequilíbrios de líquidos			
Hipocalemia (<3,4 mEq/L)	• Diuréticos • Sudorese excessiva • Diarreia • Jejum ou desnutrição • Dietas radicais • Anorexia nervosa • Deficiência de magnésio • Alcalose • Insulinoterapia • Cirrose • Insuficiência cardíaca • Hiperaldosteronismo • Alcoolismo	• Desorientação ou confusão • Cansaço • Distensão abdominal • Íleo paralítico • Náuseas e vômitos • Constipação • Poliúria • Taquipneia • Taquicardia ou disritmia • Alterações no ECG • Coma	• Reposição oral de potássio como prescrito • Potássio intravenoso conforme prescrito com déficits graves • Orientar o paciente – alimentos ricos em potássio • Monitorar ritmo de pulso (inclusive apical) • Monitorar alterações no ECG • Monitorar local IV para flebite e infiltração
Hipercalemia (> 5 mEq/L)	• Doença renal • Uso de diurético poupador de K^+ • Doença de Addison • Excesso de suplemento de K^+ • Hemólise • Queimaduras • Lesões por esmagamento • Infusão IV rápida de K^+ • Quimioterapia • Acidose • Infusão de sangue antigo	• Arritmia • Alterações no ECG • Parada cardíaca com infusão rápida IV de K^+ • Diarreia • Cólicas abdominais • Irritabilidade	• Alertar o paciente contra o uso excessivo de substituto para o sal • Verificar a data de validade dos hemoderivados antes de administrá-los • Restringir a ingestão oral e IV de K^+ • Monitorar I e E • Monitorar sinais vitais • Monitorar alterações do ECG • Gluconato de cálcio IV (casos graves) • Diálise (casos graves) • Caiexalato (casos graves)

(Continua)

TABELA 14.2
Desequilíbrios: fatores de risco, sinais, sintomas e intervenções 9 (continuação)

Desequilíbrio	Fatores de risco	Sinais e sintomas	Intervenções
Desequilíbrios de líquidos			
Hipocalcemia (< 8,6 mg/dL ou 4,5 mEq/L)	• Ingestão de dieta inadequada • Distúrbios de má absorção • Deficiência de vitamina D • Hiperfosfatemia secundária a uso crônico de laxantes • Hipoparatireoidismo • Alcoolismo • Doença renal • Pancreatite	• Angústia respiratória ou broncoespasmos • Arritmia cardíaca ou alterações no ECG • Tetania • Formigamento ou adormecimento • Convulsões • Irritabilidade • Fraturas patológicas • Osteomalacia • Osteoporose • Raquitismo (crianças)	• Orientar o paciente em relação à ingestão adequada de cálcio • Exposição à luz solar • Monitorar sinais vitais • Cálcio IV conforme prescrito • Monitorar local IV rigorosamente • Diurético tiazídico conforme prescrito
Hipercalcemia (> 10 mg/dL ou 5,5 mEq/L)	• Hiperparatireoidismo • Câncer • Ingestão excessiva de Ca^{++} • Imobilização prolongada • Osteoporose • Diuréticos tiazídicos • Terapia esteroide	• Anorexia • Náuseas e vômitos • ↑ Sede • Mucosas secas • Constipação • Dor abdominal • Cálculos renais • Poliúria • Fraturas patológicas • Arritmia • Memória deficiente • Oscilações de humor • Coma	• Orientar o paciente (muitos líquidos, apenas medicação prescrita pelo médico, sem tabagismo, sustentação de peso e exercício de força após liberação médica) **Casos graves** • Calcitonina ou glicocorticoides conforme prescrito • Diuréticos de alça conforme prescrito • Monitorar I e E • Possível hemodiálise • Evitar estresse e tração nos ossos • Exercícios após ser liberado pelo médico • Remoção da paratireoide • Apoio emocional

(Continua)

TABELA 14.2
Desequilíbrios: fatores de risco, sinais, sintomas e intervenções 9 *(continuação)*

Desequilíbrios de líquidos

Desequilíbrio	Fatores de risco	Sinais e sintomas	Intervenções
Hipomagnesemia (<1,3 mEq/L)	• Desnutrição • Alcoolismo • Níveis baixos de K^+ • Má absorção relacionada com distúrbios GI (Crohn, enteropatia sensibilidade ao glúten) • Antibióticos (gentamicina, anfotericina, ciclosporina) • Antineoplásicos (cisplatina) • Vômitos • Diarreia • Poliúria • Drenagem gástrica • Excesso de aldosterona	• Tremores • Cãibras • Reflexos hiperativos • Convulsões • Contrações ventriculares prematuras • Fibrilação ventricular • Anorexia • Náuseas e vômitos • Confusão • Perda de memória • Fadiga	• Tratar causas subjacentes conforme prescrito • Monitorar infusões IV cuidadosamente para evitar parada cardíaca ou respiratória • Suplementos orais • Orientar o paciente sobre ingestão dietética
Hipermagnesemia (>2,5 mEq/L) (rara)	• Doença renal • Excesso de tratamento de hipomagnesemia • Uso excessivo de laxante à base de magnésio • Antiácidos (Riopan, Leite de magnésia, sal Epsom)	• Diarreia • Rubor • Fala arrastada • Sudorese profusa • Vômitos • Fraqueza • Respiração superficial • Bradicardia • Reflexos do tendão profundo • Alucinações (casos graves) • Coma (casos graves) • Parada cardiorrespiratória (casos graves)	• Verificar sinais vitais e reflexos com frequência • Monitorar estado neurológico • Orientar o paciente contra uso excessivo de laxantes e antiácidos

(Continua)

TABELA 14.2
Desequilíbrios: fatores de risco, sinais, sintomas e intervenções ❾ (*continuação*)

Desequilíbrio	Fatores de risco	Sinais e sintomas	Intervenções
		Desequilíbrios de líquidos	

Hipofosfatemia (<2,5 mg/dL)	• Cetoacidose diabética
	• Alcalose respiratória
	• Sepse
	• Síndrome de realimentação (secundária a má absorção)
	• Distúrbios de má absorção
	• Uso excessivo de antiácidos à base de alumínio
	• Hiperparatireoidismo
	• Alcoolismo
	• Diuréticos de alça
	• Deficiência de vitamina D
	• Anorexia nervosa
	• Queimaduras graves
		• Fraqueza muscular
		• Angústia respiratória
		• Hipotensão
		• Pele pálida secundária a anemia hemolítica
		• Estado mental alterado (que varia de irritabilidade a coma)
		• Piora da infecção (secundária a destruição de leucócitos)
			• Orientar o paciente (alimentos que contenham fósforo e preparação de alimentos que minimizem a perda de fósforo)
			• Monitorar angústia respiratória
			• Monitorar para detecção de sangramento
			• Implementar medidas para proteger contra infecção
			• Administrar fosfato IV conforme prescrito
			  • Administrar lentamente
			  • Diluir
			  • Não infundir com cálcio

Hiperfosfatemia (>4,5 mg/dL)	• Doença renal • Hipoparatireoidismo • Ingestão excessiva (alimentos, laxantes, enemas) • Exercício prolongado (rabdomiólise) • Quimioterapia • Acidose respiratória • Deficiência de cálcio ou magnésio • ↑ Nível de vitamina D	• Adormecimento • Formigamento • Espasmos musculares • Tetania • Convulsões • Taquicardia • Anorexia • Náuseas • Vômitos • Diarreia • Alterações no ECG	• Orientar o paciente (ingestão excessiva, alimentos que contenham fósforo, rótulos para leitura, uso de laxantes e enema) • Monitorar sinais vitais • Verificar reflexos • Monitorar débito urinário • Administrar cálcio conforme prescrito

(*Continua*)

TABELA 14.2
Desequilíbrios: fatores de risco, sinais, sintomas e intervenções 9 (*continuação*)

Desequilíbrio	Fatores de risco	Sinais e sintomas	Intervenções
Desequilíbrios acidobásicos			

Acidose metabólica
pH < 7,35
$HCO_3^- \leq 20$ mEq/L
$CO_2 \leq 23$ mEq/L
BE < 2 mEq/L
	• Cetoacidose diabética
	• Acidose lática
	• Hipoxemia
	• Insuficiência respiratória ou cardíaca (que causa ↓ perfusão tecidual)
	• Insuficiência renal
	• Hiperaldosteronismo
	• Diarreia
	• Excesso de uso de laxantes
	• Ingestão excessiva de ferro ou de ácido acetilsalicílico
	• Acetazolamida
		Nota: Sinais e sintomas dependem da causa subjacente da acidose e não são específicos.
		Possíveis sinais e sintomas incluem:
		• Visão turva ⎫
		• Zumbido ⎬ overdose de ácido acetilsalicílico
		• Vertigem ⎭
		• Alterações neurológicas (cefaleia, confusão, coma)
		• Dispneia
		• Taquipneia
		• Hiperpneia
		• Hiperventilação
			• Monitorar sinais vitais rigorosamente
			• Monitorar estado respiratório rigorosamente (em especial se o paciente estiver sob terapia com O_2)
			• Monitorar gasometria e relatar valores anormais
			• Corrigir causas subjacentes
			• Bicarbonatos conforme solicitado com casos graves
			• Monitorar paciente rigorosamente para complicações caso bicarbonato seja administrado:
			  • Sobrecarga hídrica
			  • Hipocalemia
			  • ↑ CO_2
			  • Hipoxia tecidual
			  • Alcalose

Acidose respiratória pH < 7,35 $PaCO_2$ > 45 mmHg HCO_3^- > 28 mEq/L	• DPOC • Distúrbios neuromusculares • Deformidades da parede torácica • Obesidade • ASO • Depressão do SNC	• Respiração de Kussmaul • Dor torácica ou palpitações (acidemia grave) • Náuseas e vômitos • Dor abdominal • Fraqueza muscular generalizada • Dor de malformações ósseas ou fraturas (acidose metabólica crônica)	• Broncodilatadores, estimulantes respiratórios e ventilação assistida podem ser solicitados para pacientes com acidose respiratória nos quais o cuidado de enfermagem de suporte para o caso seria fornecido como adequado • Intervenções cirúrgicas podem ser necessárias em situações de malformações ósseas, em que o cuidado de enfermagem de suporte para o caso seria necessário

(*Continua*)

TABELA 14.2
Desequilíbrios: fatores de risco, sinais, sintomas e intervenções ⑨ (continuação)

Desequilíbrio	Fatores de risco	Sinais e sintomas	Intervenções
Desequilíbrios acidobásicos			
Alcalose metabólica pH > 7,45 HCO_3^- > 28 mEq/L BE > 2 mEq/L	• Vômitos • Aspiração nasogástrica • Hipocalemia (induzida por diuréticos) • Excesso de tratamento com bicarbonato • Excesso de uso de antiácidos • Esteroides • Nível baixo de cloro	• Sintomas neurológicos (sensação de cabeça leve, confusão, estupor) • Fasciculação, tremores das mãos • Espasmos musculares • Adormecimento ou formigamento na face ou nas extremidades • Náuseas e vômitos • Arritmia • Alterações eletrolíticas	• Monitorar sinais vitais rigorosamente • Monitorar estado neurológico • Monitorar I e E • Monitorar gasometria • Orientar o paciente sobre o uso de antiácidos
Alcalose respiratória pH > 7,45 $PaCO_2$ < 35 mmHg	• Períodos extensos de hiperventilação • Ansiedade extrema • Hipoxemia (doença pulmonar, altas altitudes)		• Incentivar o paciente a falar devagar, respirar profundamente • Fazer o paciente respirar em um saco de papel • Abordar o paciente com calma • Implementar intervenções para reduzir a ansiedade do paciente • Monitorar gasometria

*Secundária a edema pulmonar.
+Relacionadas ao excesso de água.
PA = pressão arterial; SNC = sistema nervoso central; DPOC = doença pulmonar obstrutiva crônica; ECG = eletrocardiografia; I e E = ingestão e eliminação; IV = intravenoso; ASO = apneia do sono obstrutiva; SIADH = síndrome da secreção inadequada de hormônio antidiurético.

PROCESSO DE ENFERMAGEM E O EQUILÍBRIO HÍDRICO, ELETROLÍTICO E ACIDOBÁSICO

Os desequilíbrios de líquidos, eletrólitos e acidobásicos podem ser detectados quando os sintomas são observados ou descobertos com testes laboratoriais de rotina (Tab. 14.3). O uso do processo de enfermagem facilita a prevenção, a detecção precoce e a implementação de intervenções para minimizar o impacto negativo dos desequilíbrios.

TABELA 14.3
Exames laboratoriais relacionados ao equilíbrio hídrico, eletrolítico e acidobásico

Exame	Valores normais	Justificativa e meta
Densidade específica da urina	1.015-1.025	• Monitorar para detecção de excesso ou déficit de volume hídrico • Excesso de volume hídrico causa diluição da urina e redução da densidade específica da urina
Osmolalidade da urina	Amostra aleatória de urina: 50-1.200 mOsm/kg H_2O	• Medir a concentração de partículas dissolvidas na urina • Mostrar quão bem os rins são capazes de eliminar os detritos metabólicos e o excesso de eletrólitos
Osmolaridade do soro	285-295 mOsm/kg H_2O	• Medir a concentração de partículas dissolvidas no sangue • ↑ Níveis de osmolalidade sérica com déficit de volume hídrico • ↓ Níveis de osmolalidade sérica com excesso de volume hídrico
Hematócrito	Homens: 39-49% Mulheres: 35-45%	• Medir o número de eritrócitos por volume de sangue • ↑ Hematócrito com hipovolemia • ↓ Hematócrito com hipervolemia
Eletrólitos	Potássio: 3,5-5,5 mEq/L Sódio: 135-145 mEq/L Cloro: 98-106 mEq/L Cálcio: 8,5-10,5 mEq/L Magnésio: 1,3-2,1 mEq/L Fosfato: 3,0-4,5 mg/dL	• Medir a concentração de eletrólitos no sangue
pH	7,35-7,45	• Medir concentração de íon de hidrogênio no sangue • ↑ pH reflete alcalose • ↓ pH reflete acidose

(Continua)

TABELA 14.3
Exames laboratoriais relacionados com equilíbrio hídrico, eletrolítico e acidobásico (*continuação*)

Exame	Valores normais	Justificativa e meta
pCO_2	35-45 mm Hg	• Medir pressão parcial de CO_2 • À medida que CO_2 ↑ pH ↓ levando à acidose • À medida que CO_2 ↓ pH ↑ levando à alcalose
Bicarbonato HCO_3^-	21-28 mEq/L	• Conforme HCO_3^- ↑ pH ↑ levando à alcalose • Conforme HCO_3^- ↓ pH ↓ levando à acidose
pO_2	80-100 mmHg	• Medida indireta de teor de oxigênio no sangue arterial • Medir eficácia da ventilação em relação a fornecer oxigênio para o tecido
Excesso de base	+ ou − 2 mEq/L	• Excesso de base negativo (≤-3 mEq/L) indica acidose metabólica • Excesso de base positivo (≥3 mEq/L) indica alcalose metabólica

Investigação

A consciência do risco ou de sintomas de desequilíbrio hídrico, eletrolítico ou acidobásico promove o reconhecimento e o tratamento precoces minimizando impactos negativos. Alguns sintomas podem ser causados por desequilíbrios eletrolíticos e acidobásicos, sendo necessário o tratamento de ambos para restaurar a função adequada do corpo e o bem-estar do paciente. Os sinais, sintomas e fatores de risco associados ao equilíbrio hídrico, eletrolítico e acidobásico são apresentados na Tabela 14.2. Essa informação deve ser referenciada ao avaliar um indivíduo com suspeita de distúrbio hídrico, eletrolítico ou acidobásico.

Diagnóstico de enfermagem

Os diagnósticos de enfermagem para um paciente com alterações do equilíbrio hídrico, eletrolítico e acidobásico variam e refletem os sintomas resultantes ou a causa subjacente. Frequentemente, o diagnóstico está relacionado com qualquer combinação de alteração da função renal, respiratória, gastrintestinal ou cardiovascular. As causas relacionadas devem ser incluídas como parte dos diagnósticos de enfermagem para assegurar que as necessidades de saúde do paciente sejam totalmente abrangidas. Exemplos de diagnósticos de paciente com alteração do equilíbrio hídrico, eletrolítico e acidobásico incluem:

- Volume de líquidos deficiente ou risco de deficiência
- Volume hídrico excessivo
- Risco de desequilíbrio do volume de líquido

Outros diagnósticos de enfermagem relacionados incluem: **10**

- Troca de gases prejudicada
- Eliminação urinária deficiente
- Débito cardíaco diminuído
- Déficit no autocuidado
- Diarreia
- Risco de lesão

Planejamento

Metas e resultados para pacientes com alteração real ou potencial de líquidos, eletrólitos e acidobásicos são altamente individualizados e conduzidos pelos dados coletados durante a análise. As metas e os resultados devem ser realistas em termos de expectativas e prazos para o paciente específico e compatíveis com os seus desejos. A não adesão tem maior probabilidade de ocorrer se a pessoa não estiver de acordo com as metas e resultados estabelecidos.

Intervenções de enfermagem **11**

As intervenções de enfermagem são agrupadas em duas categorias principais – intervenções de promoção de saúde e intervenções para abordar alterações no equilíbrio hídrico, eletrolítico e acidobásico.

Promoção da saúde

Muitas das ações tomadas por um indivíduo na sua rotina diária têm o potencial de facilitar o equilíbrio normal de líquidos, de eletrólitos e acidobásico ou contribuir para os desequilíbrios. A quantidade de ingestão de líquidos, os tipos de alimentos consumidos, o nível de estresse, os medicamentos e a maneira como cuidamos do corpo são exemplos de como é possível influenciar na ocorrência ou não de desequilíbrios. Os enfermeiros desempenham um papel-chave para ajudar os pacientes a atingir um equilíbrio de líquidos, de eletrólitos e acidobásico. O aconselhamento nutricional ajuda os pacientes a fazer escolhas alimentares sensatas. Ensiná-los sobre como tomar os medicamentos de forma correta e adverti-los a respeito de possíveis efeitos adversos da automedicação também ajuda os pacientes a evitar desequilíbrios. Incentivá-los a ter um estilo de vida saudável inclui, mas não está limitado a:

- Fazer exercícios (hidratação adequada)

- Desenvolver estratégias eficazes de enfrentamento para lidar com o estresse
- Evitar o uso de fármacos recreativos e tabagismo

Também é importante ensinar sobre os sinais precoces dos desequilíbrios hídrico, eletrolítico e acidobásico (p. ex., sede, boca seca, perda ou ganho de peso) e fatores de risco.

Intervenções de enfermagem para alterações no equilíbrio hídrico, eletrolítico e acidobásico

As seguintes intervenções são necessárias para o atendimento ao paciente que sofre uma alteração real no equilíbrio hídrico, eletrolítico ou acidobásico:

- Pesagens diárias
- Verificação dos sinais vitais
- Análise da pele e das mucosas
- Monitoramento para detecção de distensão da veia jugular
- Monitoramento e relato dos valores laboratoriais
  - Densidade específica da urina
  - Eletrólitos séricos
  - Osmolaridade sérica
  - Osmolaridade da urina
  - Gasometria arterial
- Medidas de ingestão e eliminação
- Cuidados com a pele
- Reposição de líquidos por via oral
- Restrição hídrica
- Terapia hídrica intravenosa (Quadro 14.2)
- Transfusão de sangue (Quadro 14.3)

Avaliação

A avaliação do estado do paciente e da eficácia das intervenções deve ser contínua. Para evitar a ocorrência de situações de risco de morte, o enfermeiro deve avaliar os dados com precisão e responder rapidamente, pois o tratamento excessivo do desequilíbrio de líquidos, de eletrólitos ou acidobásico pode resultar na ocorrência da condição oposta (p. ex., a sobrecorreção da hiponatremia pode causar hipernatremia). A determinação criteriosa de que o tratamento foi eficaz facilita sua moderação, evitando desequilíbrios decorrentes da toxicidade. Exemplos de resultados úteis na avaliação do estado do paciente incluem:

- Pele e mucosas (umidade, bom turgor da pele, ausência de edema)
- Estado circulatório (pressão arterial e pulso dentro da faixa normal)
- Débito urinário (no mínimo, 30 mL/h)

QUADRO 14.2
Dica de procedimento: administração de líquidos intravenosos

Complicações ameaçadoras da vida podem ocorrer durante a administração de líquidos intravenosos (IV). As seguintes dicas são apresentadas para destacar ações que minimizam o risco de resultados adversos durante a administração de líquidos.

Dica	Justificativa
• Verifique sempre as prescrições médica e identifique corretamente o paciente para assegurar que você está administrando os líquidos certos no paciente certo.	• Resultados adversos graves podem ocorrer caso o paciente receba os líquidos errados.
• Monitore o paciente com vigilância para detecção de sinais de sobrecarga de líquido (p. ex., distensão das veias do pescoço, edema, estertores) e se descobertos, reduza a taxa de líquidos IV e notifique o médico.	• A sobrecarga de líquidos pode resultar em complicações graves tanto quanto os déficits de líquidos. Além disto, os desequilíbrios eletrolíticos podem ocorrer com sobrecarga de líquidos.
• Antes de iniciar uma infusão, trace o curso de volta da sonda até seu ponto de inserção, especialmente quando o paciente tem vários tubos.	• Conexões erradas (p. ex., cateteres venosos centrais, acessos periféricos, cateteres epidurais) resultam em eventos adversos graves, especialmente quando a ponta da conexão é uma ponta Leur lock (pontas Leur lock são encontradas em muitos tipos de equipos, como os manguitos de pressão arterial e as conexões listadas anteriormente).
• Alerte os pacientes e equipe não clínica para não desconectar ou reconectar tubos; em vez disso, oriente-os a notificar o enfermeiro.	• Mesma do item anterior.
• Monitore o local IV para sinais de infiltração (especialmente quando administrado gliconato de cálcio).	• Pode ocorrer lesão tecidual grave como resultado de infiltração de líquidos IV a ponto de exigir uma cirurgia plástica.
• Não usar marcadores para rotular as bolsas de líquidos IV	• A tinta pode difundir para a bolsa e contaminar os líquidos.

Se as metas e resultados esperados não estiverem sendo alcançados, o enfermeiro deve determinar se é por que as intervenções não são eficazes, as metas ou resultados esperados são inadequados ou se o paciente não aderiu ao tratamento. Ele deve, então, alterar o plano de cuidados, conforme indicado com orientações ou intervenções adicionais.

QUADRO 14.3
Dica de procedimento: administração de transfusão sanguínea

Complicações ameaçadoras da vida podem ocorrer durante a administração de transfusões sanguíneas. As seguintes dicas são apresentadas para destacar ações que minimizam o risco de resultados adversos durante a transfusão.

Dica	Justificativa
• Antes de administrar sangue, faça uma avaliação de momento basal que inclui o seguinte: 1. Sinais vitais 2. Erupções cutâneas 3. Sinais de angústia respiratória (auscultar os pulmões) 4. Prurido 5. Dor Repetir a avaliação para sinais de reação à transfusão com um mínimo de 15 minutos após o início e na conclusão da transfusão.	• As reações de transfusão são ameaçadoras da vida. Coletar informações no momento basal torna mais fácil para o enfermeiro reconhecer sinais de uma reação à transfusão.
• Verifique o calibre do cateter que o paciente tem instalado. Um cateter de calibre maior (de preferência calibre 18) devido à espessura do sangue.	• O calibre incorreto do cateter pode resultar em interrupção da transfusão ou resultar na não infusão do sangue no tempo prescrito.
• Verifique a compatibilidade e a integridade do sangue (com uma segunda pessoa) antes de iniciar a transfusão.	• Isso é feito para assegurar que a pessoa certa recebe o sangue certo, assim como para evitar uma reação hemolítica.
• Coloque apenas solução salina normal junto com os hemoderivados.	• Usar outros tipos de líquidos pode causar aglomeração de eritrócitos.

CONCLUSÃO

Vários pontos importantes devem ser observados a partir deste capítulo:

- O equilíbrio hídrico é regulado por vários mecanismos, incluindo osmose, sensor de osmolalidade, nível real de líquidos no corpo, mecanismo renina-angiotensina-aldosterona, mecanismo da ANP e o tipo de líquidos introduzidos no corpo.
- Os eletrólitos deslocam-se entre os diferentes compartimentos e estruturas do corpo por difusão, difusão facilitada, filtração, endocitose e exocitose.
- Um indivíduo pode apresentar desequilíbrio eletrolítico e acidobásico simultaneamente.

- Ácido é definido como qualquer substância química que libera íons de hidrogênio e base é uma substância que aceita íons de hidrogênio. A base também é chamada de álcali.
- O pH é o valor que indica o quanto de ácido ou de base há em uma solução. O pH 7 é considerado neutro. Valores abaixo de 7 resultam em estado de acidose e valores acima de 7 levam a estado de alcalose.
- Os pulmões facilitam a correção de curto prazo dos desequilíbrios acidobásicos. A acidose prolongada pode levar à insuficiência respiratória decorrente de exaustão respiratória. Os rins, entretanto, proporcionam a resolução mais completa e de longo prazo dos desequilíbrios acidobásicos.
- A ingestão de alimentos e líquidos, fármacos (prescritos, isentos de prescrição, recreativos), várias alterações de saúde e idade influenciam o equilíbrio de líquidos, de eletrólitos e acidobásico.
- O diagnóstico de enfermagem primário da North American Nursing Diagnosis Association (NANDA) para o paciente que sofre desequilíbrios hídricos é de deficiência, ou risco de deficiência, de volume de líquido, excesso de volume de líquidos e risco de desequilíbrio de volume de líquido.
- O monitoramento do peso do paciente, ingestão e eliminação, resultados laboratoriais e condição da pele (p. ex., turgor, umidade), bem como o monitoramento de complicações associadas ao tratamento prescrito, devem ser incluídos no plano de cuidados do paciente.

QUESTÕES DE REVISÃO

1. O enfermeiro suspeita que o paciente esteja desidratado. Para confirmar isso, ele pode esperar que a avaliação do paciente mostre quais resultados?

    a. Um nível reduzido de hematócrito
    b. Aumento da densidade específica da urina
    c. Mucosas úmidas
    d. Diminuição do rebote do turgor da pele

2. O corpo responde a níveis baixos de líquido corporal e aumento da osmolalidade com que ações?

    a. Diarreia
    b. Diurese
    c. Lágrimas
    d. Sede

3. Um paciente com doença respiratória crônica que resulta em má ventilação demonstra quais achados diagnósticos?

    a. pH de 7,45 ou menor
    b. pCO_2 de 45 ou mais
    c. HCO_3 de 28 ou inferior
    d. pO_2 de 80 ou mais

QUESTÕES DE REVISÃO

4. O enfermeiro suspeita que um paciente esteja com baixo nível de sódio. Quais dados coletados na história colocariam o paciente em risco de apresentar hiponatremia?

   a. Um relatório de fezes aquosas 6 a 8 vezes por dia durante quatro dias
   b. História recente de tomar leite de magnésia para constipação
   c. Gravidez pregressa que resultou em déficit de aldosterona
   d. Um episódio recente de insuficiência renal aguda

5. Um paciente teve 300-400 mL de débito urinário por hora durante as últimas 26 horas. O enfermeiro deve procurar que sinais de provável desequilíbrio de potássio?

   a. Ritmo cardíaco lento com um complexo QRS largo no eletrocardiograma
   b. Aumento da frequência respiratória com respiração profunda e regular
   c. Acúmulo de líquido nas extremidades e edema pulmonar
   d. Ritmo de pulso irregular com fibrilação intermitente

6. Qual dos seguintes achados exigiria que o enfermeiro retardasse a taxa de infusão intravenosa para uma taxa para "manter a veia" e notificasse o médico?

   a. Membranas mucosas secas
   b. Pulso fraco
   c. Distensão da veia do pescoço
   d. Calafrios e febre

7. O paciente foi diagnosticado com hipermagnesemia. Qual das seguintes intervenções seria adequada para essa circunstância?

   a. Ensinar ao paciente sobre o uso correto de antiácidos.
   b. Verificar regularmente os reflexos, se o paciente estiver internado.
   c. Monitorar para detecção de sinais de infecção.
   d. a e b
   e. Todas as alternativas anteriores

8. Qual das seguintes intervenções seria adequada para um paciente que está sofrendo alcalose respiratória?

   a. Fazer o paciente prender a respiração durante cinco segundos e então respirar rapidamente.
   b. Abordar o paciente calmamente.
   c. Administrar bicarbonato como prescrito pelo médico.
   d. Todas as alternativas anteriores

9. Qual das seguintes ações limita a ocorrência de desconexões de equipos?

   a. Rastrear o curso da sonda até o ponto de inserção antes do início da infusão.
   b. Usar uma extremidade Luer lock exclusivamente.
   c. Padronizar a localização de sondas (p. ex., colocar todos os equipos IV do lado direito da cama e todos os outros do lado esquerdo da cama).
   d. a e c

? QUESTÕES DE REVISÃO

10. Que sintomas indicam complicação que tem probabilidade de ocorrer com acidose prolongada?
    a. Arritmia cardíaca causada por hipocalemia
    b. Sobrecarga hídrica causada pela reabsorção de cloro e intoxicação
    c. Insuficiência respiratória causada pela carga de trabalho sobre os pulmões
    d. Cálculos renais causados por hipercalcemia atribuível à liberação de Ca^+ pela proteína.

RESPOSTAS

Verificação de rotina 1
1. Intersticial, intravascular, transcelular
2. Falso
3. Tampão
4. Verdadeiro

Verificação de rotina 2
1. Alimentos e líquidos
   Fármacos
   Alterações da saúde
   Idade
2. Verdadeiro
3. Desequilíbrios acidobásicos

Questões de revisão

1. b	2. d	3. b	4. a	5. d
6. c	7. d	8. b	9. a	10. c

REFERÊNCIAS

Craven RF, Hirnle CJ: *Fundamentals of Nursing: Human Health and Function*, 5th ed. Philadelphia: Lippincott, 2006.

Daniels R: *Nursing Fundamentals: Caring & Clinical Decision Making*. New York: Delmar Thompson Learning, 2004.

Needham A: *Comparative and Environmental Physiology Acidosis and Alkalosis*. 2004.

Pagana KD, Pagana TJ: *Mosby's Manual of Diagnostic and Laboratory Test*, 3rd ed. St. Louis: Mosby Elsevier, 2006.

Potter PA, Perry AG: *Fundamentals of Nursing*, 6th ed. St. Louis: Mosby Elsevier, 2005.

Saladin K: *Anatomy and Physiology: The Unity of Form and Function*, 4th ed. New York: McGraw-Hill, 2007.

WEBSITES

eMedicine: *Metabolic Acidosis*. Disponível em http://emedicine.medscape.com/article/768268-overview.

eMedicine: *Respiratory Acidosis*. Disponível em http://emedicine.medscape.com/article/301574-overview.

Gondar Design Science: *Acids and Alkalis-The pH Scale*. Disponível em http://www.purchon.com/chemistry/ph.htm.

How Stuff Works: *Chemistry Connections: The Body's Buffer System*. Disponível em http://videos.howstuffworks.com/hsw/17357-chemistry-connections-the-bodysbuffer-system-video.htm.

The Joint Commission: *Tubing Misconnections-A Persistent and Potentially Deadly Occurrence*. Disponível em http://www.jointcommission.org/SentinelEvents/SentinelEventAlert/sea_36.htm.

Needham A (2004): *Comparative and Environmental Physiology Acidosis and Alkalosis*. Cited in online reference: Experts-Acidosis: Encyclopedia beta: http://en.allexperts.com/e/a/ac/acidosis.htm.

Resource Nurse: *Transfusion Basics*. Disponível em http://www.resourcenurse.com/feature_transfusion.html.

Tuberose.com: Acid/Base Balance. Disponível em http://www.tuberose.com/Acid_Base_Balance.html.

Vision Learning: Acids and Bases. Disponível em http://www.visionlearning.com/library/module_viewer.php?mid=58.

Wikipedia: *Acidosis.* Disponível em http://en.wikipedia.org/wiki/Acidosis.

Wikipedia: *Metabolic Acidosis*. Disponível em http://en.wikipedia.org/wiki/Metabolic_acidosis.

capítulo 15

Eliminação urinária

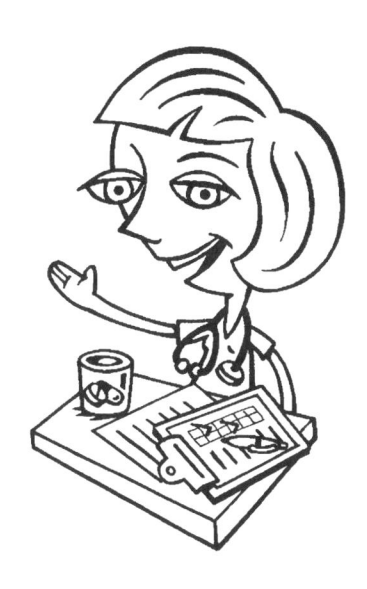

Objetivos da aprendizagem
Ao final do capítulo, o leitor será capaz de:

1 Listar as principais estruturas do trato urinário.

2 Descrever como o trato urinário afeta o bom funcionamento de outros processos do corpo.

3 Discutir fatores que influenciam a eliminação urinária.

4 Discutir as alterações na eliminação urinária.

5 Definir os termos utilizados para descrever as manifestações de eliminação urinária alterada.

6 Descrever seis tipos de incontinência urinária.

7 Descrever os três tipos de infecções do trato urinário.

8 Discutir informações que devem ser coletadas durante a avaliação de um paciente que sofre alterações na eliminação urinária.

9 Discutir as intervenções de enfermagem que podem ser incluídas na prestação de cuidados a um paciente que tenha eliminação urinária alterada.

PALAVRAS-CHAVE

Anúria
Cistite
Diabetes insípido
Disúria
Diuréticos
Enurese
Estenose
Hematúria

Nictúria
Oligúria
Pielonefrite
Piúria
Poliúria
Uretrite
Urgência

VISÃO GERAL

O trato urinário, o qual fornece os meios para a remoção de resíduos líquidos provenientes do corpo, consiste de rins, ureteres, bexiga e uretra. ❶ Ele tem um papel fundamental no equilíbrio hídrico, eletrolítico e acidobásico. ❷ A urina é formada quando resíduos são filtrados do sangue pelos rins. A urina é então transportada pelos ureteres para a bexiga, onde é armazenada até que seja excretada do corpo através da uretra. Em circunstâncias normais, o esvaziamento da bexiga é uma ação voluntária que se baseia em parte no funcionamento adequado do sistema neurológico.

FATORES QUE INFLUENCIAM A ELIMINAÇÃO URINÁRIA ❸

Inúmeras variáveis influenciam a produção e excreção de urina. O espectro de variáveis de influência muda entre aquelas que são parte das atividades diárias de um indivíduo e desvios relacionados com questões de saúde. Por exemplo, os rins regulam a quantidade de urina produzida com base em um nível de atividade do indivíduo e ingestão de líquidos. Assim, se uma pessoa pratica atividades muito extenuantes que resultam em perda de líquido significativa (p. ex., sudorese e respiração acelerada) e ainda não toma bastante líquido para compensar essa perda, então os rins irão reabsorver os líquidos para manter o equilíbrio, e o débito urinário será reduzido. Determinados desvios de saúde, como hipotensão arterial, **diabetes insípido** (incapacidade de concentrar a urina) e aumento da glândula prostática, também alteram a produção de urina, a sua excreção, ou ambas. Há uma discussão sobre os fatores adicionais que influenciam a eliminação urinária no final desta seção.

Idade e estágio do desenvolvimento

Os lactentes têm rins imaturos, com capacidade mínima de concentrar urina e ausência de controle voluntário da eliminação urinária. O controle voluntário é atingido durante o estágio em que a criança começa a andar e nos anos pré-escolares. As crianças em idade escolar, adolescentes e adultos têm função urinária máxima. Os adultos mais velhos apresentam redução da função urinária que resulta em mais casos de incontinência e um aumento do risco

ALERTA DE ENFERMAGEM • Dica de desenvolvimento
Embora a incontinência seja um achado comum entre os idosos, ela não é causada pelo envelhecimento.

de infecções do trato urinário (ITU). Alterações anatômicas e hormonais da gravidez também desregulam a função urinária.

Dieta e ingestão de líquidos

Alimentos com alto teor de água e aqueles que contêm cafeína podem aumentar a eliminação de urina. Em contrapartida, os que têm um alto nível de sódio causam a redução do débito urinário. Além disso, a quantidade de líquidos que um indivíduo toma influencia a quantidade e a frequência de eliminação urinária. Enquanto a redução da ingestão de líquidos diminui a eliminação urinária e sua frequência, o aumento da ingestão de líquidos resulta em aumento da produção e da frequência do débito.

Fatores psicossociais

O estado emocional de uma pessoa, bem como suas expectativas socioculturais, podem alterar a eliminação de urina. Estresse e ansiedade podem desencadear um desejo intenso de urinar ou ter o efeito oposto, impedindo o relaxamento dos músculos e esfincteres responsáveis pelo esvaziamento da bexiga. O horário e o local apropriados para urinar são determinados pelas regras socioculturais; assim, um indivíduo pode refrear a micção se o local e o momento não forem considerados adequados. A posição também influencia a capacidade de urinar. Os homens geralmente estão acostumados a urinar de pé e as mulheres, sentadas; assim, usar uma comadre pode representar um verdadeiro desafio para uma pessoa que é incapaz de sentar-se ou ficar de pé para urinar. Além disso, tanto adultos como crianças, por vezes, ignoram a urgência para urinar por estarem muito envolvidos com atividades de trabalho ou lazer, respectivamente.

Alterações de saúde

As alterações do estado de saúde de um indivíduo afetam a eliminação urinária. Alguns dos fatores de influência mais comuns incluem:

- **Perda de líquidos**: Como mencionado anteriormente, quando o corpo perde volumes excessivos de líquido, os rins respondem reabsorvendo líquidos e diminuindo o débito urinário. Quantidades significativas de líquidos podem ser perdidas quando uma pessoa sofre vômitos, diarreia, hemorragia, febre ou queimaduras extensas.
- **Obstruções estruturais**: Tumores, hipertrofia prostática, **estenose** (ou estreitamento) dos ureteres ou uretra podem interferir no fluxo de saída da urina. Além de afetar os padrões de micção, as obstruções podem levar a um refluxo de urina para o rim, resultando em lesão renal.

- **Redução do tônus muscular**: Músculos abdominais e perineais fracos prejudicam o controle da bexiga e do esfincter, o que resulta em retenção urinária. Os fatores que contribuem para redução do tônus da bexiga incluem obesidade, múltiplas gestações, empurrar o bebê durante o parto, esforço para defecar, longos períodos de imobilidade, cateterização prolongada, atrofia menopausal e traumatismo.
- **Hipotensão**: A produção de urina requer um fluxo adequado de sangue para os rins. Os indivíduos que têm hipotensão, ou pressão arterial baixa, apresentam uma diminuição no fluxo de sangue para os rins. Isto, por sua vez, resulta na redução da produção de urina. No entanto, esta não é a única consequência. Lembre-se de que a urina é o meio pelo qual podemos livrar o corpo dos resíduos. Portanto, se os resíduos não podem ser eliminados do organismo, podem ocorrer outros problemas, como desequilíbrios acidobásicos e eletrolíticos.
- **Diabetes melito**: Pessoas com diabetes melito com frequência apresentam **poliúria**, ou produção excessiva de urina. Além disso, elas estão sob maior risco de desenvolvimento de doença renal terminal.
- **Lesão neurológica**: Qualquer condição que cause danos aos centros neurológicos que controlam a função da bexiga podem resultar em retenção ou incontinência urinária. Condições como acidentes vasculares cerebrais e lesões medulares são mais frequentemente associadas a esses danos.

Intervenções clínicas e cirúrgicas

Vários medicamentos alteram a eliminação urinária. Alguns, como os antidepressivos, anti-histamínicos e narcóticos provocam retenção urinária. Outros, como os **diuréticos**, aumentam o débito urinário. Existem, também, alguns fármacos que mudam a cor da urina. Por exemplo, a rifampicina, medicamento usado para tratar infecções por *Mycobacterium*, produz uma coloração vermelho-alaranjada da urina.

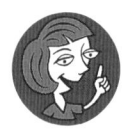

ALERTA DE ENFERMAGEM • Coloração da urina
Para evitar preocupações desnecessárias, sempre informe o paciente sobre mudanças na cor da urina que podem estar associadas a um medicamento que foi prescrito pelo médico.

Procedimentos cirúrgicos reprodutivos, intestinais e urinários podem aumentar o risco de retenção urinária durante o período pós-operatório. Isso se deve, principalmente, a edema do tecido. Além disso, os medicamentos usados para controlar a dor (narcóticos e anestésicos) podem alterar a contratilidade do músculo urinário e a filtração glomerular, diminuindo assim o débito urinário.

> ### ✓ Verificação de rotina
>
> 1. Alimentos com alto teor de água e aqueles com alto teor de _____ podem aumentar a eliminação de urina.
>
>   **Resposta:** _____
>
> 2. O enfermeiro deve informar ao paciente que determinados medicamentos, como rifampicina, alteram a cor da urina. Verdadeiro/Falso?
>
>   **Resposta:** _____

ALTERAÇÕES NA ELIMINAÇÃO URINÁRIA

Um dos principais indicadores da função renal normal é a característica da urina produzida. O volume de urina contido em uma única micção varia entre 250 e 400 mL. As quantidades diárias variam dependendo da idade do indivíduo. Recém-nascidos apresentam uma média de 500 mL/dia, enquanto os adultos apresentam a média de 1.500 mL/dia. As quantidades de urina menores que 30 mL/h significam problema da função urinária. A urina geralmente é de cor palha e clara e tem um leve odor. Alterações na função renal costumam estar relacionadas a retenção, incontinência ou infecções; suas manifestações envolvem mudanças na quantidade de urina produzida, nos padrões de eliminação urinária e nas características da urina (Tab. 15.1).

Retenção urinária

A retenção urinária, ou incapacidade de esvaziar a bexiga, ocorre por uma de duas razões. Ou a pessoa é incapaz de perceber que a bexiga está cheia ou existe a incapacidade de relaxar o esfincter uretral o suficiente para possibilitar o esvaziamento completo da bexiga. O paciente com retenção urinária manifesta os seguintes sinais e sintomas:

- Incapacidade de urinar ou micção frequente de pequenas quantidades (25 a 50 mL cada 2 a 3 horas)
- Desconforto sobre a área púbica
- Distensão palpável da bexiga sobre a área suprapúbica
- Defasagem significativa entre a ingestão de líquidos e o débito urinário

Se a retenção urinária não for corrigida, pode causar perda do tônus da bexiga, ITU e danos aos rins devido ao refluxo da urina.

TABELA 15.1
Termos relacionados à alteração da função urinária

Termo	Definição
Poliúria	Quantidades excessivas de urina (>2.500 mL em 24 horas)
Oligúria	Quantidade reduzida de urina (< 500 mL em 24 horas)
Anúria	Débito urinário < 100 mL em 24 horas
Urgência	Sensação forte para esvaziar a bexiga independentemente da quantidade de urina ou total enchimento da bexiga
Nictúria	Ter de urinar durante as horas habituais de sono
Enurese	Micção involuntária sem causa após a idade na qual já se atingiu o controle voluntário
Disúria	Micção dolorosa
Hematúria	Sangue na urina
Piúria	Pus na urina

Incontinência urinária

A incontinência urinária é a incapacidade de controlar o esvaziamento da bexiga. Pode ser temporária ou crônica e ocorre por vários motivos. A Tabela 15.2 resume os diferentes tipos de incontinência urinária. O paciente que tem esse problema pode não relatar isso para o médico por sentir-se constrangido. Além disso, o indivíduo pode refrear as atividades que envolvem a interação com os outros por medo de que haja vazamento de urina ou de exale um odor que os outros possam perceber. As pessoas com incontinência crônica também podem apresentar ruptura da pele.

Infecções do trato urinário

As ITUs são o segundo tipo mais comum de infecção no organismo. Mais frequentemente, acometem o trato urinário inferior porque microrganismos têm acesso mais fácil às estruturas do trato inferior por meio do meato uretral (Quadro 15.1). O microrganismo mais comum que causa ITU é a *Escherichia coli*, que normalmente é encontrada no reto. As mulheres tendem a ter ITU com mais frequência do que homens, possivelmente devido à proximidade entre a vagina e o reto e o meato uretral. Os sinais e sintomas de ITU incluem disúria, hematúria, aumento da frequência urinária e urgência. Se a infecção

TABELA 15.2
Tipos de incontinência urinária 6

Tipo	Descrição	Fatores relacionados
Funcional	Micção involuntária em indivíduo que tem bexiga normal e controle do esfíncter	• Deficiência cognitiva e sensorial • Deficiência motora • Problemas no ambiente
Por transbordamento	Vazamento de urina de bexiga demasiadamente cheia	• Aumento da glândula prostática • Prolapso uterino • Diabetes • Lesão medular • Determinados medicamentos
Reflexa	Micção involuntária em um momento previsível causada por incapacidade da pessoa para sentir que a bexiga está cheia	• Disfunção neurológica (acidente vascular cerebral, lesão medular, tumores cerebrais)
Estresse	Perda involuntária de <50 mL de urina após um aumento súbito da pressão intra--abdominal (p. ex., tosse, riso, espirro)	• Músculos do assoalho pélvico fracos • Obesidade • ↓ Níveis de estrogênio • Gravidez e traumatismo no parto • Determinados medicamentos
Urgência	Sensação forte para urinar, mas a pessoa não consegue segurar até chegar ao banheiro; a quantidade de urina eliminada varia	• Diuréticos • Cafeína e bebidas alcoólicas • ITU • ↑ Ingestão de líquidos • Cateterismo ou irritação da bexiga
Mista	Uma combinação de qualquer dos tipos acima de incontinência descritos	• Depende do tipo de incontinência que o paciente apresenta

QUADRO 15.1
Infecções do trato urinário 7

- **Uretrite**: Infecção da uretra
- **Cistite**: Infecção da bexiga
- **Pielonefrite**: Infecção dos rins

tornar-se mais grave, especialmente aquelas que afetam os rins, o paciente também pode sentir febre, calafrios, náuseas e vômitos.

Desvios urinários

O desvio urinário envolve a mudança de itinerário dos ureteres para a parede abdominal para excreção de urina do corpo. O desvio pode ser temporário ou permanente, dependendo do motivo subjacente ao procedimento. Os pacientes que exigem um desvio urinário perdem a capacidade de controle de eliminação da urina e podem enfrentar problemas com a ruptura da pele, bem como de alteração da imagem corporal.

PROCESSO DE ENFERMAGEM E ELIMINAÇÃO URINÁRIA

As informações apresentadas até aqui, neste capítulo, são a base para a aplicação do processo de enfermagem para pacientes com alterações na eliminação da urina. Saber que fatores influenciam a eliminação urinária, bem como as possíveis alterações que podem ocorrer, são a base para:

- Avaliação das necessidades do paciente por meio da coleta de dados, como a história, exame físico, exames laboratoriais (Tab. 15.3) e exames diagnósticos
- Identificação e priorização dos diagnósticos de enfermagem

TABELA 15.3
Coleta de amostra de urina

Teste	Descrição	Como coletar
Urina aleatória	Amostra limpa, mas não estéril, coletada para exame de urina de rotina	• Pode ser coletada de micção normal, sonda, urinol ou comadre diretamente para o recipiente limpo da amostra • Não deve ser contaminada com fezes
Coleta limpa ou do jato médio	Amostra estéril coletada para cultura e teste de sensibilidade	• Coletada em recipiente de amostra estéril • O meato urinário deve ser limpo com toalha estéril para coleta de amostra eliminada • Pode ser coletada de uma porta da sonda usando técnica antisséptica, agulha estéril e seringa estéril • A técnica estéril deve ser mantida quando se transfere a amostra da seringa para o recipiente de amostra estéril

(Continua)

TABELA 15.3
Coleta de amostra de urina (*continuação*)

Teste	Descrição	Como coletar
24 horas	Amostra coletada para medir a quantidade de uma determinada substância na urina em um período de tempo específico	• O paciente é orientado a urinar, descartar a urina, registrar o horário e coletar toda a urina no recipiente fornecido durante as próximas 24 horas • É importante começar como descrito e parar exatamente quando o período de tempo acaba • Se a urina for acidentalmente descartada durante o período de tempo, o exame deve ser recomeçado com um novo recipiente • Pode ou não ser necessário manter a amostra no gelo, dependendo do tipo de exame; oriente o paciente a seguir as instruções com cuidado

- Identificação de metas e resultados esperados
- Intervenções planejadas
- Implementação do plano de cuidados
- Avaliação para saber se o plano é eficaz e se as modificações são necessárias

A Tabela 15.4 resume cada componente do processo de enfermagem para um paciente que sofre alterações na eliminação urinária. O restante desta seção é dedicado a um olhar mais atento para as intervenções de enfermagem para pacientes com alterações na eliminação urinária.

Intervenções de enfermagem

Uma variedade de intervenções pode ser utilizada para auxiliar os pacientes a manter padrões normais de eliminação urinária ou para tratar alterações nesta. Os pacientes precisam ser orientados sobre maneiras pelas quais podem promover a eliminação urinária normal (p. ex., ingestão adequada de líquidos, possibilitar tempo adequado para eliminação, manter bom tônus muscular). Além disso, os pacientes podem precisar realizar, eles mesmos, determinados tratamentos. Nesse caso, o indivíduo deve ser orientado a realizar os procedimentos, como adaptações que podem ser necessárias. Deve-se dar ênfase especial à prevenção de infecções.

TABELA 15.4
Eliminação urinária e o processo de enfermagem

Investigação	Diagnóstico de enfermagem	Planejamento	Implementação
História (perguntar sobre) • Padrão habitual de micção (quantidade, frequência, horários do dia) • Mudanças na micção (p. ex., urgência, ardência, frequência) • Outros desvios de saúde (p. ex., diabetes, gravidez, hipertrofia prostática) • Dieta e ingestão de líquidos **Física (observar)** • Estado de hidratação • Características da urina • Distensão da bexiga • Alterações cognitivas, sensoriais ou motoras **Exames laboratoriais e diagnósticos** • Exame de urina • PIV • Cistoscopia	• Eliminação urinária prejudicada • Retenção de urina • Incontinência urinária (funcional, reflexa, de esforço, total, urgência) **Diagnósticos relacionados** • Risco de desequilíbrio de volume hídrico • Risco de infecção • Conhecimento deficiente • Risco da integridade da pele prejudicada • Interação social prejudicada • Risco de baixa autoestima situacional	Metas e resultados variam dependendo dos diagnósticos de enfermagem específicos e das prioridades identificadas. Exemplos de metas incluem: • Paciente será capaz de controlar a micção voluntariamente • A pele ficará íntegra • Paciente ficará livre de infecções • Paciente irá demonstrar conhecimento (especifique informações a serem obtidas) Obs.: Metas e resultados devem especificar quem, o que, quando e como, conforme necessário Intervenções também são planejadas durante essa fase do processo de enfermagem	As intervenções planejadas são colocadas em ação durante essa fase. Exemplos de intervenção incluem: **PROMOÇÃO DE SAÚDE** **Orientação ao paciente** • Efeitos da cafeína e do álcool • Necessidades hídricas e importância da ingestão adequada • Maneiras de evitar ITUs • Exercícios para melhorar o tônus muscular abdominal e perineal (exercícios de Kegel) **Promoção de micção normal** • Privacidade, posicionamento, etc. **ALTERAÇÃO NA ELIMINAÇÃO** • Treinamento vesical • Sondagem • Diálise • Cuidados domiciliares

A eficácia do plano de cuidado é avaliada após a implementação, contudo, deve ser integrada em todas as fases do processo de enfermagem. Avalie dados coletados durante a análise, avalie acurácia do diagnóstico de enfermagem e ordem de prioridade, avalie acurácia de metas e adequação dos resultados e avalie intervenções propostas. Faça ajustes, quando necessário, e reavalie.

Sondagem vesical (Quadro 15.2)

Os diferentes tipos de sonda são:

- **Preservativo**: dispositivo externo que consiste em um preservativo, tubo e uma bolsa de drenagem. O primeiro é preso ao corpo do pênis com o uso de

QUADRO 15.2
Dica de procedimento: sondagem vesical feminina

Inserção da sonda durante sondagem vesical feminina pode ser muito desafiadora. Para ajudar a realizar um procedimento bem-sucedido, são fornecidas as seguintes dicas:

Dica	Justificativa
• Tenha confiança em sua capacidade de realizar o procedimento com sucesso.	• Se iniciar o procedimento duvidando de si mesmo, terá maior probabilidade de falhar.
• Revise o diagrama do períneo feminino, prestando atenção especial ao local do meato urinário e da vagina.	• Fornece uma imagem mental para comparação com o que parece o períneo real da paciente.
• Durante a etapa de realização do cuidado do períneo, inspecione-o com atenção e localize a vagina e o meato urinário.	• O períneo real da paciente pode não parecer exatamente com a imagem do livro (p. ex., variação devido à idade ou mudanças por trabalho de parto). Localizar os pontos principais antes da sondagem real aumenta a probabilidade de um procedimento bem-sucedido.
• Se, durante o procedimento, qualquer componente do campo estéril é contaminado, pare o procedimento e restabeleça o campo estéril.	• O procedimento de sondagem coloca o paciente sob maior risco de ITU. Se a sonda estiver contaminada, a probabilidade de a paciente desenvolver ITU é ainda maior.

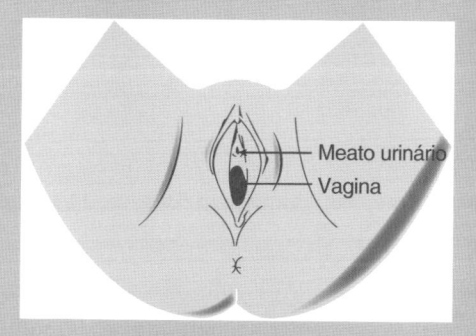

uma fita adesiva especial, esta para impedir a constrição, deve ser aplicada em espiral. O preservativo é então desenrolado sobre o corpo do pênis. O tubo é ligado à ponta do preservativo em uma extremidade e à bolsa de drenagem no lado oposto. O preservativo deve ser trocado com frequência e o pênis observado para detecção de ruptura da pele.
- **Cateter urinário:** Dispositivo usado para obtenção de amostras de urina estéril, avaliação para detecção de volume de urina residual e alívio da distensão da bexiga. A sondagem de alívio com um cateter urinário também pode ser usada para tratar pacientes que apresentam dano neurológico que afeta a função da bexiga. O principal risco da sondagem de alívio é infecção e traumatismo ao tecido. Independentemente da razão subjacente para a sondagem, é requerida a prescrição de um médico.
- **Sondagem de demora**: A sonda de demora é diferente do cateter urinário, pois tem um balonete inflável que é preenchido com água para mantê-lo no lugar durante o tempo em que tem de permanecer na bexiga. A sonda é anexada a uma bolsa de drenagem em sistema fechado e esvaziada quando necessário. Da mesma maneira que com a sondagem de alívio, a de demora requer prescrição médica e está associada a risco de infecção. Sondagem de demora pode ser necessária no pós-cirúrgico e para pacientes com distúrbios de longo prazo, como lesões medulares, acidente vascular cerebral ou paralisia.

Treinamento vesical

O treinamento vesical é uma intervenção utilizada para ajudar pacientes incontinentes a recuperar o controle sobre o esvaziamento da bexiga. Ele requer que o indivíduo:

- Tenha a ingestão adequada de líquidos.
- Estabeleça um padrão miccional com o objetivo de aumentar gradualmente o intervalo entre a micção e o volume de urina que a bexiga pode conter.
- Reprima a urgência de urinar quando não estiver em conformidade com o programa.
- Seja paciente, pois o processo leva tempo para funcionar.

Manter um diário miccional, realizar exercícios de fortalecimento pélvico e usar distrações são estratégias que ajudam os pacientes a ter sucesso no programa de treinamento da bexiga.

CONCLUSÃO

A eliminação urinária é o meio mais importante para livrar o corpo dos resíduos líquidos. Os principais conceitos apresentados neste capítulo sobre a eliminação urinária incluem:

- O sistema urinário desempenha um papel importante na manutenção do equilíbrio hídrico, eletrolítico e acidobásico.
- Muitas variáveis influenciam a eliminação urinária, incluindo a dieta, a ingestão de líquidos, o nível de atividade, a idade e o estágio de desenvolvimento, fatores psicossociais, desvios de saúde e intervenções clínicas e cirúrgicas.
- A retenção urinária, incontinência urinária e ITU são as três alterações mais comuns da eliminação urinária.
- A incontinência urinária pode ser temporária ou crônica, e apresentar-se de várias formas, incluindo incontinência de esforço, de urgência, reflexa, por transbordamento, funcional e total.
- Os pacientes podem sofrer consequências físicas e psicossociais como resultado de alterações na eliminação urinária.

QUESTÕES DE REVISÃO

1. **Um paciente que sofre uma alteração na eliminação urinária pode apresentar:**
   a. Desequilíbrios hídricos
   b. Distúrbios eletrolíticos
   c. Desequilíbrios acidobásicos
   d. a e b
   e. Todas as alternativas anteriores

2. **Qual dos seguintes fatores podem causar incontinência?**
   a. Envelhecimento
   b. Sondagem
   c. Músculos perineais fracos
   d. b e c
   e. Todas as alternativas anteriores

3. **A incontinência _____ é definida como micção involuntária em uma pessoa que tem bexiga e controle de esfíncteres normais.**
   a. Funcional
   b. Por transbordamento
   c. Reflexa
   d. De esforço
   e. De urgência

4. **Qual dos seguintes termos é usado para descrever uma infecção renal?**
   a. Cistite
   b. Pielonefrite
   c. Ureterite
   d. Uretrite

❓ QUESTÕES DE REVISÃO

5. Um paciente com infecção urinária pode apresentar todos os seguintes sinais e sintomas, EXCETO:
   a. Anúria
   b. Disúria
   c. Hematúria
   d. Piúria

6. Uma amostra de urina de 24 horas foi solicitada. Qual das seguintes instruções assegura melhor que o paciente colete a amostra corretamente?
   a. Urine, coloque a urina no recipiente fornecido, anote o horário e colete a urina nas próximas 24 horas.
   b. Urine, descarte a urina, anote o horário e colete toda a urina a partir deste ponto no recipiente fornecido durante as próximas 24 horas.
   c. Informe o médico se a urina for acidentalmente descartada durante o período de 24 horas, pois o exame terá de ser reiniciado.
   d. a e c
   e. b e c

RESPOSTAS

Verificação de rotina
1. Cafeína
2. Verdadeiro

Questões de revisão
1. e   2. d   3. a   4. b   5. a   6. e

REFERÊNCIAS

Craven RF, Hirnle CJ: *Fundamentals of Nursing: Human Health and Function*, 5th ed. Philadelphia: Lippincott, 2006.

Daniels R: *Nursing Fundamentals: Caring & Clinical Decision Making*. New York: Delmar Thompson Learning, 2004.

Potter PA, Perry AG: *Fundamentals of Nursing*, 6th ed. St. Louis: Mosby Elsevier, 2005.

WEBSITES

Medline Plus: *Urinary Incontinence*. Disponível em http://www.nlm.nih.gov/medlineplus/urinaryincontinence.html.

National Kidney and Urologic Diseases Information Clearinghouse: *Urinary Tract*

Infections in Adults. Disponível em http://kidney.niddk.nih.gov/Kudiseases/pubs/utiadult/.

National Kidney and Urologic Diseases Information Clearinghouse: *Urologic Diseases Dictionary Index.* Disponível em http://kidney.niddk.nih.gov/kudiseases/pubs/udictionary/index.htm.

National Kidney and Urologic Diseases Information Clearinghouse: *Your Urinary System and How It Works.* Disponível em http://kidney.niddk.nih.gov/kudiseases/pubs/yoururinary/.

capítulo 16
Eliminação intestinal

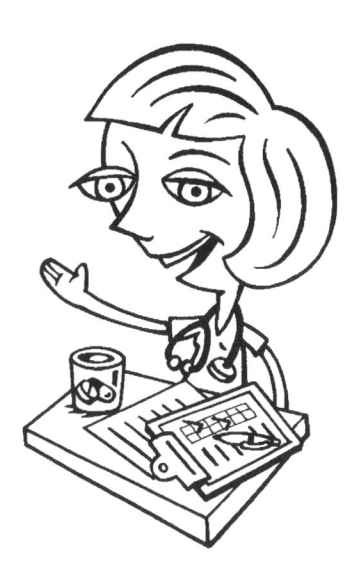

Objetivos da aprendizagem
Ao final do capítulo, o leitor será capaz de:

1 Fazer uma breve descrição do processo digestório.

2 Discutir fatores que influenciam a eliminação intestinal.

3 Discutir cinco grandes alterações na eliminação intestinal.

4 Diferenciar entre ileostomia e colostomia.

5 Discutir o impacto da localização de uma ostomia sobre a consistência das fezes.

6 Discutir informações que devem ser coletadas ao avaliar o paciente que está enfrentando uma alteração na eliminação.

7 Descrever as complicações que podem ocorrer como resultado de exames que requerem o uso de bário.

8 Discutir sobre as orientações que devem ser fornecidas para os pacientes submetidos a pesquisa de sangue oculto nas fezes.

9 Discutir consequências psicossociais que podem ocorrer como resultado de alterações na eliminação intestinal.

10 Discutir as intervenções de enfermagem que podem ser incluídas na prestação de cuidados para um paciente que sofre de alterações na eliminação intestinal.

> **PALAVRAS-CHAVE**
>
> Bolsa ileoanal
> Colo
> Colostomia
> Constipação
> Defecação
> Desvio do intestino
> Desvio fecal
> Diarreia
> Endoscópico
> Eructação
> Estoma
>
> Flatos
> Flatulência
> Hemorroidas
> Ileostomia
> Ileostomia continente de Kock
> Impactação fecal
> Incontinência fecal
> Ostomia
> Peristaltismo
> Ressecção

VISÃO GERAL

Os resíduos sólidos são removidos do corpo por meio do trato gastrintestinal (GI). As principais estruturas do sistema GI incluem boca, esôfago, estômago, intestino delgado e intestino grosso. O alimento é normalmente ingerido por via oral, onde começa o processo da digestão. Em seguida, dirige-se para o estômago por meio do esôfago. O processo de digestão continua no estômago, onde o alimento assume a consistência líquida. Do estômago, entra no intestino, onde ocorre a absorção da maioria dos nutrientes. O que fica após a absorção no intestino delgado viaja para o **colo** ou intestino grosso, onde ocorre a absorção de água, deixando uma formação de fezes moles que em seguida são evacuadas do corpo através do ânus.

FATORES QUE INFLUENCIAM A ELIMINAÇÃO INTESTINAL

Os padrões de eliminação intestinal são muito individualizados. Algumas pessoas podem ter evacuação diária, mas outras podem falhar um dia ou dois. Os fatores constantes que são característicos da eliminação do intestino são

1. "Fezes normais" em geral são marrons e formadas;
2. Depois da lactância e durante os anos em que a criança começa a andar, o indivíduo consegue controlar quando tem um movimento intestinal.

Diversas variáveis influenciam o padrão de eliminação intestinal de uma pessoa. Práticas cotidianas, alimentos ingeridos, estilo de vida ativo ou sedentário e crenças pessoais sobre a necessidade de privacidade para a eliminação intestinal têm alguma influência sobre tal padrão. O feto em crescimento, assim como as alterações hormonais da gravidez, podem tornar a evacuação difícil para mulheres grávidas. Determinados procedimentos diagnósticos, tratamentos e medicamentos também alteram a eliminação intestinal. Esses e outros fatores de influência são brevemente discutidos no restante desta seção.

Idade e estágio do desenvolvimento

As variações mais notáveis na eliminação intestinal ocorrem nos dois extremos de idade (lactância e velhice). Ao nascimento, os processos digestivos são imaturos. O alimento passa pelo sistema gastrintestinal muito rápido e alimentos complexos não são bem-tolerados. Os músculos e esfincteres que permitem a eliminação intestinal voluntária também são imaturos. Assim, as fezes são moles, sem forma, e ocorrem de maneira aleatória (geralmente em algum momento próximo das refeições). Mudanças que ocorrem no trato GI, bem como alterações na função de outros sistemas do corpo dos indivíduos idosos podem levar a mudanças nos padrões de eliminação intestinal. É importante que os enfermeiros orientem os pacientes idosos sobre tais alterações e sobre as maneiras de minimizar os seus efeitos adversos. Por exemplo, uma mudança normal que ocorre com o envelhecimento é a redução da motilidade intestinal. Os pacientes precisam saber que uma redução no número de evacuações não significa, necessariamente, que eles estão enfrentando uma constipação. Em vez disso, devem ser orientados sobre a importância de beber quantidades suficientes de líquido, comer alimentos ricos em fibras e ser ativos para evitar a ocorrência de **constipação** (fezes duras, secas, pouco frequentes e difíceis de evacuar do intestino), que pode ocorrer secundária à diminuição da motilidade intestinal.

Dieta e ingestão de líquidos

As escolhas alimentares, a frequência do consumo alimentar e a intolerância alimentar (Tab. 16.1) influenciam a frequência, bem como a consistência dos movimentos intestinais. Indivíduos que comem com regularidade, incluem alimentos ricos em fibras (p. ex., legumes, frutas e grãos) e têm a ingestão adequada de líquidos quase sempre têm um padrão de eliminação intestinal regular e suas fezes em geral são moles e formadas. O oposto é verdadeiro para aqueles que não consomem alimentos ricos em fibras e quantidade adequada de líquidos com regularidade. Esses indivíduos são mais propensos a ter fezes duras, secas em uma base menos frequente. Eles são mais propensos a queixar-se de desconforto e podem até mesmo desenvolver **hemorroidas** (veias dilatadas no reto e no ânus).

Atividade e exercícios

Atividade física e exercícios aumentam o tônus muscular e o **peristaltismo** (contrações semelhantes a ondas em uma estrutura, como os intestinos, que impulsionam o conteúdo adiante) que, por sua vez, promove a eliminação intestinal e impede a constipação. A pessoa que leva uma vida sedentária e aqueles que são incapazes de ser ativos ou móveis em decorrência de limitações físicas são mais propensos a sofrer com problemas de eliminação intestinal.

TABELA 16.1
Intolerâncias alimentares

Intolerância	Gatilhos alimentares	Manifestações
Intolerância à lactose	Leite e seus derivados	Diarreia Distensão Cólicas
Alimentos que produzem gases	Feijões, cebolas, repolho e outros (varia para cada indivíduo)	Eructação Flato Distensão
Alimentos condimentados	Pimentas e outros condimentos	Indigestão Cólica Diarreia
Intolerância ao glúten	Trigo, cevada e centeio	Distensão Fezes volumosas, oleosas

Fatores psicossociais

Os hábitos de eliminação intestinal de um indivíduo podem ser influenciados por mudanças em sua rotina diária. Por exemplo, uma pessoa que sai de férias pode ter de alterar o seu padrão de alimentação que, por sua vez, altera o de eliminação. Da mesma forma, quem está hospitalizado e confinado a uma cama pode encontrar dificuldade para evacuar devido à falta de privacidade e incapacidade de adotar a posição sentada (posição normal de eliminação intestinal). É possível optar por atrasar a eliminação intestinal quando em locais públicos, como na escola ou em *shoppings* por causa da percepção em relação à limpeza ou pelo medo de passar vergonha por causa do cheiro associado à eliminação intestinal. O estado emocional também pode causar mudanças nos padrões de eliminação intestinal. Sentimentos de ansiedade e medo podem acarretar diarreia; a constipação tem sido associada à depressão crônica. Ter consciência de todos os fatores antes mencionados é muito importante. O enfermeiro deve fazer perguntas para determinar quais variáveis de influência estão alterando o padrão habitual de eliminação de um indivíduo e o plano de cuidados deve incluir provisões para tais achados.

Intervenções clínicas e cirúrgicas

Exames diagnósticos, medicamentos e intervenções cirúrgicas podem alterar a eliminação intestinal:

- **Exames diagnósticos**: Exames GI que exigem a ingestão de bário ou enema opaco podem alterar a eliminação intestinal. O bário é uma substância calcária branca que ajuda a visualizar o sistema gastrintestinal durante procedimentos radiológicos (raios X). Uma pessoa que foi submetida a um procedimento que exigiu o uso de bário terá fezes de coloração castanha até que o medicamento tenha sido evacuado do sistema GI. Além disso, se o bário não passar pelo sistema GI em tempo hábil, ele solidifica da mesma forma que o gesso em um molde e causa **impactação fecal** (acúmulo de fezes endurecidas no intestino grosso). **7** As pessoas submetidas a procedimentos **endoscópicos** (inserção de um pequeno tubo flexível dentro da cavidade do corpo para visualizar a estrutura interna), especialmente aqueles que envolvem o sistema GI inferior, podem ter gases e fezes soltas por um curto período de tempo após os procedimentos. Gases e fezes soltas ocorrem como resultado de
  1. Lavagem intestinal para remover fezes e melhorar a visualização do interior do colo.
  2. Injeção de gás para distender e melhorar a visualização no interior das pregas do colo.
  3. Manipulação do endoscópio enquanto no interior do colo.

ALERTA DE ENFERMAGEM • Enema opaco após cuidado

Quando é realizado um enema opaco, é possível ocorrer impactação se o bário não for eliminado. Um enema de limpeza pode ser prescrito para evitar essa ocorrência.

- **Procedimentos cirúrgicos**: A cirurgia abdominal afeta os músculos usados para ajudar na **defecação**, ou evacuação de fezes do reto. Agentes anestésicos gerais retardam a motilidade intestinal que, por sua vez, pode atrasar a eliminação fecal. Os amolecedores de fezes e laxantes são utilizados para restabelecer a eliminação intestinal normal. A dor pós-cirúrgica, bem como medicamentos narcóticos utilizados para controle da dor, também inibem a eliminação intestinal.
- **Medicamentos:** Alguns fármacos são administrados intencionalmente a um paciente para promover a eliminação intestinal normal. Laxantes, catárticos e amolecedores de fezes para promover a evacuação intestinal devem ser usados com cautela para evitar efeitos indesejáveis e não pretendidos (p. ex., dependência, diarreia, desidratação). Um indivíduo pode estar tomando outros medicamentos que causam alterações na eliminação intestinal como efeito colateral. Alguns fármacos causam diarreia, e outros provocam constipação (Quadro 16.1). Por exemplo, o paciente que está tomando antibiótico para tratar infecção pode apresentar diarreia como efeito colateral.

> **QUADRO 16.1**
> Medicamentos associados à constipação
>
> - Fármacos para dor (especialmente narcóticos)
> - Antiácidos (à base de alumínio e cálcio)
> - Medicamentos para pressão arterial (bloqueadores do canal de cálcio)
> - Suplementos férricos
> - Diuréticos
> - Antiespasmódicos
> - Antidepressivos
> - Anticonvulsivantes
> - Fármacos antiparkinsonianos

> ### ✓ Verificação de rotina 1
>
> 1. Uma pessoa que fica 2 a 3 dias sem ter um movimento intestinal apresenta probabilidade de estar sofrendo constipação. Verdadeiro/Falso?
>
> **Resposta:** _____
>
> 2. Descreva brevemente dois fatores psicossociais que podem levar uma pessoa a apresentar alteração na eliminação intestinal.
>
> **Resposta:** _____
> _____
> _____

ALTERAÇÕES NA ELIMINAÇÃO INTESTINAL

As manifestações mais comuns de alterações na função intestinal são constipação, diarreia e **flatulência** (ou acúmulo de gás). Em alguns casos, um indivíduo pode desenvolver impactação decorrente de constipação não aliviada. Algumas doenças, como câncer, doença de Crohn e colite ulcerativa podem exigir que o paciente tenha um desvio intestinal temporário ou permanente.

Constipação

A constipação ocorre quando ficam fezes no colo por longos períodos de tempo, possibilitando que o excesso de água seja absorvido do conteúdo. As fezes ficam duras, secas e difíceis de serem eliminadas. É importante não supor automaticamente que uma pessoa está constipada devido a evacuações infrequentes. Os padrões normais de eliminação variam para cada pessoa. Um indivíduo pode evacuar todo dia, mas outro a cada 2 a 3 dias. Se ambos os indivíduos tiverem fezes moles, firmes, nenhum dos dois sofre de constipação. No entanto, se as fezes da pessoa que evacua a cada 2 a 3 dias são duras, secas e difíceis de eliminar, então ela apresenta constipação.

> **ALERTA DE ENFERMAGEM • Precaução para constipação**
> O esforço associado à constipação pode ser perigoso para pacientes que têm doença cardiovascular:
> Esforço → Estimulação vagal → Arritmias

Impactação

Se a constipação não for resolvida, então ocorre impactação, que possivelmente exigirá a remoção manual, pois o paciente não será capaz de eliminar as fezes por si só. O enfermeiro deve suspeitar de impactação se:

- O paciente não evacuar durante vários dias
- Plenitude retal acompanhada por tentativas frustradas de evacuar
- Há vazamento involuntário de fezes moles do reto

Diarreia

A **diarreia** é a passagem de fezes moles ou líquidas, geralmente com frequência. Isso ocorre porque o conteúdo de alimentos passa pelo sistema GI muito rápido para que os nutrientes e a água sejam absorvidos de forma adequada. Há uma série de razões que provocam isso, como intolerâncias alimentares, estresse e ansiedade, uso errado de laxantes e doenças inflamatórias do sistema gastrintestinal. As fezes da diarreia em geral são ácidas e causam irritação, dor e sangramento na região perianal; são acompanhadas por urgência de evacuação e por cólicas abdominais.

> **ALERTA DE ENFERMAGEM • Precauções para diarreia**
> O enfermeiro deve monitorar os pacientes que apresentam diarreia persistente para detecção de sinais de desidratação.

Incontinência fecal

A **incontinência fecal** é diferente da diarreia. É a eliminação involuntária de fezes e, muitas vezes, está associada à presença de problemas neurológicos ou mentais (p. ex., acidente vascular cerebral, paralisia, confusão, desorientação). Uma pessoa que tem diarreia pode ter incontinência fecal se não puder controlar a urgência de evacuar o reto, que com frequência acompanha a diarreia.

Flatulência

A flatulência é o acúmulo de gases no sistema GI. O gás acumulado é eliminado pela boca (**eructação**) ou pelo ânus (**flato**). Se a flatulência não for eliminada do sistema gastrintestinal, pode causar distensão abdominal, dor e cólicas. Esse gás vem de duas fontes:

1. Ingestão de ar.
2. Degradação de alimentos não digeridos por bactérias inofensivas que vivem normalmente no colo.

A deglutição excessiva de ar geralmente ocorre como resultado de:

- Ingestão rápida de alimentos e de líquidos
- Gomas de mascar
- Tabagismo
- Uso de dentaduras frouxas

Os carboidratos podem não ser digeridos antes de entrar no intestino grosso. Se este for o caso, então as bactérias normalmente encontradas no intestino grosso degradam os carboidratos e produzem gases no processo. Os alimentos que contêm carboidratos que produzem gás em um indivíduo não necessariamente produzem em outra pessoa. Uma possível explicação para tal fenômeno é a crença de que outras bactérias residem no colo e são capazes de destruir os gases residuais da degradação de carboidratos. Gases acumulam-se no colo quando as bactérias responsáveis pela degradação de carboidratos estão em número maior que aquelas que destroem os gases produzidos a partir da degradação dos carboidratos.

Desvios intestinais

Alguns distúrbios do sistema gastrintestinal exigem a retirada de partes do intestino delgado ou grosso (ou de ambos). Nesse caso, será criado um desvio temporário ou permanente do intestino. Um **desvio do intestino**, também chamado de **desvio fecal**, exige que um segmento do intestino delgado ou grosso seja trazido pela parede abdominal, criando uma via alternativa para a evacuação de material fecal do trato intestinal. A abertura real é chamada de **estoma** ou **ostomia**. Quando a ostomia é criada no intestino delgado, ela é chamada de **ileostomia**, e quando é criada a partir do colo ou intestino grosso, é chamada de **colostomia**.

As ostomias temporárias são realizadas quando a reconexão, ou **ressecção**, pode ser realizada e a eliminação intestinal normal pode ser restabelecida. Ostomias permanentes são necessárias quando um segmento do intestino tem de ser removido e a ressecção não é possível. A consistência e o conteúdo das fezes evacuadas por ostomia dependem da localização do estoma. Quanto mais distal, mais formadas serão as fezes. Portanto, enquanto o conteúdo das fezes da ileostomia é líquido, o conteúdo das fezes de colostomias descendentes e sigmoides é mais formado. Ainda assim, em ambos os casos, uma bolsa externa de coleta geralmente é necessária. Cuidados com a pele, modificações na dieta, aplicação de um dispositivo de bolsa, irrigação da colostomia e reconhecer as complicações são tópicos que precisam ser abordados com os pacientes submetidos à ostomia. O enfermeiro também deve estar consciente do impacto psicológico de se ter uma ostomia. Os pacientes podem ter problemas com baixa autoestima ou alteração da imagem corporal e evitar a interação social.

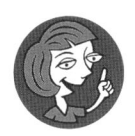

ALERTA DE ENFERMAGEM • Considerações psicossociais para pacientes com ostomia

Pacientes que têm ostomias devem ser cuidadosamente monitorados para sinais de depressão e isolamento, que podem ocorrer secundários a uma alteração percebida na imagem corporal.

Procedimentos alternativos já estão disponíveis para alguns pacientes que em outros aspectos iriam exigir uma ileostomia permanente. Ambos os procedimentos conferem ao paciente mais controle sobre a eliminação intestinal. A **bolsa ileoanal** envolve a criação de um reservatório de coleta de fezes utilizando a extremidade distal do íleo. O reservatório ou bolsa tem a mesma finalidade do reto. A bolsa ileoanal é fixada ao ânus do paciente e as fezes são evacuadas de forma espontânea pelo ânus. O paciente pode, ainda, precisar de uma ileostomia temporária para possibilitar que os locais de conexão na bolsa cicatrizem. A **ileostomia continente de Kock** também é criada com a formação de uma bolsa a partir da extremidade distal do íleo. No entanto,

Verificação de rotina 2

1. Os alimentos que causam gases em uma pessoa não necessariamente causam gases em outra. Verdadeiro/Falso?

Resposta: _____

2. Um estoma que tem coloração _____ deve ser imediatamente relatado, pois indica comprometimento da circulação.

Resposta: _____

nesse processo, o paciente terá um estoma. Este contém uma válvula que pode ser drenada com um cateter externo, possibilitando ao paciente o controle sobre a evacuação intestinal e eliminando a necessidade de uma bolsa de drenagem.

PROCESSO DE ENFERMAGEM E ELIMINAÇÃO INTESTINAL

Investigação

A investigação dos padrões de eliminação intestinal pode ser complicada. A maioria dos pacientes considera isso um tema bastante particular e, por vezes, eles sentem-se constrangidos em divulgar informações sobre seus padrões normais de eliminação intestinal. O enfermeiro deve estabelecer uma boa relação com o paciente e depender de habilidades de observação aguçadas para garantir que as informações obtidas reflitam de maneira precisa o padrão atual de eliminação intestinal do paciente. O banco de dados de investigação deve incluir informações derivadas da história da enfermagem, de resultados de exames laboratoriais e diagnósticos e do exame físico.

História da enfermagem

Ao fazer a história de enfermagem, perguntar ao paciente sobre:

- Padrão de eliminação intestinal (frequência, cor, consistência, odor)
- Alterações recentes na frequência e na consistência
- Informações sobre estilo de vida (dieta, ingestão de líquidos, exercícios físicos, estresse)
- Uso de auxiliares (laxantes, enemas)
- Medicamentos atuais
- História clínica (doença inflamatória do intestino, câncer, distúrbios neuromusculares)

Exames diagnósticos e procedimentos

Exemplos de exames laboratoriais e diagnósticos incluem:

- Pesquisa de sangue oculto nas fezes (Quadro 16.2)
- Culturas de fezes
- Séries do sistema GI superior (radiografia do trato gastrintestinal superior usando bário)
- Enema opaco (radiografia do sistema gastrintestinal inferior usando bário)
- Endoscopia e colonoscopia

> **QUADRO 16.2**
> **Pesquisa de sangue oculto nas fezes** 8
>
> Para evitar um resultado falso-positivo, o paciente deve ser orientado a evitar o seguinte por três dias antes da pesquisa de sangue oculto ser realizada:
>
> - Carnes vermelhas
> - Vitamina C (doses > de 250 mg)
> - Ácido acetilsalicílico
> - Medicamentos anti-inflamatórios não esteroides
>
> Recomenda-se que o exame seja repetido três vezes antes de confirmar sangramento GI

Exame físico

Durante o exame físico:

- Observe a condição da boca do paciente (observe se há alguma cárie ou lesão na boca).
- Avalie o abdome.
  - Observe se há distensão e meça a circunferência abdominal.
  - Ausculte os sons intestinais (sempre ausculte antes de palpar).
  - Palpe o abdome para detecção de massas e observe se há sinais de desconforto.
  - Se o paciente tiver um desvio do intestino, observe a condição do estoma.

Diagnósticos de enfermagem

Os diagnósticos de enfermagem diretamente relacionados com a eliminação intestinal, bem como aqueles relacionados com outros problemas físicos e psicossociais apresentados pelo paciente, devem ser incluídos. Exemplos de diagnósticos de enfermagem incluem:

- Incontinência intestinal
- Constipação, risco de constipação, constipação percebida
- Diarreia
- Risco da integridade da pele prejudicada
- Risco de deficiência de volume de líquidos
- Conhecimento deficiente
- Distúrbio na imagem corporal
- Interação social prejudicada

Planejamento

Identificar metas e resultados esperados, definir prioridades e planejar intervenções estão incluídas na fase de planejamento do processo de enfermagem. Uma das metas do atendimento é retornar o paciente a um padrão normal de eliminação intestinal. No entanto, é importante definir metas e resultados que sejam realistas para o indivíduo e sua situação exclusiva. É possível que, em algumas situações, voltar ao seu padrão normal de eliminação intestinal não seja o desejado (pode ter sido um padrão doentio) ou não é realista. Por exemplo, um paciente que tenha sido diagnosticado com câncer de colo e que tenha uma colostomia permanente não será capaz de restabelecer seu padrão normal de eliminação intestinal. Em vez disso, é necessário trabalhar em conjunto com o paciente para identificar formas de assegurar que as mudanças necessárias exerçam impacto mínimo sobre a maneira como o paciente está acostumado a viver (p. ex., fazer compras, viajar, socializar).

Implementação

As intervenções são voltadas para a prevenção de problemas de eliminação intestinal ou para resolver alterações na eliminação intestinal.

Intervenções para promoção de saúde

Dependendo das informações fornecidas pelo paciente durante a investigação, pode ser necessário orientá-lo sobre práticas que promovam um padrão de eliminação intestinal saudável. A pessoa deve ser incentivada a incluir fibras na alimentação, beber bastante líquido, ter um tempo para a eliminação intestinal e identificar maneiras de lidar de modo eficaz com o estresse. O paciente também deve ser informado sobre os efeitos do álcool e do tabaco sobre a eliminação intestinal (uso crônico pode causar diarreia). Quando for necessário internar o paciente, ou quando ele já reside em um local para cuidados prolongados, o enfermeiro deve assegurar que as necessidades de privacidade sejam satisfeitas e lembrar-se de que o posicionamento é importante na capacidade de defecar.

Intervenções de eliminação alteradas

As intervenções seguintes podem ser utilizadas para pacientes que estão sofrendo alterações na eliminação intestinal:

- **Medicamentos:** Administração de laxantes e catárticos para constipação e de agentes antidiarreicos para diarreia. O enfermeiro deve monitorar para detecção de dependência.

- **Enema:** Usado para alívio temporário da constipação. Também pode ser utilizado como preparação para exames GI.
- **Remoção digital das fezes:** Usado quando o paciente tem impactação. Deve-se tomar cuidado para evitar a perfuração do reto. *É necessário prescrição de um médico.*
- **Sonda retal**: Utilizada para aliviar gases.
- **Intubação nasogástrica**: Empregada para aliviar a pressão causada pelo acúmulo de líquidos e ar. A intubação também pode ser utilizada para alimentar pacientes e para irrigar o estômago. O enfermeiro deve verificar sempre a colocação da sonda após a inserção e toda a vez que ela for reposicionada. A maneira mais precisa de verificar seu posicionamento é por radiografia.

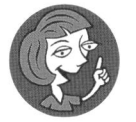

ALERTA DE ENFERMAGEM • Colocação de sonda nasoentérica

Se uma sonda nasoentérica é prescrita para fins de alimentação, a colocação correta deve ser confirmada por radiografia antes de qualquer alimentação ser iniciada.

- **Cuidados com a ostomia:** O cuidado com a ostomia envolve três componentes (Quadro 16.3):
    1. **Avaliação do estoma:** A cor do estoma varia de rosa a vermelha. A coloração azulada (cianose) é um sinal de má circulação e deve ser relatada.
    2. **Aplicação de bolsa e cuidados com a pele:** A pele deve ser limpa e preparada para proporcionar boa vedação quando a bolsa é aplicada. Existem vários tipos de bolsas; o enfermeiro especialista em enterostomia auxilia o paciente na escolha da bolsa que melhor atenda as suas necessidades.
    3. **Manejo das características fecais**: Ensine o paciente a observar os efeitos dos alimentos sobre a consistência e o odor das fezes e a fazer ajustes conforme necessário. Isso também ajudará no estabelecimento de um padrão de eliminação intestinal regular para determinados tipos de ostomias.
- **Treinamento do intestino**: O treinamento do intestino é mais benéfico para pacientes que estão se recuperando de distúrbios neurológicos e ainda mantêm algum controle muscular sobre a evacuação intestinal. O paciente tenta estabelecer horários para a eliminação. Isso pode exigir ajustes na dieta e medicamentos. O programa leva tempo para funcionar e exige paciência e diligência.

QUADRO 16.3
Dica de procedimento: cuidado do estoma

As principais metas de cuidado do estoma incluem:

1. Evitar vazamentos.
2. Evitar rupturas da pele.
3. Reconhecer complicações logo no início.

Dica	Justificativa
• Observar a cor do estoma. Ele deve ser de coloração vermelha a rosa. *Não deve ser de coloração azulada.*	• Coloração azulada sugere comprometimento da circulação e precisa ser relatada imediatamente.
• Limpar a pele completamente e possibilitar sua secagem antes de aplicar a bolsa de drenagem.	• Promove a vedação segura com a pele e evita vazamento de fezes, que podem provocar irritações cutâneas.
• Selecionar a bolsa de drenagem com uma abertura que seja compatível com o tamanho do estoma. Algumas bolsas já vêm com uma abertura pré-cortada, mas outras requerem o corte.	• Uma abertura demasiadamente grande possibilita que as fezes entrem em contato com a pele que circunda o estoma, causando irritação e ruptura da pele.
• Ensinar o paciente a cuidar adequadamente do estoma em casa (aplicação de bolsa de drenagem, cuidado da pele e sinais de complicações).	• Promove cumprimento das principais metas de cuidado do estoma.

CONCLUSÃO

Os principais conceitos apresentados neste capítulo incluem:

- Padrões de eliminação intestinal variam muito para cada indivíduo.
- Idade, dieta, ingestão de líquidos, nível de atividade, estado de saúde e emocional influenciam o padrão de eliminação intestinal de um indivíduo.
- Alterações na eliminação intestinal incluem constipação, diarreia, flatulência, incontinência fecal e desvios do intestino.
- Exames diagnósticos que ajudam a identificar causas subjacentes de alterações na eliminação intestinal incluem pesquisa de sangue oculto, culturas de fezes, séries GI superiores e inferiores e procedimentos endoscópicos.
- Alterações na eliminação intestinal podem levar o paciente a sofrer por alteração da imagem corporal e deficiência de interação social.
- As intervenções de enfermagem relacionadas com a eliminação intestinal são direcionadas para a promoção da saúde; correção de alterações na eliminação intestinal, quando possível; e restauração do paciente a seu nível ideal de funcionamento, que pode ou não ser o mesmo que aquele anterior à alteração na eliminação intestinal.

QUESTÕES DE REVISÃO

1. Todas as seguintes alternativas podem ocorrer como resultado de diarreia, EXCETO:
   a. Sangramento
   b. Hemorroidas
   c. Irritação
   d. Dor

2. Qual das seguintes alternativas contribui(em) para a ocorrência de gases?
   a. Comer muito rápido
   b. Dentaduras frouxas
   c. Tabagismo
   d. a e c
   e. Todas as alternativas anteriores

3. Qual dos seguintes achados sugere que o paciente está sofrendo alteração na eliminação intestinal?
   a. Frequência de evacuação a cada 2 a 3 dias
   b. Fezes de coloração marrom
   c. Fezes duras e secas
   d. a ou c
   e. Todas as alternativas anteriores

4. Qual das seguintes instruções deve ser dada ao paciente que vai ser submetido a uma pesquisa de sangue oculto nas fezes?
   a. Não tomar ácido acetilsalicílico três dias antes do exame.
   b. Não comer carne vermelha durante três dias antes do exame.
   c. Não tomar mais do que uma dose de 250 mg de vitamina C por três dias antes do exame.
   d. a e c
   e. Todas as alternativas anteriores

5. Os pacientes com intolerância à lactose devem evitar qual dos seguintes alimentos?
   a. Feijão
   b. Pão de trigo
   c. Ovos
   d. Sorvete
   e. c e d

6. Ao realizar o exame físico em um paciente que sofre de alteração na eliminação, o enfermeiro deve:
   a. Verificar o estado dos dentes do paciente.
   b. Observar se há distensão abdominal.
   c. Ouvir os sons intestinais.
   d. Palpar o abdome.
   e. Todas as alternativas anteriores

❓ QUESTÕES DE REVISÃO

RESPOSTAS

Verificação de rotina 1
1. Falso
2. Quaisquer dois dos quatro critérios seguintes:
   Mudanças nos padrões alimentares de uma pessoa com alterações posteriores na eliminação enquanto em férias.
   Pacientes hospitalizados podem ter dificuldade para evacuar devido à falta de privacidade e à incapacidade de assumir a posição sentada (posição normal de eliminação intestinal).
   Uma pessoa pode optar por atrasar a eliminação intestinal quando em lugares públicos por causa de percepções sobre a limpeza ou pelo medo de passar vergonha.
   O estado emocional também pode causar mudanças nos padrões de eliminação intestinal.
   Sentimentos de ansiedade e medo podem desencadear diarreia; a constipação foi associada à depressão crônica.

Verificação de rotina 2
1. Verdadeiro
2. Azulada

Questões de revisão
1. b   2. e   3. c   4. e   5. d   6. e

REFERÊNCIAS

Craven RF, Hirnle CJ: *Fundamentals of Nursing: Human Health and Function*, 5th ed. Philadelphia: Lippincott, 2006.

Daniels R: *Nursing Fundamentals: Caring & Clinical Decision Making*. New York: Delmar Thompson Learning, 2004.

Potter PA, Perry AG: *Fundamentals of Nursing*, 6th ed. St. Louis: Mosby Elsevier, 2005.

WEBSITES

American Cancer Society: *Colostomy Guide*. Disponível em http://www.cancer.org/docroot/CRI/content/CRI_2_6x_Colostomy.asp?sitearea=&level=.

American Cancer Society: *Ileostomy Guide*. Disponível em http://www.cancer.org/docroot/CRI/content/CRI_2_6x_Ileostomy.asp.

Family Doctor: *Elimination Problems*. Disponível em http://familydoctor.org/online/famdocen/home/tools/symptom/532.html.

The J-Pouch Group: *Living with Your J-Pouch*. Disponível em http://www.j-pouch.org/illustratedpouch/index.html.

Medline Plus: *Colostomy*. Disponível em http://www.nlm.nih.gov/medlineplus/tutorials/colostomy/htm/index.htm.

Medline Plus: *Ostomy*. Disponível em http://www.nlm.nih.gov/medlineplus/ostomy.html.

National Digestive Diseases Information Clearinghouse: *What Causes Constipation?* Disponível em http://www.digestive.niddk.nih.gov/ddiseases/pubs/constipation/index.htm#what.

National Digestive Diseases Information Clearinghouse: *What Causes Gas?* Disponível em http://digestive.niddk.nih.gov/ddiseases/pubs/gas/#cause.

capítulo **17**

Necessidades psicossociais

Objetivos da aprendizagem
Ao final do capítulo, o leitor será capaz de:

1 Diferenciar entre autoconceito e autoestima.

2 Discutir identificação, imagem corporal e papéis como componentes do autoconceito.

3 Discutir fatores que influenciam o autoconceito.

4 Descrever manifestações de alterações do autoconceito.

5 Identificar os fatores que influenciam o papel e o relacionamento.

6 Discutir alterações nos papéis e relacionamentos.

7 Diferenciar entre gênero, papel de gênero e orientação sexual.

8 Discutir fatores que podem influenciar a sexualidade de uma pessoa.

9 Comparar espiritualidade e religião.

10 Discutir variáveis que influenciam a espiritualidade de uma pessoa.

11 Discutir estresse, fontes de estresse e resposta ao estresse.

12 Descrever estresse, enfrentamento e adaptação.

13 Discutir fatores que influenciam o modo como a pessoa lida com perdas e expressa o luto.

14 Comparar e contrastar modelos de luto.

15 Distinguir entre técnicas de comunicação terapêutica eficazes e blocos de comunicação.

16 Discutir intervenções que podem ser utilizadas para atender às necessidades psicossociais do paciente.

> **PALAVRAS-CHAVE**
>
> Adaptação
> Autoconceito
> Autoestima
> Desempenho de papéis
> Distresse
> Enfrentamento
> Estresse
> Gênero
> Hermafroditas
>
> Identidade
> Imagem corporal
> Intersexuais
> Libido
> Orientação sexual
> Papel
> Papel de gênero
> Religião

VISÃO GERAL

Muitos tópicos foram discutidos ao longo deste livro, e cada um tem, de alguma maneira, falado algo sobre as necessidades psicossociais dos pacientes. As discussões variaram desde a relação entre as funções fisiológicas básicas e fatores psicossociais (p. ex., a excitação eleva a pressão arterial) até o impacto das funções fisiológicas sobre o bem-estar psicossocial do indivíduo (p. ex., imagem corporal alterada ou sexualidade relacionada à presença de uma ostomia). Este capítulo é diferente dos anteriores, pois o foco aqui está sobre as necessidades psicossociais do paciente. O capítulo inclui a discussão de autoconceito, papéis familiares e relacionamentos, sexualidade, espiritualidade humana, estresse, perda, luto e enfrentamento. Será apresentada uma abordagem breve sobre cada um desses conceitos. O processo de enfermagem servirá como plataforma para discutir melhor a maneira de atender às necessidades psicossociais dos pacientes.

AUTOCONCEITO

O **autoconceito** é definido como a maneira como um indivíduo *pensa* sobre si próprio (p. ex., inteligente, burro, alto, baixo, moderado, assertivo). A **autoestima** está mais relacionada com a maneira como uma pessoa *sente-se* sobre si mesma (p. ex., bom, ruim, gostar, não gostar). Todos nós passamos por momentos em que temos baixa autoestima. No entanto, a autoestima essencial de uma pessoa (baixa ou alta) é estável ao longo do tempo e é o melhor indicador de como ela realmente se *sente* sobre si mesma. Os indivíduos não nascem com autoconceito ou autoestima; ambos desenvolvem-se no decorrer da vida e são influenciados por muitas variáveis. O autoconceito é muito importante, pois influencia de forma significativa as interações interpessoais e a capacidade para estabelecer relacionamentos saudáveis.

Componentes do autoconceito

Identidade, imagem corporal e papel (desempenho do papel) ajudam a definir o autoconceito e a autoestima essencial. Cada um desempenha um papel único.

- A **identidade** é o princípio organizador do eu, a consciência de que se é um indivíduo distinto, separado dos outros. A princípio, os indivíduos dependem de outros para definir quem eles são. Os pais influenciam fortemente a identidade de seus filhos nos primeiros anos. No entanto, conforme as crianças crescem e começam a interagir com outros indivíduos que não os seus pais, desenvolvem pontos de referência diferentes ou ampliam os limites para definir quem eles são. A identidade do adolescente, em particular, é muito influenciada pelos seus pares (pessoas que eles percebem como muito semelhantes a eles). Em seguida, uma pessoa irá participar de um processo de autoavaliação e depois definir quem ela é. O resultado da autoavaliação e do consequente estabelecimento da sua identidade exclusiva será mais do que a soma das influências dos pais, colegas e outros.
- A **imagem corporal** é a descrição que um indivíduo faz de seu corpo físico (p. ex., peso, altura, forma do corpo, cor da pele). Além disso, ele desenvolve percepções sobre sua composição física. Uma pessoa pode perceber-se como feminina, masculina, forte, fraca, bonita ou feia. As percepções positivas da imagem corporal contribuem para o estabelecimento de um autoconceito positivo, assim como a elevada autoestima essencial. No entanto, as percepções negativas da imagem corporal contribuem para um autoconceito ruim e baixa autoestima essencial.
- O **papel** é "um comportamento esperado de determinado indivíduo." Os papéis podem ser atribuídos ou forçados, caso em que a pessoa não tem controle sobre estar naquele papel (p. ex., irmã, filho), ou os papéis podem ser assumidos. Os papéis assumidos podem ou não ser por escolha (p. ex., marido, mãe, enfermeiro, político). O **desempenho de papéis** é a percepção do indivíduo de seu sucesso na realização de um determinado papel. O autoconceito é influenciado de maneira positiva quando o indivíduo percebe o sucesso no desempenho do seu papel. O efeito oposto ocorre quando a pessoa acredita que não obteve êxito em um papel específico.

Fatores de influência

Diversas variáveis influenciam o autoconceito de uma pessoa. Exemplos de fatores de influência incluem:

- **Expectativas culturais**: Características físicas, como tamanho grande, podem ser vistas de maneira negativa em uma cultura e completamente aceitáveis, ou mesmo desejadas, em outra.
- **Estágio de desenvolvimento**: O autoconceito surge com o tempo de vida e é influenciado por tarefas de desenvolvimento exclusivas para vários estágios. Por exemplo, as crianças que começam a andar têm a tarefa de estabelecer um senso de autonomia e fazem-no por experiências em seu ambiente. Se a criança que está começando a andar tem a possibilidade de explorar o ambiente, ela vai sentir-se segura e começar a estabelecer um senso de confiança. Por outro lado, se a criança constantemente ouve "não" e não tem permissão para explorar o ambiente, então ela pode desenvolver sentimentos de vergonha e dúvida.

- **Experiências passadas**: Embora as experiências passadas bem-sucedidas construam um autoconceito positivo, casos repetidos de fracasso levam à formação de um autoconceito negativo e favorecem a baixa autoestima.
- **Desvios de saúde**: Doenças, cirurgia e traumatismo podem mudar a aparência externa ou a capacidade funcional de um indivíduo. Alterações na aparência podem levá-lo a sentir vergonha, isolar-se e desenvolver baixa autoestima. Mudanças na capacidade funcional muitas vezes exigem alterações no desempenho de papéis, afetam a capacidade de ser autossuficiente e mudam os relacionamentos, sendo que todos podem levar a um autoconceito negativo e a uma baixa autoestima.

Alterações no autoconceito

O autoconceito alterado pode ser manifestado pelo fracasso ao realizar atividades de autocuidado. O indivíduo pode demonstrar falta de higiene, expor ou esconder o corpo de maneira inadequada, negar preocupações com a saúde, não aderir aos tratamentos recomendados, ou até mesmo se recusar a participar do planejamento de seu próprio cuidado. Pacientes com alteração no autoconceito também podem apresentar ansiedade, depressão e comportamentos autodestrutivos, como uso abusivo de fármacos e excesso de ingestão de alimentos; podendo também evitar as interações sociais.

FAMÍLIAS, PAPÉIS E RELACIONAMENTOS

O enfermeiro que trabalha com pacientes de forma isolada deve considerar seu papel e relações dentro das redes sociais. Existem diversos tipos de redes sociais. A família é uma delas. A família é um grupo social cujos membros compartilham valores, ocupam posições específicas, interagem ao longo do tempo e têm diversas forças e necessidades. Nem todas as famílias são parecidas; na verdade, existem inúmeros tipos de estruturas familiares, como a nuclear, a de progenitor solteiro, as reconstituídas, coabitadas, estendidas e comunais (Fig. 17.1). A função da família pode ser diferente em cada tipo de família, mas quase todas incluem as funções básicas de atendimento das necessidades físicas e econômicas, de intimidade sexual, reprodução, educação, socialização, proteção e apoio. Também é importante que os profissionais de saúde tenham em mente que famílias informais (i. e., aquelas não estabelecidas por meio de laços matrimoniais e relações de sangue) também existem e cumprem as mesmas funções que uma estrutura familiar formal.

Fatores de influência

Os fatores que influenciam os papéis familiares e as relações incluem valores e sistema de crenças, finanças, experiências passadas e alterações na saúde, bem como outros estressores da vida.

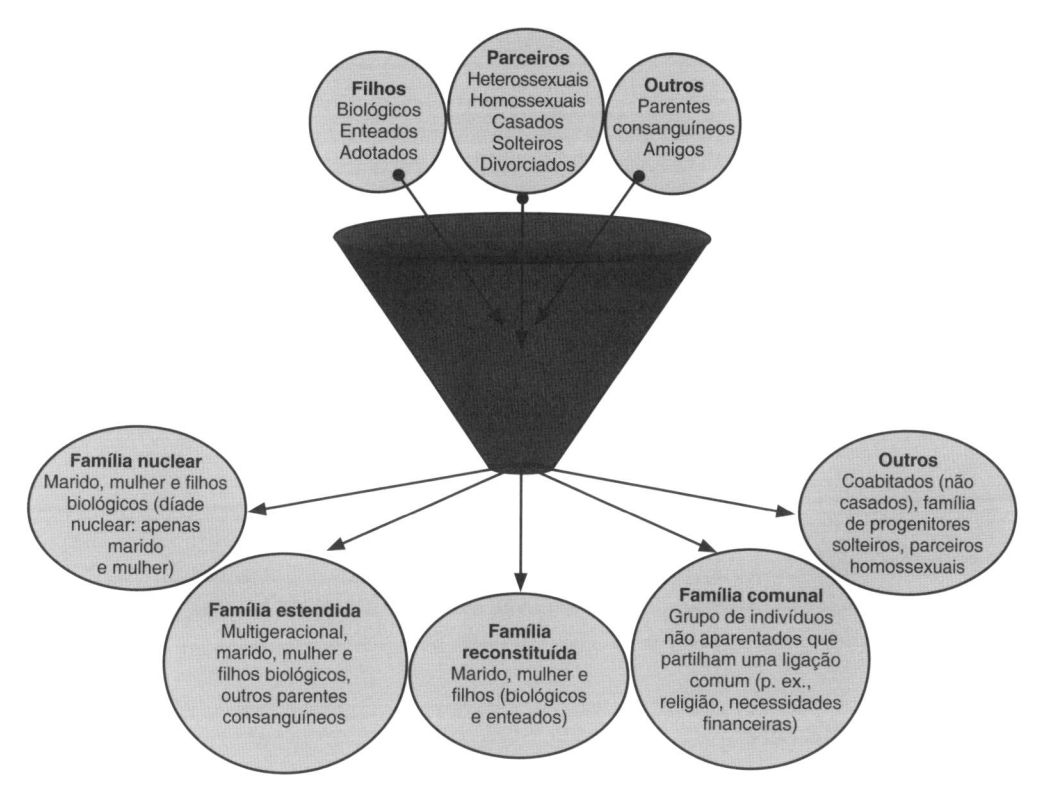

FIGURA 17.1 Diagrama esquemático das estruturas familiares.

Valores e crenças

Os valores e sistemas de crenças de um grupo de pessoas influencia a maneira como os indivíduos crescem e funcionam em sociedade, bem como que papéis são aceitáveis ou não, tanto dentro como fora da família. Em algumas sociedades, gênero e posição na família influenciam os papéis assumidos pelos seus membros. Por exemplo, os homens em uma família podem receber o papel de provedores ou "ganha-pão", e as mulheres, de provedoras de assistência às crianças. Na sociedade de hoje, esse pode não ser o caso. As mulheres podem sair da família para trabalhar e assumir o papel de provedoras, e o marido pode ficar em casa e cuidar dos filhos ou ambos, marido e mulher, compartilharem o papel de provedores e de cuidadores das crianças de maneira igual.

Finanças

Anteriormente, afirmamos que uma das funções básicas da maioria das famílias é a provisão de recursos econômicos. Portanto, é lógico que as restrições financeiras podem alterar significativamente a função da família, bem como os papéis nela desenvolvidos. A saúde da família, o tipo e a disponibilidade de abrigo, o tipo de educação fornecida para as crianças e muitas outras coisas sofrem o impacto dos recursos financeiros disponíveis para a família. Os papéis também podem ser afetados pelos recursos financeiros disponíveis. Recursos econômicos podem permitir que uma família que acredita que é importante a mãe ficar em casa com as crianças faça isso ou impedir que a família com esta mesma crença atenda a tal expectativa. Crianças que vivem em uma casa onde ambos os pais trabalham fora podem servir como figuras parentais para irmãos mais novos.

Experiências do passado

As experiências de vida anteriores no seio familiar influenciam a função e as relações futuras da família. Indivíduos que, quando crianças, estavam acostumadas a sentar-se à mesa e comer juntos, podem continuar a tradição em suas famílias e demonstrar melhor comunicação e habilidade de resolução de problemas do que aqueles que raramente se veem. Entretanto, uma pessoa que cresce em um ambiente de abuso pode tornar-se um abusador, afastar-se das relações, aceitar o abuso como parte normal do relacionamento ou buscar recursos para construir relacionamentos saudáveis.

Situações de crise

A perda de um membro da família, perda de emprego, envolvimento em acidentes ou catástrofes e doenças (agudas ou crônicas) são todas potenciais situações de crise familiar. Mudanças temporárias nos papéis familiares ou a adoção de novos papéis podem ser necessárias para qualquer uma das situações acima mencionadas. Quão bem a família adaptar-se-á vai depender do sistema de apoio disponível no momento e das habilidades de enfrentamento dos membros de cada família. As doenças crônicas podem ter um efeito duradouro e profundo na família. Muitos ajustes podem ser necessários. Em alguns casos, as famílias não conseguem suportar o estresse e o divórcio, em geral, é o desfecho das transações.

Alterações nos papéis e relações

Mudanças impostas por qualquer um dos fatores de influência identificados anteriormente podem resultar em diversas alterações de papéis e relações (Quadro 17.1). Exemplos de alterações que podem ocorrer incluem:

- **Separação e divórcio**, embora não sejam as escolhas mais desejáveis, às vezes são necessárias. Independentemente do motivo para a separação ou divórcio, o resultado quase sempre requer ajustes de papéis.
- O **abuso** pode ser físico, sexual ou emocional. Ele pode ser direcionado para filhos, maridos, esposas, pais ou outros membros da família (p. ex., avós). Todas as formas de abuso podem ter efeitos devastadores, de longa duração.

QUADRO 17.1
Distúrbios de papéis

O enfermeiro deve observar com cuidado a presença de tensão do papel e conflito de papel, quando houve mudanças na função normal da família.

- **Tensão do papel**: Incapacidade percebida ou real de realizar as expectativas de um papel
- **Conflito de papéis**: Ocorre quando um indivíduo está funcionando em papéis que são incompatíveis uns com os outros
- **Confusão de papéis**: Ocorre quando há incerteza sobre o papel a assumir

---

Em alguns casos, ele pode ser resolvido e a família, salva. Em outros casos, isso não é possível, e em situações extremas, o desfecho pode ser até mesmo a morte dos indivíduos que sofreram abuso ou negligência.

◐ **Depressão, desvios de desenvolvimento e isolamento social** são também manifestações potenciais de papéis e relações alteradas. Os indivíduos que são forçados a trocas de papéis devido à perda de emprego ou aposentadoria podem apresentar depressão. A ausência de vínculo parental muitas vezes causa atraso no crescimento e no desenvolvimento em crianças. O abuso e outras formas de disfunção familiar podem impedir o domínio de tarefas do desenvolvimento pelos membros de cada família. Por exemplo, o *feedback* negativo constante sobre o comportamento de um pré-escolar pode gerar sentimentos de culpa, em vez de iniciativa. As famílias ou membros isolados da família podem não interagir com outras pessoas devido ao constrangimento sobre a sua situação financeira, como um meio de ocultar a presença de alcoolismo ou violência doméstica, ou por medo de rejeição ou ridicularização por parte de estranhos. Em outros casos, o isolamento pode ser por opção. Por exemplo, aquele que resulta de discriminação, doenças incapacitantes ou da recolocação forçada no trabalho.

✓ Verificação de rotina 1

1. Autoestima é o que a pessoa pensa de si própria e autoconceito é como uma pessoa sente-se sobre si mesma. Verdadeiro/Falso?

Resposta: _____

2. Liste quatro tipos de crises familiares que podem alterar os papéis dos membros da família.

Resposta:
_____
_____
_____

SEXUALIDADE HUMANA

A sexualidade é uma experiência fisiológica, psicológica e social. É uma parte básica, "completamente normal" do ser humano. Uma ampla gama de tópicos pode ser incluída na discussão acerca da sexualidade humana. A discussão pode ser tão básica como discutir a fisiologia da reprodução humana ou tão complexa como discutir expectativas de papéis sexuais (Quadro 17.2). A promoção da saúde sexual, da mesma maneira, exige do enfermeiro abordar qualquer preocupação fisiológica, psicológica e social expressa pelo paciente. Para identificar e responder de maneira eficaz às necessidades do paciente, o enfermeiro deve, primeiro, estabelecer um relacionamento e uma relação de confiança com ele. O restante desta seção inclui a discussão de conceitos básicos relacionados à sexualidade humana, fatores de influência e alterações comuns.

QUADRO 17.2
Componentes da sexualidade

Gênero
- Masculino
- Feminino
- Intersexualidade

Papel de gênero
- Masculino
- Feminino
- Transgêneros

Orientação sexual
- Heterossexual
- Homossexual (*gay* ou lésbica)
- Pansexual (bissexual)

ALERTA DE ENFERMAGEM • Discussão sem julgamento da sexualidade

O enfermeiro deve ter uma abordagem aberta ao discutir a sexualidade com o paciente. Nenhuma suposição ou julgamento deve ser feito sobre o papel de gênero do paciente ou sua orientação sexual.

Conceitos básicos

O **gênero** é definido pelo sexo biológico de um indivíduo – masculino, feminino ou intersexual. Os indivíduos **intersexuais** (chamados por algumas pessoas de **hermafroditas**), nascem com a combinação de órgãos sexuais masculinos e femininos. O **papel de gênero** é o papel masculino ou feminino adotado e é parcialmente definido dentro do contexto cultural e social do indivíduo. A **orientação sexual** refere-se ao afeto e atração sexual de uma pessoa por outra. As pessoas com orientação heterossexual são atraídas pelo sexo oposto (p. ex., do sexo masculino para o feminino ou do sexo feminino para masculino). No entanto, os indivíduos homossexuais são atraídos por pessoas do mesmo sexo (p. ex., homem por homem ou mulher por mulher). Algumas pessoas têm orientação bissexual e são igualmente atraídas por um sexo como pelo outro. Durante o levantamento de dados e atendimento aos pacientes, os enfermeiros podem encontrar indivíduos com qualquer uma das orientações sexuais anteriormente descritas. Em qualquer caso, o enfermeiro não deve fazer suposições. Em vez disso, ele deve fazer referências gerais ao outro significativo; possibilitar ao paciente definir especificamente o sexo e a natureza do relacionamento com o indivíduo.

Fatores de influência

Inúmeras variáveis influenciam a sexualidade de um indivíduo, bem como sua saúde sexual. O estado físico e psicológico de uma pessoa, seu uso de drogas (prescritas ou não) e álcool, e intervenções clínicas (p. ex., cirurgia, radioterapia), bem como as expectativas sociais e culturais, têm o potencial de exercer impacto na sexualidade.

Fatores de saúde

Uma ampla gama de alterações de saúde afeta a sexualidade e a saúde sexual. Alterações na secreção de hormônios que controlam a função sexual (p. ex., testosterona, estrogênio, progesterona) podem causar problemas com a determinação do sexo, relações sexuais e de reprodução. Cada uma dessas questões também pode levantar questões psicossociais (p. ex., autoestima, autoconceito e questões de papel de gênero). As alterações hormonais também ocorrem como parte do processo normal de envelhecimento, em particular nas mulheres. O enfermeiro deve compreender que as expectativas em relação a sexualidade e intimidade podem não mudar, necessariamente; assim, ele tem o desafio de ajudar o paciente a identificar formas de atender as suas necessidades sexuais dentro do contexto das mudanças hormonais.

Distúrbios sistêmicos, como diabetes, hipertensão e doença cardíaca podem interferir na função sexual e influenciar a sexualidade em decorrência tanto do impacto fisiológico como do psicológico. Por exemplo, uma pessoa com uma doença cardíaca pode ter disfunção erétil secundária a problemas circulatórios, mas também estar com receio de ter relações sexuais pelo medo de ter um infarto causado pelo esforço físico. Outras doenças, como artrite, paralisia ou deficiência física, acarretam limitações físicas que interferem na capacidade de se envolver em relações sexuais. A dor é outro fenômeno que limita a capacidade de se envolver em relações sexuais. Cada uma dessas situações não apenas tem o potencial de limitar a capacidade física para a relação sexual, mas também o de afetar outros componentes da sexualidade, como a identidade de papel de gênero (masculinidade ou feminilidade), a capacidade de manter ou desenvolver relações afetivas e a de atender às expectativas de papel definidas por sua cultura e sociedade.

As doenças sexualmente transmissíveis (DSTs) podem ter um impacto sobre a sexualidade de várias maneiras. Uma DST pode incapacitar o indivíduo a ponto de ele ser incapaz de ter relações sexuais. Ela também pode inibir uma pessoa ou seu parceiro de se envolver em relações sexuais por causa do medo de transmitir ou contrair a doença. Além disso, um portador de DST pode sofrer ostracismo, o que interfere em sua capacidade de formar relações afetivas ou íntimas com outras pessoas. A orientação é o principal componente para minimizar o impacto negativo de uma DST sobre a sexualidade do paciente. A abordagem deve ser dupla:

1. O enfermeiro deve procurar oportunidades para orientar os pacientes e outros membros da comunidade sobre como se proteger de doenças sexualmente transmissíveis.
2. O enfermeiro deve ensinar aos pacientes com DSTs como prevenir a transmissão, bem como discutir com eles os outros componentes para atingir e manter relações íntimas saudáveis.

Drogas e fármacos

Os fármacos prescritos, bem como as drogas e o álcool, influenciam a sexualidade de um indivíduo. A influência pode ser direta ou indireta. Por exemplo, um medicamento anti-hipertensivo pode contribuir para disfunção erétil, que afeta diretamente a capacidade de ter relações sexuais. Entretanto, uma mulher pode desenvolver uma infecção por leveduras e em seguida odor corporal após tomar um antibiótico; isto exerce um impacto sobre sua capacidade de ser sexualmente atraente (influência indireta). Outros exemplos de como as drogas e os fármacos influenciam a sexualidade e a saúde sexual são os seguintes:

- Interferir na capacidade de tomar uma decisão sensata de se envolver ou não em uma relação sexual por causa do estado mental alterado (intoxicação por álcool, drogas do estupro – "boa-noite cinderela"); podem causar diminuição da **libido** ou desejo de ter relações sexuais.
- Interferir na habilidade de conseguir ter ereção, orgasmo ou ejaculação e o sentimento associado de inadequação.
- Causar ressecamento e dor.

Intervenções terapêuticas

Qualquer procedimento cirúrgico de grande porte tem potencial de alterar temporariamente a capacidade e o desejo de uma pessoa de se envolver em uma relação sexual. Em tais casos, geralmente não há consequências duradouras. Ao contrário, intervenções cirúrgicas como histerectomias, mastectomias e colostomias têm o potencial de apresentar consequências adversas de longa duração, especialmente sem a intervenção adequada. Algumas pessoas têm ideias erradas sobre o efeito de uma histerectomia ou mastectomia na feminilidade de uma mulher. Outrossim, isso é verdadeiro sobre crenças infundadas sobre a sexualidade de um portador de colostomia. Não há nenhuma razão fisiológica para que qualquer uma das situações antes referidas provoque mudanças na sexualidade de um indivíduo, mas a presença de modificações externas no corpo, como é o caso de uma mastectomia ou colostomia, junto com baixa autoestima e influências culturais e sociais fortes tornam difícil convencer o paciente de que seja diferente. Enfermeiros e outros membros da equipe de saúde devem esclarecer os equívocos, ajudar o indivíduo a identificar maneiras de melhorar sua sexualidade, realizar escuta ativa, bem como ajudá-lo a trabalhar com os sentimentos relacionados à sexualidade, e fazer encaminhamentos quando há necessidade de atendimento especializado.

Fatores psicossociais

Crenças familiares, religião, expectativas culturais e sociais, o autoconceito e todas as experiências passadas influenciam a maneira como um indivíduo define e expressa sua sexualidade. Por exemplo, duas pessoas podem rotular um estilo particular de se vestir de modo totalmente diferente, dependendo do que é considerado aceitável dentro de sua família, cultura, religião ou sociedade. Um indivíduo pode perceber certo estilo de vestir como promíscuo, mas um outro pode percebê-lo como totalmente aceitável e adequado. Outro exemplo pode ser o significado atribuído a dois homens se beijando. Em algumas culturas, isso é aceitável, mas, em outras, é rotulado como "inapropriado".

As experiências passadas de uma pessoa também influenciam a sua sexualidade. Indivíduos que foram abusados sexualmente podem evitar relacionamentos íntimos, tornarem-se promíscuos do ponto de vista sexual ou tornarem-se, eles próprios, abusadores. O ambiente físico, bem como o contexto do ambiente de um indivíduo, pode ter impacto sobre a sexualidade. Por exemplo, pacientes hospitalizados e pacientes que residem em locais para cuidados de longo prazo podem não ter um ambiente propício para a expressão sexual livre ou sentirem-se desconfortáveis em expressar afeto aos outros significativos nesse contexto. As preocupações quanto a contrair uma DST ou engravidar também causam alterações na intimidade sexual. Além disso, se a discussão aberta sobre sexualidade é permitida ou não pode ser considerado um fator influenciador do ambiente sobre a sexualidade.

Alterações na sexualidade

As alterações na sexualidade são de natureza fisiológica ou psicossocial. É possível ocorrer alterações como resultado de qualquer um dos fatores de influência mencionados anteriormente (individualmente ou em combinação). Exemplos de alterações na sexualidade incluem:

- **Dispareunia**, ou coito doloroso, é associada à secura vaginal secundária a excitação sexual inadequada, deficiência de estrogênio e determinados tipos de fármacos, como anti-histamínicos. Infecções e dispositivos anticoncepcionais de barreira também podem causar irritação e dor.
- **Disfunção erétil**, também conhecida como **impotência**, é a incapacidade de conseguir ou manter a ereção do pênis. Cialis, Levitra e Viagra são medicamentos disponíveis atualmente para tratar essa alteração. A intervenção cirúrgica e o aconselhamento também são opções de tratamento para disfunção erétil.

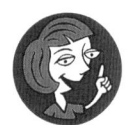

ALERTA DE ENFERMAGEM

Cialis, Levitra e Viagra são contraindicados para homens que tomam nitratos, usam adesivos de nitratos, utilizam anticoagulantes ou determinados bloqueadores alfa.

- **Disfunção ejaculatória** é a incapacidade de ejacular (uma ocorrência rara) ou ejaculação precoce (mais comum). Esta é determinada subjetivamente e depende da percepção de que a satisfação sexual tenha sido alcançada ou não. Acredita-se que a ansiedade contribui para a disfunção ejaculatória.
- **Disfunção orgástica**, ou dificuldade em atingir um orgasmo satisfatório, pode ocorrer em ambos os sexos, mas é mais relatada como problema pelas mulheres. A constituição física das mulheres, bem como a inibição para explorar meios para atingir um orgasmo, contribui para a disfunção orgástica.
- O **vaginismo** é a contração reflexa dos músculos ao redor da abertura vaginal que torna a penetração difícil e muito dolorosa. Isso normalmente ocorre na ausência de qualquer desvio físico ou estrutural.

ESPIRITUALIDADE

A espiritualidade é um conceito abstrato que é mais bem-definido individualmente. Embora haja grande variação no modo como a espiritualidade é definida, a maioria concorda que é um tema central entremeado com a maneira como os indivíduos caracterizam a qualidade de suas vidas, assim como seu propósito de vida. É também um recurso usado para:

- Conduzir a vida diária.
- Guiar interações com outras pessoas.

◐ Promover o sentimento de segurança, força e esperança, especialmente durante as crises.

Para os enfermeiros e outros membros da equipe de saúde fornecerem atendimento holístico aos pacientes, cada membro deve reconhecer que a espiritualidade é um aspecto "verdadeiro" e legítimo da saúde, sendo o mesmo para o plano de cuidados. Os membros da equipe devem, também, compreender que espiritualidade e religião *não* são sinônimos. A **religião** é descrita com mais precisão como um sistema formalizado de crenças e rituais compartilhados por um grupo de pessoas. Assim, a religião pode ou não ser parte da dimensão espiritual individual, e perguntar a uma pessoa sobre suas preferências religiosas (que é frequentemente rotulada como uma avaliação espiritual) não irá abordar as suas necessidades espirituais.

Fatores de influência

A espiritualidade evolui a partir da primeira infância até o fim da idade adulta. Ela pode ser redefinida inúmeras vezes no decorrer da vida, dependendo de valores familiares e culturais e de experiências de vida. O que é aceitável ou não dentro do contexto da família ou cultura em geral exerce forte influência sobre a maneira como uma pessoa define sua dimensão espiritual (p. ex., se procura um ser superior para obter ajuda ou depende estritamente de recursos concretos, como medicamentos, dinheiro, etc.). As experiências passadas também influenciam a espiritualidade. Por exemplo, quem sofreu uma tragédia no passado e que rezava e teve um resultado positivo pode recorrer à oração em situações futuras, quando enfrentar um estresse ou uma tragédia. Entretanto, um indivíduo que não teve um desfecho positivo pode sentir-se sem esperança logo no início e nem mesmo procurar fontes para obtenção de resultado positivo.

✓ Verificação de rotina 2

1. A sexualidade é uma experiência _____, _____ e _____.

   Resposta: _____

2. Levitra, Cialis e Viagra são contraindicados para homens que também estão tomando nitrato, anticoagulante ou certos bloqueadores alfa. Verdadeiro/Falso?

   Resposta: _____

3. *Espiritualidade* e *religião* são sinônimos. Verdadeiro/Falso?

   Resposta: _____

ESTRESSE, PERDA, LUTO E ENFRENTAMENTO

Estresse, perda e luto são experiências universais que inevitavelmente ocorrem durante a vida de uma pessoa. A mera natureza dos cuidados de saúde quase garante que você, como enfermeiro, irá encontrar pacientes que sofreram algum tipo de estresse, perda e luto.

Estresse e enfrentamento

O estresse é uma condição que ocorre quando um indivíduo encontra estímulos físicos ou sociais (estressores) que são percebidos como desafios. Alguns desses estressores, embora temporariamente desconfortáveis, na verdade, resultam em desfechos positivos e crescimento. Por exemplo, um estudante que está trabalhando em um problema matemático pode ficar muito frustrado, mas se o aluno é capaz de resolver com êxito o problema, então ele será capaz de usar essa nova habilidade para resolver problemas futuros que podem até estar em um nível mais elevado de dificuldade. Quando um indivíduo é capaz de administrar com êxito um estressor, diz-se que ele o está **enfrentando**. O resultado do enfrentamento bem-sucedido com estímulo desafiador é chamado de **adaptação** ou ajuste. Quando o indivíduo tem recursos inadequados ou estratégias de enfrentamento limitadas ou ineficazes, ele pode não se adaptar e, em vez disso, sofrer **distresse**, ou estresse ruim. Pessoas que não têm estratégias de enfrentamento eficazes também usam mecanismos de defesa para lidar com os estressores (Tab. 17.1).

TABELA 17.1
Mecanismos de defesa

Mecanismo de defesa	Descrição
Negação	Recusar-se a acreditar ou a aceitar algo como verdadeiro Exemplo: A recusa de uma mãe gestante em acreditar que não está mais grávida depois de um aborto espontâneo
Deslocamento	Transferência de emoções para longe da pessoa ou situação que provoca a emoção em direção a alguém ou a algo que seja menos ameaçador Exemplo: Atacar um colega de trabalho quando você está realmente com raiva de seu chefe devido a algo que ele fez
Introjeções	Distorção fronteiriça caracterizada por um indivíduo assumir os traços de alguém ou de algo externo a ele Exemplo: Uma pessoa torna-se agressiva para lidar com os sentimentos de impotência evocados por um agressor externo

(Continua)

TABELA 17.1
Mecanismos de defesa (*continuação*)

Mecanismo de defesa	Descrição
Projeção	Distorção fronteiriça caracterizada por um indivíduo atribuir seus próprios pensamentos, emoções, características ou motivos para o outro Exemplo: Um marido abusivo que manipula sua esposa para que esta acredite que é a pessoa responsável por seus problemas conjugais
Racionalização	Convencer-se de que não fez nada de errado com o uso de argumento fraco Exemplo: Uma pessoa come em excesso e justifica o comportamento dizendo que era aceitável, pois foi uma ocasião especial
Regressão	Retorno a comportamento mais adequado a um estágio anterior de desenvolvimento Exemplo: Um adulto que faz uma birra para conseguir fazer do seu jeito
Repressão	Imersão involuntária de algo no nível subconsciente ou inconsciente do pensamento Exemplo: Tirar lembranças de um divórcio de sua mente ao mesmo tempo que essa experiência pode estar afetando o relacionamento atual em que se encontra
Supressão	Muito parecida com a repressão, mas na supressão há uma decisão *consciente* (voluntária) de empurrar um pensamento para o subconsciente Exemplo: Decisão consciente de negar a condição de HIV positivo, evidenciada pela resposta "não" às perguntas sobre o estado do HIV e recusar-se a cumprir as prescrições
Sublimação	Canalização de impulsos socialmente inaceitáveis para atividades socialmente aceitáveis Exemplo: Bater em um saco de boxe em vez de bater em uma pessoa
Formação de reação	Expressão de um sentimento que é o oposto de um sentimento autêntico de alguém ou de sentimento que seria adequado na situação Exemplo: Ser simpático com alguém quando você na verdade despreza a pessoa

O que é percebido como estresse e a maneira como o indivíduo o gerencia é influenciada pelos valores arraigados em uma pessoa por intermédio de sua família, de sua cultura e da sociedade, mesmo como um todo. Além disso, encontros anteriores com o estresse, bem como o sucesso e o fracasso em lidar com ele, forma a maneira como ela adapta-se a eventos estressantes da vida.

Perda e luto

A perda ocorre quando algo nos é tirado. As perdas podem ser tangíveis ou físicas (p. ex., a perda de uma casa, de dinheiro, do cônjuge, de um filho, de um animal de estimação) ou intangíveis (p. ex., perda do companheirismo, *status*, liberdade). A perda pode evocar algum grau de estresse, dependendo do seu valor para a pessoa que a sofre. O luto é um processo normal ou estratégia de enfrentamento para lidar com uma perda. Vários modelos estão disponíveis para descrever o processo de luto, no entanto, não existe modo certo ou errado de luto, e não há um prazo definido para ele (Tab. 17.2).

Os mesmos fatores de influência mencionados na discussão de estresse (i. e., família, cultura e experiências passadas) também são aplicáveis à perda e ao luto. Por exemplo, a perda de um animal de estimação pode ser devastadora para uma pessoa e algo simples para outra, dependendo do valor atribuído a ter um animal de estimação da família. Uma família pode considerá-lo um membro da família, e outra considerá-lo como um pertence substituível. Além disso, uma família ou cultura pode incentivar a livre expressão de tristeza, como o choro, por todos os membros, independentemente do sexo, mas outra família ou cultura proibir rigorosamente qualquer exibição de emoção por determinados sexos. A espiritualidade de uma pessoa também influencia

TABELA 17.2
Modelos de luto

Modelo	Estágios	Tempo
Modelo de Engel	Choque e descrença Desenvolvimento da consciência Restituição Resolução da perda Idealização Desfecho	≥ 1 ano para resolução do luto
Modelo de Parkes	Adormecimento Saudade Desorganização Reorganização	≥ 2 anos para resolução do luto
Modelo do ciclo de luto	Choque Protesto Desorganização Reorganização	O tempo varia
Estágios de morte de Kubler-Ross	Negação Raiva Barganha Depressão Aceitação	

a maneira como ela lida com uma perda. Alguém que acredita que há um ser superior, e que o ser amado que se foi passa a experimentar a vida eterna com esse ente superior, pode ser capaz de aceitar a perda mais facilmente do que alguém que acredita que a morte é definitiva e a perda, permanente.

PROCESSO DE ENFERMAGEM E O ATENDIMENTO DAS NECESSIDADES PSICOSSOCIAIS

O processo de enfermagem é o instrumento que os enfermeiros utilizam para identificar e abordar, de maneira eficaz, as necessidades psicossociais dos pacientes. Esta seção examina cada componente do processo de enfermagem no que se refere às necessidades psicossociais.

Investigação

O estabelecimento de uma relação de confiança com os pacientes é especialmente importante quando são investigadas as suas necessidades psicossociais. A mesma importância tem a consciência do enfermeiro sobre seu próprio sistema de valores no que se refere a cada componente psicossocial. Os pacientes são menos inclinados a compartilhar livremente informações sobre a sua autopercepção, sexualidade e espiritualidade. Isso é ainda mais verdadeiro quando o paciente tem um autoconceito fraco ou teme que o enfermeiro vá julgá-lo de forma negativa em relação a sua sexualidade ou espiritualidade. O uso de perguntas abertas aumenta a probabilidade de o enfermeiro obter informações mais completas e precisas. Perguntas fechadas possibilitam ao paciente simplesmente responder "sim" ou "não".

Uma investigação abrangente do estado psicossocial depende da combinação de fazer perguntas certas, bem como ler corretamente os indícios não verbais fornecidos pelo paciente. O emprego de perguntas abertas rende mais informações do que aquelas que podem ser respondidas com um sim ou não. Também é aconselhável começar com questionamentos menos pessoais e progredir para perguntas mais íntimas. Além de fazer perguntas para determinar o estado psicossocial do paciente, o enfermeiro deve também coletar informações sobre o sistema de apoio e os recursos disponíveis. Devem ser usados os fatores de influência, assim como as manifestações habituais de alterações na função psicossocial discutidas ao longo deste capítulo, como guia para determinar quais informações específicas precisam ser recolhidas durante a avaliação psicossocial.

Diagnósticos de enfermagem

Existe uma grande probabilidade de que o enfermeiro interaja com pacientes que possuam necessidades psicossociais, quer como primárias ou secundárias as suas necessidades fisiológicas. Obviamente, existe uma extensa lista de diagnósticos de enfermagem que são aplicáveis. Exemplos de alguns dos diagnósticos de enfermagem mais comuns são:

- Baixa autoestima
- Distúrbios de imagem corporal
- Distúrbios da identidade pessoal
- Tensão do papel de cuidador
- Processos familiares interrompidos
- Desempenho do papel ineficaz
- Padrões de sexualidade ineficazes
- Sofrimento espiritual
- Enfrentamento ineficaz
- Pesar complicado

Planejamento

Após os diagnósticos serem identificados e priorizados, o enfermeiro, em colaboração com o paciente, estabelece metas *realistas* para resolver ou controlar adequadamente as questões psicossociais identificadas. Uma parte importante do sucesso do plano é a integração dos recursos identificados durante o processo de avaliação. Isso é especialmente importante porque, em muitos casos, parte do problema está relacionada com a falha do paciente em alcançar e utilizar os recursos disponíveis e sistemas de apoio.

Implementação

As intervenções direcionadas para a abordagem das necessidades psicossociais dos pacientes podem ser agrupadas nas categorias da comunicação terapêutica, educação e identificação de sistema de apoio.

Comunicação terapêutica

A comunicação terapêutica pode ser realizada por meio da escuta ativa a pacientes e incentivo a eles para expressarem livremente seus sentimentos. Consulte o Capítulo 3 (Tab. 3.1) para as técnicas adicionais que promovem a comunicação terapêutica. Às vezes, possibilitar ao paciente a livre expressão dos seus sentimentos é tudo o que ele precisa. Em outros casos, é o primeiro passo para a resolução de questões. Depois que o problema é colocado, então é possível identificar uma estratégia de resolução dos conflitos. É importante que o enfermeiro evite ações que possam bloquear a comunicação aberta. Alguns exemplos incluem:

- Falsa confiança
- Minimizar a importância da informação compartilhada pelo paciente
- Mudar o foco para si mesmo ou trocar de assunto

- Criar estereótipos ou julgar
- Dar conselhos ou opinar

Orientação

A orientação varia desde ensinar aos pacientes conceitos muito concretos (p. ex., reprodução, como realizar o autoexame, as competências parentais) até esclarecer conceitos errados que possam ser fonte de sentimentos de inadequação e estresse. O enfermeiro também pode ajudar o paciente a reconhecer gatilhos ou ensiná-lo estratégias de enfrentamento. Em muitos casos, o ensino é mais eficaz quando familiares e outras pessoas de interesse do paciente estão envolvidos, pois a fonte de preocupação pode ser baseada em percepções que esses indivíduos têm.

Identificação de recursos e sistema de apoio

O enfermeiro desempenha um papel fundamental em ajudar o paciente a definir o seu sistema de apoio. Inicialmente, ele pode indicar que não tem ninguém a quem possa recorrer para apoio. Mas depois de uma exploração mais profunda, o paciente é realmente capaz de identificar pessoas que podem servir como sistema de apoio. Em muitos casos, o problema pode ser que o paciente fica preocupado em impor-se a outros ou ter uma ideia errada de que o sistema de apoio pode ser apenas de membros da família ou parentes consanguíneos. O enfermeiro também pode ser uma ferramenta na identificação de recursos na comunidade (p. ex., grupos de apoio, abrigos, igrejas, recursos financeiros).

CONCLUSÃO

Os seres humanos são complexos, com necessidades fisiológicas e psicossociais. Enfermeiros, como membros da equipe de saúde, são de importância fundamental no cumprimento das necessidades de saúde dos pacientes, incluindo tanto suas necessidades físicas como psicológicas. Este capítulo destacou as necessidades psicossociais dos pacientes. Os pontos principais apresentados incluem:

- A identidade, a imagem corporal e as expectativas sobre o papel desempenhado contribuem para a maneira como o indivíduo define a si próprio e como ele se sente sobre si mesmo.
- As funções básicas da família incluem atender a qualquer das seguintes necessidades dos membros da família: físicas, econômicas, de educação, socialização, alimentação e intimidade sexual.
- Os valores, as crenças, as experiências passadas, as alterações na saúde e os estressores da vida influenciam os papéis ocupados e as relações que existem dentro da estrutura familiar.

- A sexualidade humana é definida por vários fatores, incluindo o sexo, o papel de gênero e a orientação sexual.
- O estado físico e psicológico, bem como as expectativas culturais e sociais, influenciam a sexualidade.
- A espiritualidade é uma experiência altamente individualizada. É mobilizada para direcionar a vida diária, a interação humana e para lidar com situações de crise.
- A religião pode ou não ser um componente da dimensão espiritual do indivíduo.
- O estresse ocorre quando o indivíduo encontra uma situação desafiadora. Uma pessoa é capaz de adaptar-se ao estresse se ela tem estratégias de enfrentamento adequadas para administrá-lo. A ausência de adaptação leva ao distresse.
- O luto é uma resposta normal à perda (não apenas à morte) e é uma experiência altamente individualizada. Existem vários modelos de luto, mas não há nenhuma maneira ou tempo certos para ele.
- O estabelecimento de uma relação de confiança é fundamental para o sucesso da implementação do processo de enfermagem para pacientes que apresentam estressores psicossociais.
- Os enfermeiros devem estar em contato com seus próprios valores e crenças para interagir de maneira eficiente com os pacientes que apresentam necessidades no campo psicossocial.

QUESTÕES DE REVISÃO

1. Um enfermeiro psiquiátrico está trabalhando para desenvolver um relacionamento com um paciente em crise. Mostrar-se preocupado é uma estratégia que pode ser usada para atingir esse fim. Quais ações do enfermeiro demonstram o uso de tal estratégia?
   a. Contato visual
   b. Afeto caloroso
   c. Braços cruzados
   d. a e b

2. Uma paciente foi recentemente aconselhada a procurar tratamento médico devido a um nódulo encontrado em sua mama. Ela recusou-se a procurar o tratamento recomendado. Um enfermeiro que a avalia deve reconhecer que a falta de vontade da paciente para procurar tratamento pode ser a utilização de que mecanismo de defesa?
   a. Compensação
   b. Negação
   c. Deslocamento
   d. Regressão

QUESTÕES DE REVISÃO

3. Um enfermeiro está cuidando de uma família que acabou de perder um ente querido. Qual a necessidade mais importante dos membros da família nesse momento?
   a. Passar um tempo sozinho com o falecido
   b. Avisar outros membros da família
   c. Falar sobre seus sentimentos
   d. Providenciar a doação dos órgãos do paciente

4. Um enfermeiro psiquiátrico está aconselhando um paciente que foi diagnosticado com paranoia. O enfermeiro pergunta a ele sobre sua identidade pessoal. Indagar sobre isso é o primeiro passo na avaliação de _____ geral do paciente:
   a. Imagem corporal
   b. Autoconceito
   c. Autointeresse
   d. Todas as alternativas anteriores

5. O apoio social é definido como uma rede de pessoas que fornecem suporte físico, emocional ou espiritual para um indivíduo. Quais são as potenciais fontes de apoio social?
   a. Membros da família
   b. Membros da Igreja
   c. Conselheiros
   d. a e b
   e. Todas as alternativas anteriores

6. Um paciente obeso com diabetes Tipo 2 descontrolado diz: "Nada do que eu faço faz diferença. Minha glicose está sempre alta". Qual é a melhor resposta por parte do enfermeiro?
   a. "Claro que você pode fazer a diferença. Se você perder peso, sua glicemia vai melhorar".
   b. "Você tem que fazer mudanças em seu estilo de vida. Você precisa exercitar-se mais e comer menos".
   c. "Você parece desanimado. Fale-me mais sobre as coisas que você tentou recentemente".
   d. "Cabe a você. Se você decidir que não pode controlar seu diabetes, você não será bem-sucedido".

7. Qual dos seguintes é/são subcomponentes do papel de gênero de um indivíduo?
   a. Heterossexualidade
   b. Homossexualidade
   c. Feminilidade
   d. Intersexo
   e. a e b

❓ QUESTÕES DE REVISÃO

RESPOSTAS

Verificação de rotina 1
1. Falso
2. Perda de um membro da família
   Perda de emprego
   Envolvimento em acidentes ou tragédias
   Doenças (agudas e crônicas)

Verificação de rotina 2
1. Fisiológica, psicológica, social
2. Verdadeiro
3. Falso

Questões de revisão
1. d   2. b   3. c   4. b   5. e   6. c   7. c

REFERÊNCIAS

Craven RF, Hirnle CJ: *Fundamentals of Nursing: Human Health and Function*, 5th ed. Philadelphia: Lippincott, 2006.

Daniels R: *Nursing Fundamentals: Caring & Clinical Decision Making*. New York: Delmar Thompson Learning, 2004.

O'Brien ME: *Spirituality in Nursing: Standing on Holy Ground*, 3rd ed. Sudbury, MA: Jones and Bartlett, 2008.

Potter PA, Perry AG: *Fundamentals of Nursing*, 6th ed. St. Louis: Mosby Elsevier, 2005.

WEBSITES

American Society for Reproductive Medicine: *Sexual Dysfunction and Infertility*.

Disponível em http://www.asrm.org/uploadedFiles/ASRM_Content/Resources/Patient_Resources/Fact_Sheets_and_Info_Booklets/Sexual_Dysfunction-Fact.pdf.

Cleveland Clinic: *The Importance of Sexual Health*. Disponível em http://my.clevelandclinic.org/healthy_living/sexual_health/hic_the_importance_of_sexual_health.aspx.

Cleveland Clinic: *Medications that Affect Sexual Function*. Disponível em http://my.clevelandclinic.org/disorders/Sexual_Dysfunction/hic_Medications_that_Affect_Sexual_Function.aspx.

Mayo Clinic: *Erectile Dysfunction: Treatment and Drugs*. Disponível em http://www.mayoclinic.com/health/erectile-dysfunction/DS00162/DSECTION=treatments-and-drugs.

Merck: *Sexual Dysfunction in Women*. Disponível em http://www.merck.com/mmpe/sec18/ch251/ch251a.html.

Sears M: *Using Therapeutic Communication to Connect With Patients*. Disponível em http://www.stage.dnadialogues.com/wp-content/uploads/2009/10/HC_Using_Therapeutic_Communication_M_Sears.pdf.

Wikibooks: *Sociological Theory/Role Theory*. Disponível em http://en.wikibooks.org/wiki/Sociological_Theory/Role_Theory.

Wikipedia: *Defence Mechanism*. Disponível em http://en.wikipedia.org/wiki/Defence_mechanism.

Wikipedia: *Role*. Disponível em http://en.wikipedia.org/wiki/Role.

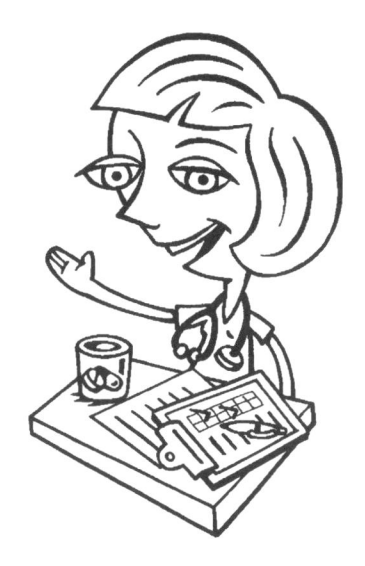

Exame final

? QUESTÕES DE REVISÃO

1. **Os enfermeiros podem evitar ou defender-se de ações judiciais e negligência seguindo que princípios?**
   a. Proporcionar bom atendimento e documentar cada um desses cuidados com precisão
   b. Conhecer o padrão de atendimento, oferecer os cuidados que atendam ao padrão e documentá-los de maneira precisa e concisa
   c. Conhecer o padrão de atendimento, fornecer os cuidados que atendam ao padrão e assumir a responsabilidade por tais cuidados
   d. Conhecer o padrão de cuidados, saber as leis estaduais e ganhar a confiança do paciente

2. **O enfermeiro obtém os diagnósticos com base em:**
   a. Dados da investigação
   b. Diagnóstico clínico
   c. Resultados esperados
   d. Estratégias e alternativas para os resultados esperados

3. **O planejamento do cuidado de enfermagem requer qual dos seguintes?**
   a. Pensamento crítico
   b. Conhecimento completo da situação do paciente
   c. Principal queixa do paciente
   d. Exclusão das medidas de tratamento em domicílio

4. **O plano de cuidado de enfermagem é:**
   a. Usado apenas por razões legais
   b. Um guia para o cuidado clínico
   c. Um guia com apenas as intervenções necessárias para atender aos resultados esperados do paciente
   d. Reservado para o enfermeiro que escreve o plano

QUESTÕES DE REVISÃO

5. Intervenções de cuidados diretas e indiretas incluem aquelas que são:
   a. Especificadas nos protocolos
   b. Especificadas em prescrições permanentes
   c. Realizadas por meio da interação com o cliente
   d. Iniciadas pelo enfermeiro, iniciadas pelo médico e colaborativas

6. Durante a avaliação, o enfermeiro determina a eficácia de uma ação específica de enfermagem:
   a. Conversando com o paciente
   b. Falando com a família
   c. Comparando a resposta do paciente com os resultados esperados
   d. Comparando a resposta do paciente com outros que receberam tais cuidados

7. Empatia é:
   a. Uma técnica não terapêutica
   b. Expressar aprovação ou desaprovação
   c. A capacidade de compreender e aceitar a realidade de outra pessoa, perceber sentimentos de maneira precisa e comunicar esse entendimento
   d. A habilidade para expressar preocupação, tristeza ou piedade gerada pela identificação pessoal do enfermeiro com as necessidades do paciente

8. O enfermeiro demonstra escuta ativa para o paciente:
   a. Olhando para ele, adotando uma postura relaxada e fazendo contato visual intermitente
   b. Olhando para o paciente, adotando uma postura relaxada e fazendo contato visual constante
   c. Olhando para ele e balançando a cabeça para indicar concordância
   d. Sorrindo, fazendo contato visual e cruzando os braços e as pernas para parecer relaxado

9. Quem conceituou os cinco estágios do luto?
   a. Dorothea Lynde Dix
   b. John Bowlby
   c. Elisabeth Kubler-Ross
   d. L. H. Levy

10. Os cinco estágios do luto são:
    a. Descrença, raiva, questionamento, espiritualidade e aceitação
    b. Choque, raiva, culpa, descrença e raiva
    c. Negação, culpa, barganha, choque e depressão
    d. Negação, raiva, barganha, depressão e aceitação

QUESTÕES DE REVISÃO

11. **O ponto no qual um estímulo é percebido como doloroso é:**
    a. Dor episódica
    b. Dor
    c. Tolerância à dor
    d. Limiar de dor

12. **Qual dos seguintes contribui para o desenvolvimento de úlceras por pressão?**
    a. Imobilidade, atrito e força de cisalhamento, aumento da umidade, deficiência de percepção sensorial, processo da doença e alterações da pele relacionadas com a idade
    b. Imobilidade, redução da perfusão tecidual, diminuição da nutrição e força de cisalhamento, aumento da umidade, diminuição da percepção sensorial e alterações cutâneas relacionadas com a idade
    c. Imobilidade, redução da perfusão tecidual, atrito e força de cisalhamento, fraturas ósseas e mudanças da pele relacionadas com a idade
    d. Imobilidade, redução da perfusão tecidual, diminuição da alimentação, aumento da umidade, fraturas ósseas, uso de anticoagulantes e alterações da pele relacionadas com a idade

13. **Um paciente tem pneumonia com secreções espessas, pegajosas. Qual das seguintes ações iniciais ajudaria a liquefazer as secreções?**
    a. Obter imediatamente a prescrição para um expectorante.
    b. Manter a temperatura ambiente fria.
    c. Manter a temperatura ambiente quente.
    d. Estimular o paciente a aumentar a ingestão de líquidos por via oral.

14. **A dor é categorizada de acordo com sua duração, localização e etiologia. Três categorias básicas de dor são:**
    a. Aguda, episódica e crônica
    b. Aguda, crônica (não maligna) e relacionada com câncer
    c. Aguda, crônica e estável
    d. Maçante, contínua e latejante

15. **Qual das seguintes alternativas é um exemplo de antagonista de opioides comumente usado para reverter a depressão respiratória?**
    a. Naloxona (Narcan)
    b. Naltrexona (Depade, RiVia)
    c. Sulfato de morfina
    d. Paracetamol (Tylenol)

16. **Ao avaliar o nível de dor de uma criança, a escala de dor que é especialmente indicada é:**
    a. Escala de Dor com Faces
    b. Escala Verbal da Dor
    c. Escala de Momento Basal de 10 cm
    d. Escala de Dor Escrita

QUESTÕES DE REVISÃO

17. Aproximadamente que percentual do peso de um homem adulto típico consiste em líquidos (água e eletrólitos)?
    a. 40%
    b. 50%
    c. 60%
    d. 80%

18. O líquido corporal está localizado em dois compartimentos. Cerca de dois terços do líquido corporal ficam em que compartimento?
    a. Compartimento extracelular
    b. Compartimento intracelular
    c. Compartimento intravascular
    d. Compartimento intersticial

19. Os principais eletrólitos nos líquidos corporais que carregam cargas positivas são:
    a. Cloro, bicarbonato, fosfato, sulfato e ácidos orgânicos
    b. Cloro, bicarbonato, sódio, cálcio e sulfato
    c. Sódio, potássio, cloro, fosfato e íons de hidrogênio
    d. Sódio, potássio, cálcio, magnésio e íons de hidrogênio

20. O déficit de volume hídrico pode desenvolver-se rapidamente. As características importantes que o enfermeiro deve prestar atenção são:
    a. Sede, diminuição do turgor da pele e aumento do nível de ureia
    b. Sede, náuseas, hipotensão ortostática e diminuição do turgor da pele
    c. Sede, náuseas, diminuição do nível de ureia e hipotensão ortostática
    d. Sede, edema, distensão das veias do pescoço e aumento do nível de ureia

21. Um pH arterial elevado com aumento das concentrações de bicarbonato é:
    a. Acidose metabólica
    b. Alcalose metabólica
    c. Alcalose respiratória
    d. Acidose respiratória

22. Um pH arterial baixo com redução da concentração de bicarbonato é:
    a. Acidose metabólica
    b. Alcalose metabólica
    c. Alcalose respiratória
    d. Acidose respiratória

23. Ao avaliar um paciente para detecção de sobrecarga circulatória, quais são alguns dos sinais e sintomas que o enfermeiro deve procurar antes de administrar outros líquidos?
    a. Dispneia, ganho de peso em 24 horas, pele pegajosa e edema
    b. Dispneia, distensão das veias do pescoço, edema e pressão arterial elevada
    c. Edema de pálpebras, veias do pescoço planas, edema e tosse
    d. Náuseas, cansaço, fraqueza muscular e edema

QUESTÕES DE REVISÃO

24. Qual é o significado de uma grande quantidade de muco amarelo ou verde ou que mudou de cor?
    a. Indica infecção bacteriana
    b. Indica infecção viral
    c. Pouco significado, a menos que o paciente tenha outras queixas
    d. Sem importância

25. O alívio da dispneia por vezes é atingido colocando o paciente em qual posição?
    a. Posição joelho-tórax
    b. Posição de Trendelenburg
    c. Posição alta de Fowler
    d. Posição semi-Fowler

26. A teoria comportamental que envolve fornecer informações para as pessoas sobre respostas fisiológicas e maneiras de exercer o controle voluntário sobre as respostas para obter alívio não farmacológico da dor é:
    a. Estimulação contralateral
    b. *Biofeedback*
    c. Imagens mentais dirigidas
    d. Massagem

27. Quando uma pessoa normotensa desenvolve sintomas de pressão arterial baixa ao levantar para uma posição vertical, isto é conhecido como:
    a. Hipotensão
    b. Hipotensão ortostática
    c. Desmaio
    d. Síncope

28. Cianose, uma coloração azulada da pele, é:
    a. Um indicador de 10 g/dL de hemoglobina não oxigenada
    b. Um verdadeiro indicador de policitemia
    c. Um indicador precoce de hipoxia
    d. Um indicador muito tardio de hipoxia

29. A respiração caracterizada por ciclos em que os movimentos respiratórios aumentam gradualmente em frequência e profundidade, atingem um pico e depois diminuem, seguidas por um período de apneia são:
    a. Respirações de Biot
    b. Respirações de Cheyne-Stokes
    c. Bradipneia
    d. Bradipneia e taquipneia

30. A escala normal para o pH do plasma é qual dos seguintes?
    a. 7,35 a 7,45
    b. 7,35 a 7,9
    c. 6,35 a 7,8
    d. 6,8 a 7,45

QUESTÕES DE REVISÃO

31. O processo digestório dos alimentos começa no:
    a. Esôfago
    b. Boca
    c. Intestino delgado
    d. Vesícula biliar

32. Se o enfermeiro percebe uma área avermelhada em um paciente em um local de pressão, ele deve realizar quais das seguintes intervenções?
    a. Remover as fontes de pressão, tais como rugas nos lençóis, e massagear o local.
    b. Reposicionar o paciente e exercitar a parte conforme adequado.
    c. Massagear o local.
    d. Aplicar bolsa de gelo no local.

33. Um enfermeiro está administrando uma injeção em um paciente. Quais ações devem ser tomadas pelo enfermeiro para evitar um acidente com agulha?
    a. Tampar novamente a agulha após o uso para prevenir lesões.
    b. Pedir ao paciente para recolocar a tampa na agulha.
    c. Colocar a agulha em um recipiente resistente a perfurações cortantes.
    d. Colocar a agulha com tampa em um local para o descarte mais tarde.

34. O enfermeiro de uma clínica está observando toda a equipe para assegurar que a técnica de lavagem das mãos correta seja demonstrada. Qual passo ele espera ver primeiro?
    a. Aplicar sabão nas mãos.
    b. Limpar sob as unhas.
    c. Esfregar as mãos intensamente por pelo menos 15 a 30 segundos.
    d. Molhar bem as mãos.

35. Qual é a descrição mais precisa de uma família?
    a. Um grupo de pessoas relacionadas por nascimento, adoção ou casamento.
    b. Um grupo de pessoas vivendo juntas na mesma casa.
    c. Um grupo social cujos membros compartilham valores comuns.
    d. Um homem, uma mulher e sua prole.

36. Um enfermeiro de saúde da comunidade está envolvido no planejamento do programa de saúde. A sua meta é fornecer informações de bem-estar às pessoas em áreas rurais onde os serviços de saúde são limitados. Qual é o melhor caminho para levar informações de bem-estar para os pacientes rurais?
    a. Solicitar subsídios para conseguir mais prestadores de cuidados de saúde para a área.
    b. Exibir pôsteres no centro da comunidade local.
    c. Realizar visitas de porta em porta.
    d. Usar fitas de vídeo, feiras de saúde e eventos sociais nas igrejas para promover práticas saudáveis.

QUESTÕES DE REVISÃO

37. Um paciente com dor lombar crônica e história de dependência tem uma prescrição de morfina de 2 a 4 mg a cada duas horas, conforme necessário para a dor. No relatório do turno, um enfermeiro afirma que tal paciente "procura drogas" (*drug seeking*) e o uso da morfina "precisa ser limitado". Qual é a resposta mais adequada do enfermeiro que recebe o relatório?

    a. "Administrar a morfina significa menos chamadas, então eu prefiro dar-lhe".
    b. "Concordo com você. Administrar a morfina só vai piorar a dependência".
    c. "É eticamente errado recusar medicá-lo. Estou relatando isso para o gerente".
    d. "Os médicos realmente deveriam parar de ceder para pessoas assim!"

38. Uma paciente foi recentemente aconselhada a procurar tratamento médico em relação a um nódulo encontrado em sua mama. Ela se recusou a procurar o tratamento recomendado. O enfermeiro que a avalia deve reconhecer que a falta de vontade em procurar tratamento pode ser a utilização de que mecanismo de defesa?

    a. Deslocamento
    b. Regressão
    c. Negação
    d. Compensação

39. Um enfermeiro psiquiátrico está trabalhando para desenvolver o relacionamento com um paciente em crise. Ele entende que deve usar o comportamento de se mostrar preocupado para fazer com que o indivíduo sinta-se mais confortável. Todas as seguintes ações executadas pelo enfermeiro mostram o uso do comportamento de demonstrar preocupação, EXCETO:

    a. Contato visual
    b. Afeto caloroso
    c. Braços cruzados
    d. Postura relaxada

40. Um enfermeiro está cuidando de um paciente para quem a família imediata e estendida é extremamente importante. Qual ação deve ser tomada pelo enfermeiro para determinar a estrutura familiar do paciente?

    a. Identificar a idade de cada membro da família.
    b. Identificar o sexo de cada membro da família.
    c. Identificar o chefe da família.
    d. Identificar as relações entre os membros da família.

41. O autoconceito é a imagem mental ou quadro que o indivíduo tem de si próprio. Todos os fatores a seguir são usados para avaliar o autoconceito, EXCETO:

    a. Imagem corporal
    b. Autoestima
    c. Autoconhecimento
    d. Desempenho de papéis
    e. Identidade pessoal

QUESTÕES DE REVISÃO

42. Quando um enfermeiro trabalha com pacientes idosos, muitos deles apresentam redução do autoconceito associado ao processo de envelhecimento. Que intervenção o enfermeiro deve usar para melhorar e manter a autoestima de um paciente?
    a. O enfermeiro deve tratar um paciente idoso da mesma maneira que uma criança.
    b. O enfermeiro deve incentivar um paciente idoso a manter o mesmo nível de atividade de um mais jovem.
    c. O enfermeiro deve conversar com a família do paciente idoso e aconselhá-la a não tratá-lo de maneira diferente ao longo do processo de envelhecimento.
    d. O enfermeiro deve proporcionar um ambiente seguro para o paciente idoso para comunicar suas preocupações sobre perdas potenciais.

43. Um enfermeiro está se preparando para obter a história de saúde de um paciente recém-internado. Qual é a melhor maneira de obter o histórico?
    a. Entrar no quarto e perguntar ao paciente o nome dele.
    b. Entrar no quarto, manter contato visual e apresentar-se.
    c. Entrar no quarto e verificar os sinais vitais do paciente.
    d. Entrar no quarto e perguntar ao paciente se ele está pronto para começar.

44. O enfermeiro está se preparando para administrar uma unidade de concentrado de hemáceas em um paciente. Todas as ações a seguir devem ser adotadas por ele antes da administração do sangue, EXCETO:
    a. Pedir que outro enfermeiro verifique o sangue antes da administração.
    b. Obter os sinais vitais do momento basal antes de administrar o sangue.
    c. Pedir a um auxiliar de enfermagem para verificar o sangue antes da administração.
    d. Verificar o tipo de sangue do paciente antes de administrar o concentrado.

45. Um paciente que recebe transfusão de sangue pede medicamentos para dor na região lombar. Qual deve ser a primeira ação do enfermeiro?
    a. Avaliar os sinais vitais do paciente.
    b. Determinar o nível de dor.
    c. Informar o médico.
    d. Parar a transfusão.

46. O conteúdo de uma história inclui:
    a. Dados biográficos, queixa principal e história pregressa
    b. Queixa principal, história familiar e preocupações culturais
    c. Queixa principal, história pregressa e avaliação domiciliar
    d. Dados biográficos, queixa principal e preocupações éticas

QUESTÕES DE REVISÃO

47. Ao palpar os pulsos, o enfermeiro pode confundir seu próprio pulso com o do paciente. Para evitar isso, o enfermeiro deve:
    a. Usar o dorso da mão.
    b. Utilizar toque firme com os primeiros dois ou três dedos, mas não o polegar.
    c. Usar um toque leve com os cinco dedos.
    d. Pressionar forte para assegurar que os pulsos sentidos são do paciente.

48. Vitaminas hidrossolúveis são:
    a. Vitamina A, vitamina B_1 e vitamina B_6
    b. Vitamina C, vitamina D e vitamina K
    c. Vitamina B_{12} e vitamina E
    d. Vitaminas do complexo B e vitamina C

49. Qual dessas vitaminas tem maior probabilidade de acumular no organismo, provocando toxicidade por vitamina?
    a. Vitamina C
    b. Vitamina D
    c. Vitamina B_1
    d. Vitamina B_6

50. O exame físico do abdome de um paciente é feito em qual ordem?
    a. Inspeção, ausculta, percussão e palpação
    b. Ausculta, percussão, inspeção e palpação
    c. Ausculta, percussão, palpação e inspeção
    d. Percussão, palpação, ausculta e inspeção

RESPOSTAS

1. b	2. a	3. a	4. b	5. d
6. c	7. c	8. a	9. c	10. d
11. d	12. b	13. d	14. b	15. a
16. a	17. c	18. b	19. d	20. b
21. b	22. a	23. b	24. a	25. c
26. b	27. b	28. d	29. b	30. a
31. b	32. b	33. c	34. d	35. c
36. d	37. c	38. c	39. c	40. d
41. c	42. d	43. b	44. c	45. d
46. a	47. b	48. d	49. b	50. a

Índice

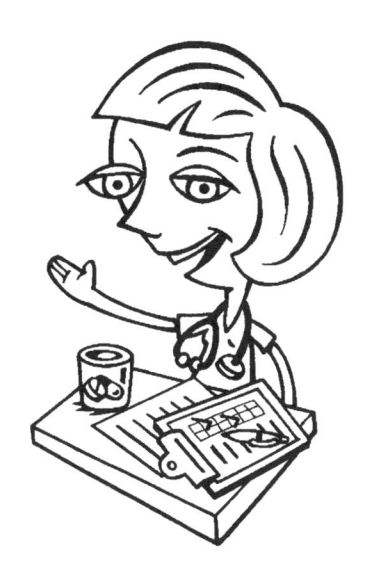

Os números das páginas seguidos de "f" denotam as figuras; os seguidos por "t" denotam as tabelas; os seguidos por "q" denotam os quadros.

A

Abdome, 99t, 101-102, 318-319
Abreviaturas, 115-117
Absorção, 108-109, 111, 243-244
Abuso, 332-334, 337-338
Ácido(s), 267-268
Ácidos fortes, 267-268
Ácidos fracos, 267-268
Acidose, 269-270, 279t-281t
Acidose metabólica, 279t-280t
Acidose respiratória, 280t-281t
Acne, 149-150
Acuidade visual, 98, 100
Adaptação, 339-340
Administração de medicação
    aplicação do processo de enfermagem para, 120-124
    diretrizes para, 116q
    documentação de, 119-120
    dose certa para, 115-117, 119
    em crianças, 120-121, 122q
    em pacientes geriátricos, 120-121, 122q
    em pacientes pediátricos, 120-121, 122q
    erros na, 115-117
    farmacocinética, 108-111
    indivíduos envolvidos em, 112-113
    medicação certa para, 115-117
    momento certo para, 117, 119
    orientações jurídicas para, 112-113
    paciente certo para, 114-117
    princípios da, 112-113, 119-120
    resumo de, 123-124
    segurança durante, 107-108, 112-113, 116q
    vias de, 109f, 117, 119
Adolescentes, 244-245

Afasia, 183-184
Afasia anômica, 183-185
Afasia de percepção, 183-184
Afasia expressiva, 183-184
Afasia global, 184-185
Afeto, 185, 187
Agrupamento de dados, 35-36
Água, 243-244, 261-262, 262q. *Ver também* Líquido(s)
Alcalose, 269-270, 280t-281t
Alcalose metabólica, 280t-281t
Alcalose respiratória, 280t-281t
Alergias, 89-90
Alimentação nasogástrica, 249, 251-252
Alimentação orogástrica, 253
Alimentação por sonda, 249, 251-253
Alodinia, 211-212
Alteração da atenção, 182-183
Alucinações, 183-184
Alvéolos, 226-227
Anabolismo, 243-244
Analgésicos adjuvantes, 217-218
Anestesia controlada pelo paciente, 217-218
Angiotensina I, 263-264
Angiotensina II, 263-264
Anorexia/anorexia nervosa, 244-247, 245q
Anotações sobre evolução, 62-64
Anúria, 298t
Ânus, 99t, 101-103
Aparelhos auditivos, 188-189
Apneia, 79t, 203t
Apneia do sono, 203t
Arritmia, 76
Articulações, 161-163
Articulações de anfiartrose, 161-162
Articulações de sinartrose, 161-162

Articulações diartrose, 161-163
Articulações sinoviais, 161-163
Aterosclerose, 227-228
Atividade física
    benefícios da, 167-170
        eliminação intestinal afetada pela, 310-312
        sinais vitais afetados pela, 71t
Audição
    análise da, 186t
    comprometimento da, 179-180, 187-189
Ausculta, 91-92, 93f, 98, 100
Autoconceito, 327-330
Autoconversa, 58
Autoestima, 327-328
Avaliação, 44, 46-47, 121-123, 157-158, 169-170, 190-192, 206-208, 234-236, 254, 285-288
Avaliação do estado mental, 184-185, 187, 190-192
Avaliação do paciente, 44, 46
Avaliação física, 34-35
Avaliação formativa, 44, 46
Avaliação organizacional, 46-47
Avaliação somativa, 44, 46

B

Balançar das pernas, 168-169
Bário, 312-314
Barton, Clara, 22-23
Base, 267-269, 282t-283t
Base forte, 267-268
Base fraca, 267-268
Bicarbonato, 268-270, 282t-283t
Boca, 98, 100
Bolsa ileoanal, 316-318
Bomba sódio-potássio, 267-268
Bradicardia, 76
Bradipneia, 78-79, 79t
Bulimia nervosa, 244-245, 245q

C

Cabeça e pescoço, 98, 99t, 100
Cabelo, 96, 98, 99t
Cálcio, 265t, 282t-283t
Calorias, 241-242
Caminhos críticos, 43-44, 59-60
Canal, 54, 55f
Capilares, 226-227
Cápsulas, 110t
Características de definição, 38-39
Carboidratos, 241-242, 316-317
Carcinogênico, 112q
Catabolismo, 243-244
Cateter urinário, 300, 304

Cateteres centrais inseridos perifericamente, 254, 255q
Cegueira, 187-189
Celsius, 82, 84, 84q
Células, 266-267
Células de Langerhans, 148-149
Ceratina, 147-148
Certificações, 24
Cerume, 187-188
Cianose, 80-81, 234-235
Cinestésica, 54
Cirurgia bariátrica, 246-247
Cirurgias, 89, 336-338
Cistite, 299q
Cloreto, 265t, 282t-283t
Cognição, 173-174
Coleta de dados, 33-36
Colostomia, 316-317
Comprimidos, 110t
Comunicação
    componentes de, 54-55, 55f
    definição de, 54
    documentação para, 59-60
    grupo, 58
    influências culturais na, 55
    interpessoal, 56-57
    interpretação da mensagem, 55-56
    intrapessoal, 58
    no paciente com deficiências cognitivas, 190-192
    princípios de, 54-56
    restrições de tempo em, 56
    terapêutica, 56-57, 57t, 344-345
    variáveis que influenciam, 55-56
Comunicação em grupo, 58
Comunicação interpessoal, 56-57
Comunicação intrapessoal, 58
Comunicação terapêutica, 56-57, 57t, 344-345
Condução, 72t
Confiança, 57
Confidencialidade, 57
Conflito de papéis, 333q
Confusão, 182-183
Confusão de papéis, 333q
Congênito, 187-188
Consciência, 174-176
Consentimento informado, 26-27
Constipação, 310-312, 314q, 314-315
Contenções, 189-190
Convecção, 72t
Coração
    ausculta do, 100-101, 101f
    efeitos da obesidade no, 227-228
    oxigenação e, 226-228
Cortesia, 57
Cremes, 110t

Crenças, 331
Crianças, 120-121, 100b, 227t
Crise, 332-333
Critérios de resultados, 40-41
Cruz Vermelha Americana, 22-23
Cuidado Centrado no Paciente, 33-34
Cultura
    autoconceito afetado por, 328-329
    comunicação afetada por, 55
    definição de, 27-28
    enfrentamento da dor afetado por, 213-214
    exame físico afetado por, 94-95
    função sensorial afetada por, 179-180
    funções cognitivas afetadas por, 179-180
    nutrição afetada por, 245-247
    práticas de higiene afetadas por, 151q

D

Dados objetivos, 34-35
Dados subjetivos, 33-35
Deambulação, 168-169
Declaração de diagnóstico, 38-39
Defecação, 313-314
Déficit de pulso, 77-78
Déficit sensorial, 181-182, 187-192
Delegação de responsabilidades, 25
Delírio, 182-183, 190-192
Demência, 182-184, 190-192
Depressão, 201-202, 332-334
Dermatite, 148-149
Dermatite de contato, 148-149
Dermatite de estase, 152
Derme, 147-149
Desempenho de papel, 328-329
Desequilíbrios acidobásicos
    processo de enfermagem para, 282-288
    tipos de, 272-273, 279t-281t
Desequilíbrios eletrolíticos
    descrição de, 272-273, 275t-280t
    processo de enfermagem para, 282-288
Desequilíbrios hídricos
    descrição dos, 271-273, 274t
    processo de enfermagem para, 282-288
Deslocamento, 340t-341t
Desnutrição, 149-150, 240
Desvios do intestino, 316-318
Desvios e alterações de saúde
    autoconceito afetado por, 329-330
    distúrbios do sono causados por, 202, 204
    eletrólitos afetados por, 270-271
    eliminação urinária afetada por, 294-296
    equilíbrio acidobásico afetado por, 270-271
    função cognitiva afetada por, 179-181
    função sensorial afetada por, 179-181
    líquidos afetados por, 270-271
    nutrição afetada por, 246-247
    oxigenação afetada por, 229-230
    pele atingida por, 150-152
Desvios fecais. *Ver* Desvios intestinais
Desvios urinários, 299-301, 303-304
Diabetes insípido, 293-294
Diabetes melito, 295-296
Diafragma, 226-227
Diagnóstico, 36-40. *Ver também* Diagnósticos de enfermagem
Diagnósticos de enfermagem
    administração de medicação, 120-123
    alterações nutricionais, 247-249
    deficiências cognitivas, 185, 187, 190-192
    deficiências sensoriais, 185, 187, 190-192
    definição de, 36-37
    desequilíbrio de líquidos, 282-284
    desequilíbrios acidobásicos, 282-284
    desequilíbrios eletrolíticos, 282-284
    diagnóstico médico vs., 37t
    distúrbios do sono, 205-206
    dor, 214-215
    eliminação intestinal, 318-320
    integridade da pele, 154-155
    mobilidade, 165-166
    necessidades psicossociais, 343-345
    oxigenação, 231-232, 232t-233t
    priorização dos, 39-40
    processo de estabilização, 37-40
Diagnóstico de enfermagem atual, 38-39
Diagnóstico de enfermagem de risco, 38-39
Diagnósticos clínicos, 36-37, 37t
Diarreia, 315-316
Dieta. *Ver também* Nutrição
    eliminação intestinal afetada pela, 310-312
    eliminação urinária afetada pela, 294-295
    oxigenação afetada pela, 227-228
    tipos especiais de, 249, 251-252, 251t-252t
Dieta com restrição de sódio, 251t-252t
Dieta de alimentos leves, 251t-252t
Dieta líquida, 251t-252t
Dieta líquida clara, 251t-252t
Dieta líquida completa, 251t-252t
Dieta rica em fibras, 251t-252t
Difusão, 266-267
Difusão facilitada, 266-267
Digestão, 243-244
Dióxido de carbono, 268-269
Diretivas avançadas, 26-27
Disfunção ejaculatória, 338-339
Disfunção erétil, 337-338
Disfunção orgásmica, 338-339
Dispareunia, 337-338
Dispneia, 80-81
Dispositivos auxiliares, 168-169, 169f
Disritmia, 76
Distresse, 339-340

Distribuição, 108-111
Distúrbios do sono
    desvios de saúde como causa de, 202, 204
    processo de enfermagem para, 204-208
    tipos de, 203t
Disúria, 298t
Divórcio, 332-334
Documentação
    administração de medicação, 119-120
    atividades relacionadas com
        a implementação, 44, 46
    clareza da, 61-62
    correção de erros na, 60-61
    definição de, 59-60
    erros de medicação, 121-124
    exatidão da, 60-61
    finalidade de, 59-61
    foco, 63-64
    informatizada, 59-60
    integralidade da, 61-62
    métodos de, 61-64, 62q
    narrativa, 62-63
    PIE, 63-64
    princípios de, 60-62
    sinais vitais, 82, 84-85
    SOAP, 62-64
    usos comunicativos da, 59-60
Documentação concentrada, 63-64
Doença, 71t
Doença atual, 89
Doença celíaca, 246-247
Doenças anteriores, 89
Doenças sexualmente transmissíveis, 335-337
Dor
    aguda, 210-211
    crônica, 210-211
    cutânea, 211-212
    definição de, 207-209
    experiências passadas com, 213-214
    fatores de influência, 212-214
    fisiologia da, 208-210
    fontes de, 211-212
    idade do paciente e, 212-213
    idiopática, 210-211
    influências culturais, 213-214
    influências hereditárias, 212-214
    início da, 210-211
    intervenções farmacológicas para, 217-219, 218f
    intervenções não farmacológicas para, 215-217, 217f
    investigação de, 213-215
    neuropática, 211-212
    nociceptiva, 211-212
    opioides para, 217-219
    processo de enfermagem para, 213-219
    referida, 211-212
    sistema de apoio para, 213-214
    tipos de, 210-212
    transmissão de, 209f
Dor somática, 211-212
Dor superficial, 211-212
Dor visceral, 211-212
Dose, 115-117, 119

E

Educação, 24-25, 59-61, 344-346
Educação continuada, 26-27
Efeito colateral, 112q
Efeito esperados, 111-112
Efeito não intencional, 111-112, 112q
Efeitos farmacológicos, 111-112, 112t
Eletrólito(s)
    definição de, 261-264
    exames laboratoriais, 282t-283t
    fatores de influência, 270-272
    fisiologia, 263-268
    mecanismo de *feedback* para, 267f
    regulação de, 264-265
    tipos de, 265t
    transporte ativo de, 266-268
    transporte passivo de, 266-267
Eliminação
    de medicamentos, 109, 111
    de nutrientes, 243-244
    intestinal. *Ver* Eliminação intestinal
    urinária. *Ver* Eliminação urinária
Eliminação intestinal
    alterações na, 314-321
    efeitos da idade, 310-312
    exames de diagnóstico que afetam, 312-314
    fatores que influenciam, 310-314
    investigação da, 317-319
    processo de enfermagem para, 317-321
Eliminação urinária
    alterações de saúde que afetam, 294-296
    alterações na, 297-301, 303-304
    efeitos da idade, 293-295
    fatores de influência, 293-296
    fatores psicossociais, 294-295
    processo de enfermagem para, 300-301, 303-304, 302t
Elixires, 110t
Emissor, 54, 55f
Empatia, 57
Endocitose, 266-267
Endoscopia, 312-314

Enfermagem
  fundamentação teórica, 22-24
  futuro da, 27-28
  história da, 21-23
  perspectiva ética, 26-28
  perspectivas culturais, 27-28
  perspectivas legais, 25-27
Enfermeiro, 115t
Enfrentamento, 339-342
Enurese, 298t
Epiderme, 147-149
Equilíbrio, 188-189
Equilíbrio acidobásico
  fatores de influência, 270-272
  fisiologia do, 267-270
  regulação da, 268-270
Equipe, 56, 117, 119
Erros de medicação, 121-124
Eructação, 315-316
Escalas de temperatura, 82, 84, 84q
Escassez de funcionários, 27-28
Escuta ativa, 57, 57t
Esfigmomanômetro, 81-82
Espaçador, 122q
Espiritualidade, 338-340, 343
Esquema de substâncias controladas, 113t-114t
Estágios de morte de Kubler-Ross, 342t
Estenose, 295-296
Estetoscópio, 81-82, 93f
Estilo de vida
  função cognitiva afetada por, 178-180
  função sensorial afetada por, 178-180
  nutrição afetada por, 245-247
  oxigenação afetada por, 227-230
  sono afetado por, 201-202
Estímulos/Processamento de estímulos, 174-175, 176f
Estoma, 316-317, 322q
Estresse
  definição de, 339-340
  eliminação urinária afetada por, 294-295
  enfrentamento com, 339-342
  função cognitiva afetada por, 179-180
  função sensorial afetada por, 179-180
  sinais vitais afetados por, 71t
  sono afetado por, 201-202
Eupneia, 78-79
Evaporação, 72t, 148-149
Exame de sangue oculto nas fezes, 319q
Exame físico
  abdome, 99t, 101-102
  ânus, 99t, 101-103
  ausculta, 91-92, 93f, 98, 100
  considerações culturais, 94-95
  das unhas, 96, 98, 100, 99t
  de cabeça e pescoço, 98, 99t, 100
  descrição de, 90-91
  do sistema nervoso, 99t, 101-102
  dos cabelos, 96, 98, 99t
  equipamentos utilizados em, 93-95, 96f
  inspeção, 91-92
  palpação, 91-93, 95f
  pele, 96, 98, 100, 99t
  percussão, 93-94, 95f
  pesquisa geral, 96, 98
  preparação para, 93-95, 97f
  preparo do paciente e posicionamento para, 94-95, 97f
  realização de, 96, 98-103
  sistema musculoesquelético, 99t, 101-102
  sistema reprodutivo, 99t, 101-103
  sistema vascular, 99t, 101-102
  técnicas utilizadas em, 90-94
  tórax, 98, 99t, 100-101, 101f
Exaustão por calor, 73t
Exercícios de amplitude de movimento ativos, 167-168
Exercícios de amplitude de movimento, 167-169
Exercícios passivos de amplitude de movimento, 167-168
Exocitose, 266-267
Experiências de vida, 179-180
Experiências passadas
  autoconceito afetado por, 329-330
  dor afetada por, 213-214
  função familiar afetada por, 332-333
  sexualidade afetada por, 337-338
Expiração, 78-79

F

Fahrenheit, 82, 84, 84q
Famílias, 329-334
Farmacêutico, 115t
Farmacocinética, 108-111
Farmacodinâmica, 111-113
Farmacologia, 108-109, 111
Fatores de risco, 38-39
Fatores psicossociais
  eliminação intestinal afetada por, 310-313
  eliminação urinária afetada por, 294-295
  sexualidade afetada por, 337-338
  sono afetado por, 198-199, 201-202
Fatores relacionados, 38-40
Febre, 73t
Feedback, 55
Feridas cirúrgicas, 152
Feridas da pele, 152

Fibra, 241-242, 242q, 310-312
Fibras A, 209-210
Fibras C, 209-210
Filtração, 266-267
Finanças, 331-333
Flatos, 315-317
Flatulência, 315-317
Força de cisalhamento, 156f
Formação de reação, 340t-341t
Fosfato, 265t, 282t-283t
Frênulo, 74, 74f
Frequência de pulso, 76
Frequência respiratória, 78-80
Função cognitiva
    alterações na, 181-185
    desvios de saúde que afetam, 179-181
    fatores que influenciam, 178-181
    fisiologia de, 173-177
    influências culturais na, 179-180
    medicamentos que afetam, 180-181
    processo de enfermagem para, 184-192
    resumo de, 190-193
Função sensorial
    alterações na, 180-182
    desvios de saúde que afetam, 179-181
    fatores de influência, 178-181
    fisiologia da, 173-177
    influências culturais na, 179-180
    investigação da, 184-185, 187, 186t
    medicamentos que afetam, 180-181
    processo de enfermagem para, 184-192
    resumo da, 190-193

G

Gangrena, 152
Garantia de qualidade, 59-60
Gás. *Ver* Flatos
Geladura, 73t
Gênero, 334-335
Gentamicina, 180-181
Gestão de casos, 59-60
Glândulas sebáceas, 148-149
Glândulas sudoríparas, 148-149
Glaucoma, 187-188
Gorduras, 241-242

H

Hábitos alimentares, 201-202
Hematócrito, 282t-283t
Hematúria, 298t
Hemorroidas, 310-312
Hermafroditas, 334-335
Hidratação, 149-150
Hierarquia de necessidades de Maslow, 35-36

Higiene, pele, 149-151
Hipercalcemia, 276t-277t
Hipercalemia, 276t-277t
Hiperfosfatemia, 279t-280t
Hipermagnesemia, 278t
Hipernatremia, 275t-276t
Hipertensão, 81-82
Hipertermia, 73t
Hipertermia maligna, 73t
Hipervitaminose, 242-243
Hipervolemia, 271-273, 274t
Hipnóticos, 206-208
Hipocalcemia, 276t-277t
Hipocalemia, 275t-276t
Hipoderme, 147-148
Hipofosfatemia, 279t-280t
Hipomagnesemia, 278t
Hiponatremia, 275t-276t
Hipotensão, 81-82, 295-296
Hipotensão ortostática, 81-82
Hipotermia, 73t
Hipovolemia, 271-272, 274t
História ambiental, 90
História da saúde, 34-35, 88-91
História familiar, 90
História psicossocial, 90
Homeostase, 261-262
Honestidade, 57
Hormônio antidiurético, 262-263

I

Idade
    eliminação intestinal afetada pela, 310-312
    eliminação urinária afetada pela, 293-295
    equilíbrio acidobásico afetado pela, 271-272
    exigências nutricionais, 244-246
    função da pele afetada pela, 148-150
    funções cognitivas afetadas pela, 178-179
    necessidade de sono baseada na, 198-199
    oxigenação afetada pela, 227-228, 227t
    percepção da dor afetada pela, 212-213
    percepção sensorial afetada pela, 178-179
    sinais vitais afetados pela, 71t
Identidade, 328-329
Identificação-padrão, 37-38
Identificadores de pacientes, 114-116
Idosos. *Ver* Pacientes geriátricos
Ileostomia, 316-317
Ileostomia continente de Kock, 317-318
Ilusão, 183-184
Imagem corporal, 328-329
Imobilidade. *Ver também* Mobilidade
    efeitos da, 161-165, 164t-165t
    intervenções de posicionamento
        e transferência na, 167-168

intervenções para a deambulação na, 168-169
intervenções restaurativas, 167-169
pele afetada pela, 152
úlceras por pressão causadas por, 152-155, 153f
Impactação fecal, 312-313, 315-316
Implementação, 43-44, 46, 121-123, 154-155, 185, 187-192, 205-208, 214-219, 232-235, 247-254, 319-321, 344-346
Impotência, 337-338
Inalantes, 110t
Incontinência
fecal, 315-316
urinária, 298, 299t
Incontinência de urgência, 299t
Incontinência funcional, 299t
Incontinência mista, 299t
Incontinência por estresse, 299t
Incontinência por transbordamento, 299t
Incontinência reflexa, 299t
Incontinência urinária, 298, 299t
Infecções do trato urinário, 294-295, 298, 299q
Insolação, 73t
Insônia, 203t
Inspeção, 91-92, 153-155
Inspiração, 78-79
Integridade da pele
investigação da, 153-155
prejudicada, 155-158
processo de enfermagem para, 153-158
promoção da saúde para, 154-156
Interações medicamentosas, 246-247
Internações, 89
Intervalo auscultatório, 60b
Intervenções de enfermagem dependentes, 41-42
Intervenções de enfermagem independentes, 41-42
Intervenções de enfermagem, 41-42
Intervenções interdependentes, 41-42
Intolerância à lactose, 312t
Intolerância ao glúten, 312t
Intolerâncias alimentares, 312t
Introjecções, 340t-341t
Intubação nasogástrica, 320-321
Investigação
abrangente, 33-34
antes da administração de medicação, 120-121
coleta de dados, 33-36
concentrada, 33-34
de eliminação intestinal, 317-319
definição de, 33-34
dor, 213-215
estado mental, 184-185, 187, 190-192

física, 34-35
integridade da pele, 153-155
mobilidade, 164-166
nutrição, 247-249
oxigenação, 231-232, 232t-233t
sinais vitais. *Ver* Sinais vitais
Investigação abrangente, 33-34
Investigação de saúde
definição de, 88
exame físico. *Ver* Exame físico
história de saúde. *Ver* História de saúde
resumo de, 102-103
Investigação específica, 33-34
Isolamento social, 332-334

J

Jejunostomia, tubo de 253
Julgamento, 176-177

L

Lactentes, 148-150, 178-179
Lesões de pele, 152t
Libido, 336-337
Licença para a prática, 25-27
Ligamentos, 162-163
Limiar de dor, 212-213
Linguagem, 176-177, 179-180, 183-185
Linguagem expressiva, 176-177
Linguagem receptiva, 176-177
Líquido intersticial, 262-263
Líquido intravascular, 262-263
Líquido transcelular, 262-263
Líquidos(s)
distribuição de, 262-263
eliminação urinária afetada pela perda de, 294-295
equilíbrio de, 262-264
fatores de influência, 270-272
fisiologia de, 262-264
intravenosos, 272-273, 286q
volume de, 263-264
Líquidos hipertônicos, 263-264
Líquidos hipotônicos, 263-264
Líquidos intravenosos, 272-273, 286q
Líquidos isotônicos, 263-264
Loções, 110t
Luto, 342t, 341-343

M

Macronutrientes, 241-242, 241t
Magnésio, 265t, 282t-283t
Mahoney, Mary, 22-23
Mamas, 100-101
Marca, de fármaco, 109q

Massagem, 155-156
Mecânica do corpo, 165-167
Mecanismo renina-angiotensina-aldosterona, 263-264
Mecanismos de defesa, 340t-341t
Medicamento(s)
    abreviaturas utilizadas na prescrição, 115-117
    constipação causada por, 313-314, 314q
    dispensação de, 115t
    efeitos indesejados de, 111-112, 112q
    eliminação intestinal afetada por, 313-314, 314q, 320-321
    eliminação urinária afetada por, 295-296
    fontes de, 107-108
    formas de, 110t
    função cognitiva afetada por, 180-181
    função sensorial afetada por, 180-181
    histórico sobre, 89
    meia-vida de, 111-112
    nomes de, 109q
    nutrição afetada por, 246-247
    potencial de dependência, 113t-114t
    prescrição de, 115t, 115-117
    princípios farmacológicos, 108-109, 111-113
    sexualidade afetada por, 336-337
    sinais vitais afetados por, 71t
    sono afetado por, 202, 204
Médico, 115t
Médico assistente (*physician assistant*), 115t
Medidas antropométricas, 247-249
Meia-vida, 111-112
Meio ambiente
    função da pele afetada pelo, 150-151
    função sensorial afetada pelo, 178-179
    funções cognitivas afetadas pelo, 178-179
    oxigenação afetada pelo, 227-228
    sono afetado pelo, 201-202, 207q
    temperatura em, sinais vitais afetados por, 71t
Melanina, 147-148
Melanoma, 150-151
Melhoria da qualidade, 46-47, 59-60
Memória, 176-177, 182-183
Memória de longo prazo, 176-177
Memória imediata, 176-177
Memória intermediária, 176-177
Memória recente, 176-177
Memória remota, 176-177
Mensagem, 54, 55f
Mensagem não verbal, 54, 88
Mensagem verbal, 54
Mensuração timpânica, de temperatura, 74-75
Metabolismo, 109, 111, 243-244
Micronutrientes, 242-244
Miliequivalentes, 263-265
Minerais, 242-244

Mobilidade. *Ver também* Imobilidade
    fatores que influenciam, 162-165
    fisiologia, 161-163
    intervenções de promoção de saúde para, 166-168
    intervenções para, 166-169
    intervenções restaurativas para, 166-169
    processo de enfermagem e, 163-170
Modelos de cuidados, 44, 46
Modificações no lar, para privação sensorial, 188-190
Muletas, 168-169, 169f
Músculos, 162-163

N

Nada por via oral, 249, 251-252, 251t-252t
Naloxona, 218-219
Narcolepsia, 203t
Nariz, 98, 100
National League for Nursing Accrediting Commission (NLNAC), 22-23
NCLEX-RN, 25
Necessidades psicossociais
    autoconceito, 327-330
    espiritualidade, 338-340, 343
    estresse. *Ver* Estresse
    papéis e relacionamentos, 329-334
    processo de enfermagem para, 343-346
    sexualidade, 332-339
Negação, 340t-341t
Neurônio, 209-210
Neurotransmissores, 208-210
Nictúria, 298t
Nightingale, Florence, 21-22
Nociceptores, 208-209
Nome comercial, do medicamento, 109q
Nome genérico, de fármaco, 109q
Nome químico, de fármaco, 109q
Nomes de fármacos, 109q
Nurse Practice Act, 25, 112-113
Nutrição. *Ver também* Dieta
    alterações de saúde que afetam, 246-247
    alterada, 219b, 249, 251-254
    eliminação intestinal afetada pela, 310-312
    eliminação urinária afetada por, 294-295
    enteral, 249, 251-253
    fatores de influência, 244-247
    fisiologia, 240-244
    influências culturais na, 245-247
    influências no estilo de vida na, 245-247
    intervenções de promoção de intervenções de saúde para, 249, 251-252
    investigação da, 247-249
    oxigenação afetada por, 227-228
    parenteral, 253-254, 255q
    processo de enfermagem para, 247-254

requisitos com base na idade, 244-246
  resumo de, 256
Nutrição enteral, 249, 251-253
Nutrição parenteral parcial, 254
Nutrição parenteral total, 254, 255q
Nutrição parenteral, 253-254, 255q
Nutrientes, 240-243

O

Obesidade, 227-228
Olfato, 186t, 188-189
Olhos, 98, 100
Oligúria, 298t
Opioides, 217-219
Órgãos sensoriais, 174-175
Orientação sexual, 334-336
Orientações de enfermagem, 24-25, 59-61
Osmolalidade, 262-263
Osmolaridade, 262-263, 282t-283t
Osmose, 262-263
Ossos, 161-163
Ostomia, 316-317, 320-321
Ototoxicidade, 180-181
Oxigenação
  alterações de saúde que afetam, 229-230
  alterações na, 230-232
  efeitos ambientais na, 227-228
  efeitos da idade na, 227-228, 227t
  efeitos do estilo de vida na, 227-230
  fatores de influência, 226-230
  fisiologia de, 226-227, 226f
  influências da dieta sobre a, 227-228
  investigação de, 231-232, 232t-233t
  processo de enfermagem para, 231-236
  resumo de, 235-236
Oxigênio, 226-227
Oxigenoterapia, 232-234
Oximetria de pulso, 80-81

P

Pacientes geriátricos
  administração de medicação em, 120-121, 122q
  alterações na pele nos, 149-150
  dor em, 212-213
  nutrição para, 245-246
Pacientes mais velhos. Ver Pacientes geriátricos
Pacientes pediátricos. Ver Crianças
Padrões de atendimento, 26-27, 62-63
Padrões de trabalho, 201-202
Padrões de vida, 90
Paladar, 186t, 188-189
Palpação, 91-93, 95f
Palpação leve, 91-93
Palpação profunda, 93

Papéis de enfermagem, 24-25, 27-28
Papéis e relacionamentos, 329-334
Papel de gênero, 334-335
Papel(éis)
  de enfermagem, 24-25, 27-28
  de gênero, 334-335
  definição de, 328-329
Parassonias, 203t
Parestesia, 211-212
Pele
  autoexame da, 150-151
  desvios de saúde que afetam, 150-152
  efeitos da hidratação sobre, 149-150
  efeitos da idade sobre, 148-150
  efeitos da nutrição sobre, 149-150
  efeitos do ambiente na, 150-151
  estrutura da, 147-149
  exame físico da, 96, 98, 100, 99t
  fatores que afetam a função da, 148-152
  fisiologia, 147-149
  higiene da, 149-151
  promoção da saúde para, 154-156
  resumo de, 157-158
  turgor da, 91-92
Pensamento, 176
Pensamento crítico, 33-34, 71t
Pensamento desorganizado, 182-184
Peptídeo natriurético atrial, 263-264
Percussão direta, 93-94
Percussão indireta, 93-94
Percussão, 93-94, 95f
Perda, 341-343
Perda da saúde, 72, 72t
Perguntas abertas, 88
Perguntas fechadas, 88
Peristaltismo, 310-312
Perspectivas éticas, 26-28
Pescoço. Ver Cabeça e pescoço
Pesquisa, 22-24, 24f, 59-61
Pesquisa geral, do paciente, 96, 98
pH, 268-270, 282t-283t
Pica, 246-247
PIE, 63-64
Pielonefrite, 299q
Pirâmide alimentar, 250f
Pirexia, 73t
Piúria, 298t
Planejamento, 39-44, 45t, 121-123, 154-155, 165-167, 185, 187-192, 205-206, 214-216, 232-234, 247-249, 282-285, 319-320, 344-345
Planos de cuidados, 43-44, 45t, 59-60
Planos de cuidados de enfermagem, 43-44, 45t, 59-60
Pneumotórax, 254
Polifarmácia, 120-121

Poliúria, 295-296, 298t
Pomadas, 110t
Ponto de Erb, 100-101, 101f
Posição de decúbito dorsal, 100-101
Posição de decúbito dorsal horizontal, 97f
Posição de decúbito dorsal recumbente, 97f, 101-102
Posição de Fowler, 97f
Posição de litotomia, 97f
Posição de Sims, 97f
Posição de Trendelenburg, 97f
Posição em decúbito ventral, 97f
Posição joelho-tórax, 97f
Posição recumbente, 97f, 101-102
Posição semi-Fowler, 97f
Posicionamento do paciente
   imobilidade, 167-168
      prevenção de úlceras por pressão, 155-156, 156f
   tipos de posição, 97f
Potássio, 265t, 282t-283t
Práticas de saúde, 90
Prejuízo cognitivo, 185, 187, 189-192
Prescrições de medicação, 115t
Preservativo, 300-301, 303-304
Pressão arterial, 80-82, 83q
Pressão arterial diastólica, 80-81
Pressão arterial sistólica, 80-81
Pressão parcial de dióxido de carbono, 282t-283t
Pressão parcial de oxigênio, 282t-283t
Priorização, dos diagnósticos de enfermagem, 39-40
Privação do sono, 178-180, 203t
Privação sensorial, 181-182, 188-192
Privacidade, 57
Processos de enfermagem
   avaliação, 44, 46-47, 121-123, 157-158, 169-170, 190-192, 206-208, 234-236, 254, 285, 287-288
   definição de, 32
   desequilíbrio eletrolítico, 282-288
   desequilíbrios acidobásicos, 282-288
   desequilíbrios hídricos, 282-288
   diagnóstico, 36-40. Ver também Diagnósticos de enfermagem
   diagrama esquemático de, 32f
   distúrbios do sono, 204-208
   dor, 213-219
   eliminação intestinal, 317-321
   eliminação urinária, 300-301, 303-304, 302t
   função cognitiva, 184-192
   função sensorial, 184-192
   implementação, 43-44, 46, 121-123, 154-155, 185, 187-192, 205-208, 214-219, 232-235, 247-254, 319-321, 344-346
   integridade da pele, 153-158
   investigação. Ver Análise
   mobilidade, 163-170
   necessidades psicossociais, 343-346
   nutrição, 247-254
   oxigenação, 231-236
   planejamento, 39-44, 45t, 121-123, 154-155, 165-167, 185, 187-192, 205-206, 214-216, 232-234, 247-249, 282-285, 319-320, 344-345
   resumo de, 46-47
   uso medicamentos, administração de, 120-124
Projeção, 340t-341t
Promoção da saúde
   eletrólitos, 284-285
   eliminação intestinal, 319-320
   equilíbrio acidobásico, 284-285
   líquidos, 284-285
   mobilidade, 166-168
   nutrição, 249, 251-252
   pele, 154-156
   proteção sensorial, 187-188
Prontuários, 62q
Prontuários orientados para a fonte, 62q
Prontuários orientados para os problemas, 62q
Propriocepção, 174-175
Proteínas, 241-243
Protetor solar, 149-150
Pulmões, 98, 100-101, 268-270
Pulso, 74-78, 76f
Pulso apical, 77-78
Pulso braquial, 83q
Pulso carotídeo, 77-78
Pulso radial, 77-78, 83q
Purulento, 154-155

Q

Questões e perspectivas jurídicas, 25-27, 59-60, 112-113
Quilocaloria, 241-242

R

Racionalização, 340t-341t
Radiação, 72t
Reação adversa, 112q
Reação idiossincrática, 112q
Reações alérgicas, 112q, 150-151
Recém-nascidos, 148-150, 212-213, 297
Recepção sensorial, 174-175
Receptor, 54, 55f
Registro da administração de medicação, 119-120
Registro por exceção, 62-63

Regressão, 340t-341t
Relatório, 63-65
Religião, 338-339
Renina, 263-264
Repouso
　descrição de, 197-202, 204
　distúrbios da, 204-208
Repressão, 340t-341t
Respeito, 57
Respiração de Cheyne-Stokes, 79-80
Respiração de Kussmaul, 79-80
Respiração profunda, 78-79
Respiração, 78-79, 79t. *Ver também* Respirações
Respirações, 78-81
Respirações de Biot, 79-80
Resultados esperados, 40-41
Retenção urinária, 297-298
Revisão dos prontuários, 59-60
Revisão dos sistemas, 90-91
Richards, Linda, 22-23
Rins, 269-270
Ritmo circadiano, 198-199

S

Saturação de oxigênio (SpO$_2$), 80-81
Sentidos, 173-174, 186t
Separação, 332-334
Septicemia, 229-230
Seringas, 122q
Sexualidade, 332-339
Sinais vitais
　documentação, 82, 84-85
　linha de base, 70
　pressão arterial, 80-82, 83q
　pulso, 74-78, 76f
　respirações, 78-81
　resumo de, 84-85
　temperatura, 72-75
　variáveis que afetam, 70, 71t
　visão geral dos, 70, 72
Síndrome do pôr do sol, 183-184
Sistema ativador reticular, 174-175
Sistema cardiovascular, 164t-165t
Sistema da Nursing Outcomes Classification (NOC), 40-41
Sistema digestório, 164t-165t
Sistema gastrintestinal, 310-312
Sistema musculoesquelético, 99t, 101-102, 164t-165t
Sistema nervoso, 99t, 101-102, 164t-165t
Sistema nervoso central, 101-102
Sistema reprodutor, 99t, 101-103
Sistema reprodutor feminino, 102-103
Sistema reprodutor masculino, 102-103

Sistema urinário, 164t-165t, 293-294
Sistema vascular, 99t, 101-102
Sistemas de apoio, 213-214, 345-346
SOAP, 62-64
Sobrecarga sensorial, 181-182, 188-190
Sódio, 265t, 282t-283t
Soluções hiperosmolares, 254
Solutos, 262-263
Sonda de gastrostomia, 253
Sondagem 300-301, 303-304, 303q
Sondagem de demora, 300, 304
Sondagem urinária feminina, 303q
Sono
　definição de, 197-198
　efeitos ambientais sobre, 201-202, 207q
　efeitos da luz solar sobre, 201-202
　estágios do, 200t
　fatores de influência, 198-202, 204
　fisiologia do, 198-199
　idade e, 198-199
　influências psicossociais sobre, 198-199, 201-202
　intervenções para, 207q
　movimento rápido dos olhos, 198-199, 200t
　movimentos oculares não rápidos, 198-199, 200t
　repouso vs., 197-199
Sono com movimento ocular rápido (REM), 198-199, 200t
Sono com movimentos oculares não rápidos (NREM), 198-199, 200t
Sono/Ciclo vigília, 198-199
Sons de Korotkoff, 81-82, 83q
SpO$_2$. *Ver* Saturação de oxigênio
Sublimação, 340t-341t
Sublingual, 74, 74f
Suicídio, 210-211
Supositórios, 110t
Suspensões, 110t

T

Tabagismo, 229-230, 234q-235q
Tampão, 268-270
Tampões para os ouvidos, 179-180
Taquicardia, 76
Taquipneia, 78-79, 79t
Taxonomia, 37-42
Taxonomia da Classificação das Intervenções de Enfermagem (NIC), 41-42
Taxonomia de enfermagem da NANDA, 38-40, 205-206
Tecido conjuntivo, 148-149
Tecido subcutâneo, 147-148
Técnico de enfermagem, 115t

Temperatura
   investigação da, 72-75
      papel dos vasos sanguíneos na regulação da, 148-149
Temperatura corporal central, 72
Temperatura corporal. *Ver* Temperatura
Tendões, 162-163
Tensão do papel, 333q
Teoria de abrangência restritiva, 22-23
Teoria do portão de controle da dor, 209-210
Teoria geral de enfermagem, 22-23
Teorias de média abrangência, 22-23
Teorias, enfermagem, 22-24
Teratogênicos, 112q
Termômetro, 74-75, 74f
Termômetro oral, 74-75, 74f
Termômetro retal, 74-75
Termômetros eletrônicos, 74-75
Termorregulação, 72-73, 148-149
Tolerância à dor, 212-213
Tonicidade, 263-264
Toque, 186t, 188-189
Tórax, 98, 99t, 100-101, 101f
Transdérmicos, 110t
Transfusão de sangue, 287q
Transporte ativo, 266-268
Transporte passivo, 266-267
Transtornos da alimentação, 244-245, 245q
Treinamento intestinal, 320-321
Treinamento vesical, 302, 304
Tremor, 72
Turgor, da pele, 91-92

U

Úlcera de estase, 152
Úlceras por pressão, 152-155, 153f
Úlceras, 152-155, 153f
Unhas, 96, 98, 100, 99t
Uretrite, 299q
Urina
   coleta de amostra, 300t-301t
   coloração, 295-296
   exames laboratoriais, 282t-283t
   volume da micção, 297
Uso abusivo de álcool, 229-230
Uso abusivo de fármacos, 229-230

V

Vaginismo, 338-339
Validação de dados, 34-36
Validação-padrão, 37-38
Valores, 179-180, 331
Vasoconstrição, 72
Vasodilatação, 72
Ventilação, 78-79
Via aérea artificial, 234q-235q
Vilosidades, 243-244
Visão, 186t, 187-189
Vitaminas, 242-243
Vitaminas hidrossolúveis, 242-243
Vitaminas lipossolúveis, 242-243

X

Xaropes, 110t